HÁGASE CARGO
de su DOLOR
CRÓNICO

La última investigación, herramientas de vanguardia,
y tratamientos alternativos para sentirse mejor

PETER ABACI, MD

Dedicado a Pamela, Antonio y Gabriella por su paciencia incondicional,
apoyo y amor, con todo mi corazón.

Texto diseñado por Sheryl Kober

Diseño de Kevin Mak

Diseño de la portada de Jane Sheppard

Fotografías interiores por Peter Abaci y Ric Iverson

Ilustraciones de la página 94 creadas por James Hummel

Ilustraciones de la página 156 creadas por David Sullivan

Traducción al español y composición: Rancho Park Publishing

Los datos del CIP o "Library of Congress Cataloging-in-Publication Data están disponible en el archivo."

ISBN (13 dígitos) si no hay datos sobre el CIP (en este formato, ISBN 978-0-9881846-4-0)

[ISSN, si corresponde]

Impreso en [los Estados Unidos de América, China, o país que aplique]

10 9 8 7 6 5 4 3 2 1 [imprimir]

La información de salud revelada en este libro está basada exclusivamente en la experiencia personal
del autor y no debe interpretarse como un manual médico. Esta información no debe usarse para
determinar ningún diagnóstico o tratamiento, ni como substituto de atención médica profesional.
El autor y el editor le instan a que consulte con su proveedor de salud antes de comenzar cualquier
programa de ejercicios.

Contenido

Contenido

Parte I

VERDAD

Introducción

Como es el caso de muchos de mis compañeros, mi interés en convertirme en un médico del dolor surgió de mi experiencia en Anestesiología. Durante mi período de residencia por estudios de anestesia en la University of Southern California, uno de mis profesores me inculcó este desafío: Procurad que nuestros pacientes se despierten sin dolor después de su cirugía. Si usted alguna vez se adentró en la sala de recuperación de post-anestesia de un hospital universitario y escuchó quejidos y gemidos, quizás se dio cuenta de que no es una tarea fácil. Precisa administrar a la gente una cantidad de medicación intravenosa contra el dolor lo suficientemente fuerte como para que se sientan cómodos, pero no tanta que haga que no puedan despertarse. Llegué a ser bastante bueno en ese juego, y cuando me convertí en jefe de residencia en mi último año ya había depurado mi técnica. Y cuando hice mi curso electivo en medicina del dolor, me enteré de que existían procedimientos especiales que podría poner en práctica como anestesista y que podrían hacer que la gente se sintiera mejor al instante. Y no pude haber elegido una carrera más ideal.

Poco después de graduarme, decidí abrir mi propia consulta. La mayoría de mis compañeros optaron por la búsqueda de puestos de trabajo seguros con grupos establecidos o grandes instituciones en las que recibirían un sueldo y un suministro de pacientes constante. Ya había oído hablar una y otra vez a doctores más experimentados acerca de lo difícil que se habían vuelto las cosas en la consulta privada, ¿pero qué diablos sabía yo?

Pronto me enteré de lo difícil que era iniciar una consulta independiente. Cargado de grandes esperanzas y con un montón hábitos elementales, me hice a la rutina de salir de casa a las 6:00 de la mañana cada día hasta aterrizar en mi lugar de trabajo. No había tiempo que "perder" en el desayuno, así que a menudo agarraba un capuchino y un bollo de cualquier cafetería local. Llegado el mediodía, estaba muerto de hambre y, a menudo, entregado a todo lo que caía en mis manos; como es el caso de comida china para llevar o, mejor aún, comida de hospital. Estaba tan ocupado que solía pasarme la mayor parte de los fines de semana en mi despacho, dictando informes y poniéndome al día en otras áreas de mi trabajo. El tiempo en familia era extremadamente limitado, y me dolió cuando mi hijo de cinco años de edad hizo un dibujo de su familia y no me retrató en el mismo. Sin embargo, su profesora me aseguró que esto era común en niños de su edad. Hacer el suficiente ejercicio también fue difícil. Por lo general trataba de enlatar el ejercicio de una semana entera de una tacada jugando al baloncesto unas horas en las mañanas del sábado, machacándome a correr.

Yo había sido un jugador de fútbol de toda la vida, y mis rodillas habían sufrido el desgaste habitual. Todo iba bien, sin embargo, hasta que sufrí mi primera rotura de ligamento cruzado anterior (LCA) cuando casi rondaba los treinta años. Las roturas de LCA son comunes en los deportes de giro como el esquí, el fútbol y el fútbol americano. Jugaba en una liga con una mayoría inmigrante que hablaba poco inglés en una zona de Los Ángeles que adolecía en lo económico. Era gente genial, pero muy entregada al deporte; tan dedicada, de hecho, que cuando me rompí mi LCA, uno de mis compañeros de equipo, que trabajaba en el hospital donde me estaba formando, me quitó mis pantalones cortos y se los dio a otra persona para que me sustituyera (¡El partido debe continuar!). Mi rodilla derecha estaba demasiado hinchada y me dolía al caminar; así que tuve que rodar mi cuerpo a un lado de la cancha, en ropa interior, hasta que uno de mis colegas acudió en mi ayuda y me llevó. A pesar de la lesión, cojeé a través de mis deberes como jefe médico sin perder un instante y, con una pequeña cirugía y rehabilitación, finalmente me sentí muy bien.

Cuando llegué a mis treinta años, me di cuenta de que estaba cada vez menos coordinado a la hora de practicar deportes, y mi cintura ganaba en centímetros. Y un día, en uno de esos partidos de baloncesto de la mañana del sábado, mientras corría, noté que mi rodilla derecha estalló. Según yacía en la cancha, golpeando el suelo con el puño de mera frustración y en plena ira, pensé: "¿Qué hice para merecer esto? ¡Si yo sólo estaba corriendo por la cancha, por el amor de Dios!" Entonces me di cuenta de lo que había sucedido. Ya me había roto el LCA en aquel partido de fútbol años atrás, pero esta vez me las arreglé para romperme el resto de lo que quedaba por romperse en la misma rodilla. Pensaba que ya me dolió lo suyo cuando me pasó por primera vez, pero esta vez fue mucho peor. Varios de mis compañeros me ayudaron a levantarme (esta vez sin robarme mis pantalones cortos) y me llevaron a casa a unas dos millas de distancia, valiéndome únicamente de mi pie izquierdo.

La cirugía se encargó de arreglarme la rodilla, pero el dolor fue intenso, especialmente por la noche. Apenas pude dormir durante los siguientes tres o cuatro meses. Los medicamentos no estaban por la labor de ayudar mucho, y la náusea y el estreñimiento no me divertían mucho que digamos. Aproximadamente una semana después de la intervención quirúrgica, regresé a mi trabajo en jornada completa; siendo empleado autónomo, no tenía elección.

Cada noche regresaba a casa en pura agonía, con la pierna derecha hinchada en su totalidad a pesar de que llevaba una media de compresión. Mis axilas estaban doloridas de andar de acá para allá con las muletas todo el día, y comencé darme cuenta de que estaba teniendo dificultades para recordar las cosas. La gente me decía algo, y quince minutos más tarde las pasaba duras para recordar lo que me habían dicho. La experiencia del olvido me recordó a muchos de mis pacientes que me habían dicho, con temor, que sus mentes no parecían funcionar tan bien como lo hacían una vez que dieron comienzo sus problemas de dolor. Aunque siempre andaba falto de experiencia para explicar este fenómeno, les consolaba a menudo diciéndoles que no eran los únicos con ese tipo de quejas. Oficialmente ya pertenecía a las tropas de los olvidadizos.

Estaba sumido en la depresión. Muchos de mis pacientes me habían dicho que a ellos también les alcanzó la depresión en cuanto el dolor tomó el control. Lo describieron como un "sentimiento de desesperanza", de "sentirse impotente", de "tener una gran cantidad de pensamientos oscuros " y de "cuestionar el valor de la vida."

Ambular de un lugar a otro era una lucha, me sentía atrapado en mi cuerpo. Subir y bajar las escaleras de mi casa exacerbaba el dolor. ¡Fue una dura prueba! El simple hecho de ver el noticiero de la noche y escuchar el desfile de acontecimientos terribles y funestas predicciones, hacía que mi rodilla me doliera más. Podía sentir el impacto de las malas noticias que salían de los labios del locutor justo en el centro de mi rodilla.

Al mismo tiempo, poco había cambiado. Mi esposa aún me amaba, mis hijos seguían siendo adorables, y mi trabajo me seguía gustando. La única diferencia era una lesión de rodilla. Sí, era grave, pero millones de personas se habían recuperado de lesiones similares; sentí como toda mi vida empezaba a titubear. Ya había oído historias como estas de mis pacientes con dolor crónico durante años; historias de cómo una sola lesión había destruido sus vidas. Trataba siempre de solidarizarme, pero sentía que no me podía pasar a mí. Precisamente me estaba pasando a mí en ese momento.

Fue como si me estuviera mirando en el espejo y no viera la persona "saludable" que soy, sino alguien que se parecía mucho a los desafortunados de quienes mis pacientes me habían estado hablando. Me hice a mí mismo las mismas preguntas que me habían hecho tantas veces: ¿Por qué no me había recuperado por completo? ¿Por qué una lesión física me hacía sentir tan miserable por dentro? ¿Qué aspecto tenía mi futuro? Como médico, siempre traté de tener un oído comprensivo y entender realmente lo que mis pacientes estaban pasando, pero esto era mucho más de lo que tenía entendido. ¡Quién me iba a decir que iba a aprender a ser un buen doctor siendo un paciente y pasando por todos esos problemas!

Al resto de mi cuerpo tampoco es que le estuviera yendo demasiado bien. Mi peso se había incrementado producto de la inactividad; mi nivel de colesterol se disparó a más de 250. Mi colesterol LDL ("colesterol malo") era demasiado alto, mientras que mi colesterol HDL ("colesterol bueno") era demasiado bajo. Cuando una nutricionista me dijo que me encaminada hacia el desarrollo de un síndrome metabólico—un precursor de la diabetes y de la enfermedad de las arterias coronarias—, pensé: "Fantástico; sencillamente fantástico. No sólo estoy cojeando por doquier y sintiéndome como la mierda, sino que además la bola de cristal del consultorio de la nutricionista me dice que mi ¡primer ataque cardíaco me espera a la edad de cincuenta!"

Sabía que tenía que hacer algunos cambios importantes, así que los hice. No ocurrieron de la noche a la mañana como en las películas. Fue más bien una evolución en el tiempo, con grandes dosis de información de una gran variedad de fuentes.

Pocos meses después de mi cirugía, cuando todavía me resultaba muy doloroso hacer mucho de nada, mi esposa me sugirió que explorara las clases de Pilates. "¿Pi-qué?" Pensé. Sintiéndome desesperado, decidí darle una oportunidad. Y en nada de tiempo ya estaba trabajando con aparatos de muelles y barras. Me sorprendió descubrir cómo mi lesión había afectado no sólo a mi pierna derecha, sino a todo mi cuerpo, y a los músculos del estómago. Mi instructor me enseñó el método de respiración de Pilates y, antes de darme cuenta, mi cuerpo estaba empezando a moverse de nuevo. ¡Por fin! Y aprendí métodos lentos y constantes para conseguir que mis músculos acalambrados se activaran de nuevo. Poco a poco me fui haciendo más fuerte y más flexible. Además de descubrir la forma en que una lesión en una parte del cuerpo afecta a todo el cuerpo y de explorar las nuevas formas de respiración, también aprendí ejercicios que me ayudaron a trabajar aquellas zonas afectadas, cuando me quedaba bloqueado y no sabía qué hacer.

No perdí nada de peso durante el primer año después de la lesión, pero no me di por vencido. Durante el primer año, empecé a aprender acerca de las cosas que no me habían enseñado en la escuela de medicina, cosas como el tipo de cuerpo heredado, antioxidantes, y el índice glucémico. Sustituí por té verde mi dosis matinal de capuchino, y me tomé mi tiempo para preparar desayunos y almuerzos saludables. Aún salía de la casa a las 6:00 de la mañana todos los días, pero primero iba al gimnasio y luego a trabajar. Puesto que no podía correr, empecé a montar en bicicleta para hacer algo de ejercicio aeróbico y disfrutar del aire libre. También dejé de pasar fines de semana en la oficina, dedicando el tiempo a mi familia en su lugar. Después de aproximadamente tres años de vigilar mi salud de forma consciente, regresé al nivel de peso que tenía cuando iba a la escuela secundaria.

Estaba cada vez más intrigado con algunas de las prácticas orientales, como el yoga. Demasiado cobarde para pisar en un estudio de yoga y lanzarme a una clase, pude dar mi salto cuando encontré la oportunidad de tomar algunas clases particulares con un instructor. Las posturas físicas fueron muy útiles, pero lo que aprendí sobre mí fue increíble. Por ejemplo, descubrí que había una zona muy estrecha en el centro de mi espalda que me impedía asumir ciertas posiciones. Me enteré de que esa zona parecía estar cargada de tristeza y otras emociones intensas que se filtraban hacia el exterior cuando hacía flexiones de espalda u otros ejercicios que requerían mucha energía. Exteriorizar mis emociones nunca fue uno de mis puntos fuertes. Revivir experiencias negativas sólo contribuía a hacerme sentir peor, por lo que trataba de evitar caer en eso. Pero me di cuenta de que "escondía" energía negativa en ciertas partes de mi cuerpo y después la canalizaba hacia las partes dañadas, como la rodilla, cuando me estresaba.

Tanto el yoga y como el Pilates me instruyeron acerca del miedo. Yo soy alguien que se incomoda bastante con posiciones corporales del revés; me gusta el control que tengo cuando mis pies tocan tierra firme. Afortunadamente uno de los instructores de yoga se empeñó en enseñarme a cómo el pino a pesar de la angustia que sentía por ello; lo cual se reflejaba claramente en mi lenguaje corporal. Tardé muchos meses en llegar al punto en el que podía hacer el pino junto a una pared, pero todo ese trabajo—y fracaso—me enseñó mucho sobre el equilibrio y el movimiento y sobre cómo abrirme camino a través del miedo, sin darme por vencido.

En el camino me enteré de otras valiosas lecciones acerca de cómo vivir con equilibrio y armonía entre la familia, el trabajo y el auto. Un verano descubrí un pueblo encantador, un pueblo de pescadores a lo largo del Mediterráneo, que desde entonces se ha convertido en un refugio para mi familia y para mí. Mi estancia allí es verdaderamente simple. Observo a la gente, hago fotos y converso con los propietarios de las tiendas locales. Camino mucho, sobre todo cuesta arriba y cuesta abajo. Mis almuerzos familiares son lentos y pueden durar horas. He descubierto que si como lentamente, camino a menudo y lejos, respiro aire fresco, y sonrío a los demás, mis baterías se pueden recargar en una semana o menos.

Apuesto a que usted está pensando que con el yoga y Pilates, una buena dieta y ejercicio, y un montón de tiempo y diversión con mi familia, mi rodilla habrá quedado como nueva y mi vida es más de color rosa que nunca. Pues se equivoca. Aún tengo dolor crónico, y mi rodilla cruje como vidrio molido cada vez que la doblo. No hubo cura milagrosa, pero aprendí a cuidar de mi rodilla para poder limitar mi malestar mientras llevo una vida muy activa. En general soy una persona mucho más saludable, física y mentalmente, que en ningún momento antes en mi vida; lo cual ha ayudado que me convierta en un médico más sabio y más eficaz. Por todo lo que soy, doy las gracias.

La historia que tengo que contarle no consiste en soluciones rápidas y a corto plazo, sino en cómo puede llegar a alcanzar su mayor potencial siendo capaz de prolongarlas para el resto de su vida. Lo que ofrece este libro no sólo proviene de mi experiencia como médico del dolor, sino también de las metas que tenemos en común, y de la unidad en el espíritu que compartimos.

En este libro le mostraré lo que he aprendido acerca de la superación el dolor crónico de mis pacientes, mi propia experiencia, y los últimos 8 avances de la investigación. Le voy a presentar las mejores herramientas que conozco y que le permitirán hacerse cargo—y mantenerse a cargo—de usted. La alternativa es, por desgracia, dejar que el dolor siga haciéndose cargo de usted; lo cual, me imagino, que ya no es aceptable si usted decidió dedicar su tiempo para leer este libro. Estas herramientas están diseñadas para ayudarle a abordar el núcleo de lo que representa el camino del progreso hacia adelante. Eso incluye elementos básicos, pero a menudo pasados por alto, tales como qué ejercicios hacer y qué alimentos comer, así como actividades más profundas, al igual que la práctica correcta de la respiración enfocada a la meditación, usando el cerebro para sanar en lugar de dañar, y mejorar sus relaciones a través de técnicas de comunicación adecuadas. Le enseñaré la importancia de una variedad de conceptos, incluyendo la aceptación, el temor a una nueva lesión, la matriz del dolor, una vida equilibrada, y el papel de la medicina moderna. Lección tras lección le mostraré cómo el control su dolor crónico está directamente relacionado con su salud y bienestar al completo.

Algunas partes de la comprensión y el tratamiento del dolor crónico son fáciles de entender, y otras no lo son. El problema es que muy pocas personas entienden, y muchas personas no entienden. La Parte I de este libro, "Verdad", le ayudará a entender la diferencia, porque de no ser así, hay una gran buena probabilidad de que el sistema médico en el que usted confía tampoco lo entienda, y usted verá que su condición empeorará, en vez de mejorar. Parte II, "Piense", introduce los temas clave que todas las personas con dolor crónico deben comprender, como el estrés, cómo actúa el cerebro respecto al dolor, la inactividad, y la conexión entre mente / cuerpo / espíritu. Parte III, "Atrévase", introduce las siete partes de un Cambio Extremo y se adentra en la gran variedad de cosas alentadoras que usted puede adoptar para controlar su dolor y prosperar.

Ya me gustaría ser un alquimista con una poción mágica que haga desaparecer su dolor. En lugar de eso, le ofrezco la sabiduría y orientación con las que acompañarle en su viaje.

¡Viva bien, mantenga el equilibrio, y contagie a otros con su buen humor!

Capítulo 1

Les Presento la Buena Salud

Cuando entré en la sala de examen para conocer a Esther por primera vez, ella estaba sentada en el suelo con su frágil compostura recogida en posición fetal. Al principio evitó hacer contacto visual, tal vez avergonzada de conocer a un doctor extraño por primera vez en ese estado. Despeinada y llorosa, se limitaba a sacudir la cabeza cuando le hacía preguntas. Ex alcohólica y entrada su treintena, Esther estaba soltera, aislada socialmente, y abrumada por el dolor a pesar de tomar grandes dosis de potentes medicamentos para calmar el dolor como Oxycontin. Había considerado el suicidio como una salida.

En la actualidad, Esther es una atractiva y exitosa profesional que muestra una brillante sonrisa, sale a divertirse, se ejercita de forma regular–y no toma medicamentos. Todavía tiene dolor, pero ella siente que lo tiene *bajo control*. Su transformación plantea la siguiente pregunta: ¿Cómo puede una persona existir en dos polos opuestos del espectro humano *mientras vive exactamente con los mismos problemas de salud*? ¿Cómo es posible que alguien con dolor en el cuello, en los brazos y en su zona lumbar pase de enrollarse en una bola para esconderse del mundo exterior a convertirse en una persona vibrante y comprometida en cuestión de pocos meses?

La respuesta es doble. La primera parte es obvia, y no es otra que Esther finalmente recibió el tratamiento adecuado para su condición. Esta respuesta satisface nuestra premisa básica de que la medicina moderna tiene la píldora o la cirugía correcta para lo que nos aflige. La mayoría de nosotros va al médico con la expectativa de que todo lo que nos está molestando pueda ser explicado por un mecanismo de enfermedad bien definido, y que nos den un remedio específico y eficaz que haga que las cosas nos vayan mucho mejor en un corto período de tiempo.

La segunda parte de la respuesta es menos obvia: Esther necesitaba deshacerse de los tratamientos y de las opiniones que no necesitaba. Esta es una parte necesaria del proceso de curación. Piense acerca de la cocina. Incluso si usted pone la combinación correcta de tomates, ajo, aceite de oliva y albahaca en su famosa salsa para pasta, no tendrá buen sabor si usted simplemente agrega varios ingredientes al azar. Basta con un sabor malogrado para arruinar el plato entero. Cuando nos sentimos podridos del todo, es fácil que perdamos nuestro punto de vista y lleguemos a ser más proclives a salir y a tratar de conseguir algo—lo que sea—con la esperanza de que nos ayude. Por desgracia, ese enfoque puede convertirse en regresivo y llevarnos en direcciones equivocadas. Un cambio positivo no puede ocurrir cuando no hay más que factores negativos complicando las cosas.

Un Entendimiento Más Profundo del Dolor

Los tratamientos médicos sin duda pueden ayudar cuando se está dolorido, pero si usted no tiene cuidado, también pueden interponerse en su camino hacia el progreso. Esther se presentó en mi centro con una estela de tratamientos, medicamentos, cirugías, y sobre todo actitudes, respecto al dolor crónico que traía; todos estos factores contribuyeron de alguna manera a llevarla al borde del colapso. Estoy convencido de que ella es sólo uno de los millones de pacientes atendidos sin darse cuenta con efectos deletéreos.

Lamentablemente no hay recetas simples para aliviar problemas comunes de dolor crónico, como el dolor de espalda o la fibromialgia. A mí nunca me dieron un libro de tablas o diagramas en la escuela de medicina que estableciera exactamente qué hacer y qué no hacer cuando se presentara en la consulta un paciente con dolor crónico. Recibí mi entrenamiento formal en gestión del dolor en la venerada University of California, en San Francisco, donde tuve contacto con algunos de los más logrados y respetados líderes en mi campo. Llegué a apreciar la complejidad y la globalidad del dolor crónico, pero me fui sin un plan maestro que desvelara cómo resucitar las Esthers que pronto me visitarían.

Dolor Agudo y Dolor Crónico

Es importante entender la diferencia entre dolor agudo y dolor crónico. El dolor agudo es lo que usted experimenta cuando usted se acaba de lastimar. Está causado por daño a los tejidos y por la hinchazón y la inflamación que aparecen producto del mismo. Una vez que la lesión comienza a sanar, la inflamación baja y el dolor agudo empieza a resolverse. Este tipo de molestia sirve para protegerle de un daño mayor. Por ejemplo, si usted se hace un esguince de tobillo, éste se hinchará de forma aguda y le causará gran cantidad de dolor al caminar. Cuando le duele mucho, instintivamente, usted evita colocar peso sobre el mismo, porque el uso del tobillo en ese momento no haría más que inflamarlo más e interrumpir el proceso de curación natural. El dolor agudo desaparece cuando se resuelve el esguince, lo que permitirá volver a caminar con seguridad.

El dolor crónico, por otro lado, es el dolor que continúa una vez que usted se haya recuperado de una lesión aguda. Si una fractura en la muñeca tuvo su tiempo para sanar, pero sigue doliendo, el dolor se considera crónico. Como regla general, todo dolor que haya persistido durante más de seis meses, cumple con los criterios de considerarse crónico. Mientras que el dolor agudo es un síntoma de otra lesión o enfermedad, el dolor crónico es una experiencia que se convierte en su propio problema de salud. Puede trascender la causa puramente física que lo puso en marcha y convertirse en una crisis que envuelve a toda la persona: mente, cuerpo y espíritu.

Como pronto se verá, el dolor crónico puede tocar todo en su vida, incluyendo la manera en que se siente, duerme, se mueve, y se relaciona con los demás. Una vez el dolor se vuelve crónico, ya no lo protege de una lesión mayor. De hecho, puede hacer justo lo contrario: el dolor crónico puede impedirle que haga lo que tenga que hacer para sanar. De repente, el hecho de no usar algo que se haya curado, como un esguince en el tobillo, en realidad hará que el tobillo le duela más y que crezca más débil. A diferencia de los problemas médicos del dolor agudo, los problemas de dolor crónico no se curan fácilmente con cirugías o antibióticos. La confianza exclusiva en tales tratamientos físicos dejará muchas piezas importantes del rompecabezas intactas.

Es un Problema Muy Extendido

Las "bases del dolor crónico" son altas; y mi conjetura es que son mucho más altas de lo que se pensaba. Se estima que el dolor crónico afecta a uno de cada tres americanos—o a cerca de cien millones de entre una población total de más de trescientos millones—y se ha convertido en la tercera causa de discapacidad, lo que representa cien mil millones de dólares en perdidas de productividad y costos de salud cada año. Hay una buena probabilidad de que el dolor crónico afecte a todas las familias, por lo que todos debemos tomar nota. Las "estadísticas del dolor crónico" son bastante bien conocidas, pero pocas personas se dan cuenta del gran riesgo para la salud que representa el dolor crónico. Cuando las vidas de millones de personas se ven afectadas, las consecuencias son alarmantes. Por ejemplo, la reducción de la actividad física que a menudo acompaña al dolor crónico conduce inevitablemente a la ganancia de peso, a veces en grandes proporciones. Una vez que la obesidad toma la palabra, hay un mayor riesgo de desarrollar innumerables problemas médicos indeseables, incluyendo diabetes, artritis, enfermedad de las arterias coronarias y ataques de apoplejía. Y el dolor crónico suele provocar estrés constante: un asesino silencioso que prepara el escenario para las enfermedades crónicas y otros problemas como ataques al corazón, tensión muscular, y la enfermedad de Alzheimer.

El dolor crónico puede destruir su bienestar social y emocional. La depresión se asocia comúnmente al dolor crónico, al igual que emociones como la ira, el dolor y el miedo. Esos cambios de humor tan fuertes pueden hacer disminuir fácilmente su rendimiento en el trabajo y perturbar la armonía de su vida familiar. Esto puede convertirse rápidamente en un estado lamentable de aislamiento social, ya que su mundo se vuelve cada vez más pequeño y más pequeño.

Tanto en los números como en las secuelas que deja, el dolor crónico es una de las principales condiciones de discapacidad de nuestro tiempo. Y en la medida en que establece el escenario para enfermedades mortales, como ataques cardíacos y ataques de apoplejía, también es un asesino.

Una Educación Integral para un Problema Complejo

Mi viaje a la práctica privada se inició en 1996. Desde entonces he supervisado personalmente casi todos los medicamentos, procedimientos, y cirugías para tratar el dolor. A cada paso, he visto efectos devastadores y las familias destrozadas, gente que no puede abandonar la cama y gente demasiado triste como para sonreír. El gran arsenal de la medicina moderna ha carecido de potencia para "destruir" el dolor crónico. Lo que me quedaba claro era que necesitábamos una nueva idea, un nuevo enfoque, un cambio. Pero, ¿qué cambio? ¿Qué necesitan realmente los pacientes con dolor crónico?

¿Qué puede hacer uno cuando se enfrenta a un desafío desconcertante, pero no tiene instrucciones que le guíen? Si usted se para a pensar como suelo hacerlo, acabará construyendo algo y tendrá la esperanza de resolver cosas a lo largo del camino. Quizá recuerde la escena de la famosa película de Frank Capra, *Qué bello es vivir,* en la que George Bailey (interpretado por James Stewart) tiene las manos en alto y proclama: "¡Voy a construir cosas!" Creo que mi compañero de consulta y yo compartimos la misma euforia ciega sobre el deseo de mejorar las vidas de los que padecen dolor. Y fue así como construimos nuestro propio pequeño rascacielos en forma de clínica, al que dimos por nombre Bay Area Pain and Wellness Center. Empezando desde cero, diseñamos una suite de oficinas especial que incluía aulas para conferencias, un gimnasio para hacer ejercicio, una habitación tranquila para la meditación, una sala de arte para la expresión creativa, y las salas de examen más tradicionales para el tratamiento de los pacientes. Creamos un equipo interdisciplinario de médicos, enfermeras, psicólogos, fisioterapeutas, consejeros, terapeutas de arte, formadores de la vida, profesionales de la medicina oriental, expertos de formación profesional, e instructores de ejercicios. El equipo actualmente trabaja en conjunto para cambiar vidas, a veces de forma dramática.

Si usted considera que mantenemos a nuestros pacientes ocupados, tiene razón. ¿Por qué? Porque intentamos tratar a la persona en conjunto, y no sólo un brazo o una pierna. Esto significa que pretendemos que hagan frente a varios temas diferentes a la vez. Acuérdese de cuando usted iba a la escuela. Se abarcaron asignaturas diversas todos los días, desde Matemáticas a Historia pasando por Inglés. Usted no esperaría ser un estudiante competente si tan solo le enseñaran una sola asignatura. Afrontar varias disciplinas le hizo un estudiante mucho más capaz.

Yo quiero crear estudiantes de gran éxito que entiendan la naturaleza del dolor crónico y el complejo plan para el control del mismo; así que ofrezco a mis pacientes una educación muy equilibrada—y nada de tratamientos unidimensionales—que les ayude a pasar por transformaciones simultáneas de tipo físico, emocional y espiritual, necesarias para conquistar su dolor. Con el fin de lograr una salud y un bienestar óptimos, habrán de dominar temas "corrientes" tales como los medicamentos, la meditación y el ejercicio; así como los menos corrientes, como sus actitudes saludables, su conectividad social y la independencia financiera.

Joven y Sano hasta la Vejez

James Fries, MD, profesor de medicina de Stanford, desarrolló la *Teoría de la Morbilidad Comprimida*. La *morbilidad* se refiere a la incidencia de la mala salud. *Morbilidad comprimida* significa estar saludable y altamente funcional durante la mayor parte de la propia vida, para después concentrar la enfermedad en un período de tiempo condensado en la fase final de la vida. En otras palabras, la enfermedad no se produce hasta el final de la vida, momento en el que sería hora de morir.

Me doy cuenta de que esto suena como un cuento geriátrico de hadas, algo así como "Vivieron por siempre saludables". Pero vale la pena señalar que las recomendaciones de Fries para lograr la morbilidad comprimida se resumen en unos pocos y simple hábitos de vida: mantener un peso corporal normal, hacer ejercicio con regularidad y vigorosamente, y evitar fumar. Traigo esto a colación porque, de los miles de pacientes con dolor crónico que he visto en los últimos años, la mayoría están por encima de su peso corporal ideal, tienen miedo de ejercitarse, tienen algún tipo de dependencia de medicamentos, y, en menor grado, del humo. (Para aquellos que fuman, el estrés de lidiar con el dolor parece aumentar el impulso de encenderse uno.)

Mi objetivo al escribir este libro es para ayudarle a sentirse joven y saludable a lo largo de su larga y productiva vida. Si lo hace, significa que prescindirá de médicos como yo, sintiéndose mejor a medida que necesita menos medicamentos, desarrollando un cuerpo activo y fuerte, liberándose de las trampas mentales y emocionales creadas por su pensamiento disfuncional, y mucho más. Los primeros capítulos de este libro lanzan una mirada al mundo del control del dolor que ha sido en gran medida ocultado a la vista del público. Cuente con una revelación completa. La parte del medio le ayudará a entender mejor a su aliado más valioso en la toma de del control sobre su dolor: usted. La tercera parte le dará a conocer lo que considero las competencias y herramientas más esenciales para el control del dolor y la toma de las riendas de su vida.

A medida que avance a través de las páginas de este libro, recuerde la gran lección que aprendí de Esther: *Ella sólo dejó de estar enferma cuando dejó de actuar como un paciente.* Cuando era un paciente y tomaba los potentes analgésicos que le habían prescrito, continuó experimentando un dolor terrible y apenas podía mover su cuerpo. A pesar de que probó una variedad de fuertes antidepresivos y ansiolíticos, se quedó horriblemente deprimida y temió por su futuro. Quedarse en casa, excepto cuando tenía que ir al médico pudo haber parecido necesario en el momento, pero eso tampoco la hacía mejorar.

Fue salir del rol de paciente y hacer cambios dramáticos en su estilo de vida—incluyendo ejercicio todos los días, renunciando a calmantes adictivos, abriendo su líneas de comunicación, y cambiando la forma en que veía a sí misma—lo que hizo que las cosas finalmente empezaran a mejorar para ella. En otras palabras, *cuando adoptó los comportamientos de las personas sanas, fue para bien.* No es que desaparecieran todos sus problemas por arte de magia, sino que más bien le resultó mucho más fácil controlarlos.

Los médicos y científicos ya saben que nuestras enfermedades crónicas más comunes, como la diabetes, las enfermedades del corazón y la artritis, están íntimamente vinculadas a factores de estilo de vida, incluyendo la nutrición, el ejercicio, fumar y el estrés. Esther me enseñó que el tratamiento más potente para combatir el dolor crónico no es la droga más fuerte ni la cirugía más sofisticada, sino más bien la inmersión del yo en los hábitos diseñados para aumentar el bienestar total, en cuerpo y espíritu. Estoy aquí para enseñarle las mejores formas que conozco para hacer eso de por vida.

¿Está Usted Sufriendo?

Echemos una visual a una prueba de test rápida que he creado para ayudarle a comprenderse así mismo. No le dará ningún "número" que defina cuánto le duele—porque sólo usted lo sabe—pero le puede ayudar a identificar las áreas problemáticas y averiguar qué preguntas debe plantear a sus médicos, quiroprácticos, fisioterapeutas, y otros profesionales de la salud para que puedan servir mejor a sus necesidades. Le sugiero repita esta prueba en seis o doce meses y compare esos resultados con los de hoy para tener una idea de lo que ha cambiado en su vida.

Marque con un círculo la respuesta (A, B, C o D) que mejor lo describa o que mejor describa su situación:

1) ¿En qué proporción del día siente dolor?
   a. Rara vez
   b. 25 por ciento
   c. 50 por ciento
   d. La mayor parte del día

2) ¿Qué tan bien puede realizar actividades de cuidado personal como el aseo personal y vestirse?
   a. Puedo llevarlas a cabo sin ayuda.
   b. Puedo llevarlas a cabo si voy muy despacio y me tomo descansos.

    c. Necesito ayuda con algunas tareas de cuidado personal.
    d. Necesito ayuda con la mayoría de mis actividades de cuidado personal.

3) ¿Cómo describe su tolerancia al caminar?
    a. Puedo caminar más de una milla.
    b. Estoy limitado a unas pocas cuadras.
    c. Dependo de objetos de asistencia como bastones y andadores.
    d. Cero: necesito una silla de ruedas.

4) ¿Cuántos escalones puede subir?
    a. Al menos dos tandas de escalones
    b. Una tanda
    c. Unos pocos
    d. Cero

5) ¿Cuánto tiempo libre pasa en la computadora cada día?
    a. Menos de diez minutos
    b. De diez a veinte minutos
    c. Más de una hora
    d. La mayor parte del día

6) ¿Cuánto tiempo dedica a la meditación o la oración silenciosa?
    a. Por lo menos diez minutos al día
    b. Brevemente cada día
    c. Tal vez una vez por semana
    d. Prácticamente nunca

7) ¿Qué cantidad total de sueño puede conciliar todas las noches?
    a. Siete horas o más
    b. Cinco o seis horas
    c. Tres o cuatro horas
    d. Menos de tres horas

8) ¿Cómo ha afectado el dolor a su actividad sexual?
    a. No ha cambiado.

b. Ha disminuido en aproximadamente la mitad.

c. Ocurre una vez al mes.

d. Es inexistente

9) ¿Qué tan bien camina usted?

   a. Mi marcha se ve normal

   b. Tengo una leve cojera

   c. Necesito ayuda.

   d. Realmente no camino fuera de la casa.

10) Durante un día típico, ¿cómo es usted en lo social?

   a. Hablo con más de siete personas en persona o por teléfono.

   b. Puedo hablar con dos o tres personas.

   c. Evito el contacto social tanto como sea posible.

   d. Trato de no salir de mi casa o del dormitorio.

11) ¿Cómo limita su actividad recreativa debido al dolor crónico?

   a. Casi nunca

   b. Alrededor del 25 por ciento de mi tiempo

   c. La mayoría del tiempo

   d. Yo ya no participo en actividades recreativas.

12) ¿Con qué frecuencia hace ejercicio?

   a. Casi todos los días

   b. Dos veces por semana

   c. Una vez por semana

   d. Nunca

13) ¿Con qué frecuencia se preocupa de estar más enfermo de lo que los médicos, su familia y sus amigos saben?

   a. Nunca

   b. Una o dos veces al mes

   c. Semanal

   d. Cada día

14) ¿Cómo reacciona su familia a su dolor?

   a. Son solidarios con mi situación.

b. No me dejan hacer demasiadas cosas para que no me lesione.

c. No están dispuestos a tomarme en serio.

d. Evitan interactuar conmigo.

15) ¿Con qué frecuencia se involucra en actividades agradables?
   a. La mayoría de los días
   b. Un par de veces a la semana
   c. De vez en cuando
   d. Prácticamente nunca

16) Usted cree que sus mejores años son
   a. en el presente.
   b. en el futuro.
   c. en el pasado.
   d. difícil de medir.

17) En comparación con los días antes de experimentar dolor crónico, ¿cómo describiría usted su capacidad para recordar las cosas hoy en día?
   a. Es tan buena como lo era antes.
   b. A veces es difícil recordar las cosas.
   c. No es tan buena como solía serlo.
   d. Es pobre, tengo un montón de problemas para concentrarme.

18) ¿Cómo se siente acerca de su futuro?
   a. Tengo esperanza.
   b. Creo que puede mejorar con ayuda.
   c. Mi dolor crónico no va a cambiar.
   d. Mi futuro se ve sombrío.

19) ¿Con qué frecuencia piensa usted acerca de su dolor?
   a. Rara vez
   b. En pocas palabras, una vez al día
   c. Al menos un par de veces cada día
   d. Por lo menos cada pocas horas

20) En general, ¿cómo se siente?
   a. Con el apoyo de los demás
   b. Más separado de otras personas que antes de que apareciera mi dolor crónico
   c. Solo
   d. Aislado y nervioso acerca de mi salud

21) ¿Con qué frecuencia consume cafeína para sobrellevar el día?
   a. Rara vez o nunca
   b. Por lo general, una vez, en la mañana
   c. Dos veces al día
   d. Varias veces al día

22) Durante las últimas cuatro semanas, ¿con qué frecuencia se sintió tenso?
   a. Un par de veces
   b. Varias veces.
   c. Casi todos los días
   d. Casi todo el tiempo

Si usted marcó un montón de Cs y Ds, es justo decir que en este momento la calidad de su vida se halla fuertemente limitada por el dolor crónico. Usted puede estar luchando en el día a día con actividades funcionales como el aseo personal, irse de compras, y la preparación de comidas saludables. Cs y Ds, en oposición a A y B en algunas de estas preguntas, también sugieren que pueda estar luchando emocionalmente con lo que siente por usted mismo y sus relaciones con los demás. Sus respuestas también pueden arrojar algo de luz a su percepción del sentido del dolor en su vida, ahora y en el futuro.

Considere la posibilidad de repetir esta prueba en el futuro para ayudar a identificar las áreas en las que está progresando y aquellas que requieren más ayuda y atención.

Antes de que yo le enseñe a dominar los buenos hábitos que aumentan el bienestar total del cuerpo, la mente y el espíritu, le ayudaré a controlar su el dolor crónico; en primer lugar, necesito ayudarle a eliminar ideas equivocadas o tratamientos que se interpongan en el camino de su éxito. Así que vamos a pasar un poco de tiempo encontrando la manera de hacer borrón y cuenta nueva para que podamos trabajar con mayor eficacia.

CAPÍTULO 2

Si No Está Roto, No lo Arregle: No Deje que su Médico Trate el Problema Equivocado

En los últimos doce años, he tratado a miles de pacientes con dolor crónico. Una de las partes más inquietantes de mi trabajo es la de ser testigo de la cantidad de sufrimiento adicional y de angustia que muchos de ellos experimentan a causa de los tratamientos médicos que recibieron. A menudo, ayudo a los pacientes, no sólo a controlar su dolor crónico, sino en lo relativo a complicaciones y efectos secundarios de los tratamientos que han recibido para ayudarles a tratar el dolor. No estoy hablando de negligencia o mala práctica médica, ni de complicaciones poco frecuentes, sino más bien de consecuencias negativas e imprevistas de intervenciones médicas comunes, como es el caso de cirugías, que surgen con doctores de gran reputación y experiencia.

Convivir y tratar de controlar el dolor crónico es, de por sí, reto suficiente sin complicar ni prolongar el problema con los mismísimos tratamientos médicos que se supone que deben aliviarlo. Los tratamientos ineficaces con resultados poco satisfactorios, aunque no intencionados por parte de nadie, pueden tirar a la basura valiosos años de nuestras vidas que nunca recuperaremos. Podemos perder días de trabajo, perdernos eventos familiares, y simplemente gozar de menos días dedicados a realizar cosas que nos gustan.

Mediante la identificación de ideas erróneas y prácticas comunes que no atajan todo el ámbito del dolor crónico, le enseñaré a evitar el sufrimiento adicional causado por tratar de "arreglar" algo que en realidad no está "roto".

La Historia se Repite

En el invierno de 1799, un feliz jubilado George Washington pasó varias horas a caballo en una tormenta de nieve mientras inspeccionaba su propiedad. Lamentablemente se enfermó, presentando síntomas de dolor de garganta, así como fiebre y una infección del tracto respiratorio. Su enfermedad pudo haber progresado hacia lo que hoy consideraríamos como neumonía.

Washington, nuestro querido presidente primero y padre fundador, murió a los pocos días de contraer esta enfermedad. Trágicamente, los historiadores modernos creyeron que no fue la enfermedad lo que le mató, sino el tratamiento que recibió de sus médicos. Washington probablemente entró en estado de shock y murió a causa de su tratamiento médico, que incluyó un derramamiento de sangre—un tratamiento médico popular del período colonial, que consistía en cubrir a los pacientes de sanguijuelas. Se utilizaba para tratar enfermedades tales como la neumonía, la lepra, el escorbuto, y el herpes. Al parecer, unas cuatro libras de sangre fueron extraídas del pobre George, en última instancia contribuyendo a su muerte.

El derramamiento de sangre en realidad se remonta a tiempos antiguos como un tratamiento para todo tipo de síntomas y enfermedades. Galeno, el famoso físico griego, aportaría con el tiempo fórmulas detalladas para averiguar cuánta sangre debía extraerse de cada paciente, en función de variables como la edad y el clima. ¿Y por qué estoy en plan transilvano con usted contándoles estas historias sangrientas de doctores cuyas ideas se podrían ahora fácilmente catalogar como obsoletas? Pues bien, el ejemplo de Washington ilustra una filosofía médica arraigada que se remonta a la inicios de los anales de la historia. Parece que haya una fuerza en el universo sobre la que nunca se ha escrito que impulsa a médicos y pacientes a hacer algo y que insinúa que hacer algo es mejor que no hacer nada, incluso si las consecuencias podrían empeorar las cosas.

Cuidado con el Arreglo Rápido

Hay una expectativa en nuestra sociedad que indica que la medicina moderna debe ser capaz de *arreglar* o *curar* cualquier problema. Para muchos problemas médicos existen de hecho recursos que conducen a su resolución; tanto es así que nos permiten sanar rápidamente y seguir adelante con nuestras vidas. Hoy día, si tenemos neumonía, nuestro médico puede recetar un antibiótico que se deshace de las bacterias ofensivas de nuestros pulmones en tan sólo unos pocos días. Si nuestra tensión es demasiado alta, no le damos vueltas tratando de averiguar por qué tenemos el problema; más bien conseguimos el medicamento antihipertensivo adecuado para que nuestros números vuelvan a la normalidad, "curando" la tensión alta. De hecho, pasamos bastante tiempo comprobando esos números, una y otra vez, para asegurarnos de mantenerlos en el rango correcto. Se presta mucha menos atención a la hora de examinar cuáles son los factores que contribuyeron a la hipertensión en primer lugar, y a tratar de corregirlos. ¿Por qué preocuparse de suprimir la sal en unas papas fritas cuando existen medicamentos que restablecen la tensión a un nivel adecuado?

Lamentablemente, el enfoque de *curar* o *arreglar* no funciona con el dolor crónico ni con los problemas que contribuyen al dolor crónico. De hecho muchos de los que sufren de dolor crónico han aprendido por las malas a poner demasiado énfasis en el arreglo de lo que, según piensan, es la razón de que su dolor puede en realidad causar más problemas y desembocar en promesas de éxito incumplidas. En ciertos días que paso en mi consultorio, siento como si tratara a personas que vienen cubiertas de sanguijuelas.

El dolor crónico es, en algunos aspectos, igual que otras enfermedades médicas crónicas, pero nuestra comunidad médica no lo enfoca de la misma manera. Las enfermedades crónicas prevalentes en nuestra sociedad, como la diabetes o la hipertensión, no se consideran *curables*, pero los profesionales de la salud todavía ofrecen opciones de tratamiento específicas que se centran más en el *control* del problema que en tratar de curar la enfermedad. Los enfermos de diabetes han aprendido a implementar cambios de estilo de vida, tales como la comprobación de su azúcar en la sangre y los cambios en sus dietas. Para controlar el dolor crónico, no se llevan a cabo tales medidas. Sería tonto diagnosticar a un paciente con diabetes y luego pasar el tiempo tratando de *curar* la enfermedad en lugar de implementar medidas que ayuden a controlar el azúcar en sangre. Sabemos que cuando nuestro nivel de azúcar en la sangre es demasiado alto, puede darse una situación de peligro para la propia vida, y también sabemos que no hay una simple cura para hacer desaparecer la diabetes.

Entonces ¿por qué, cuando nuestro sistema de salud afronta problemas de dolor crónico desafiantes, pone demasiado énfasis en la búsqueda de un *arreglo* y subestima el control de las numerosas dolencias que lo acompañan?

Lo que diferencia al dolor crónico de enfermedades como la diabetes y la hipertensión es la forma en que el dolor crónico afecta a nuestra vida cotidiana. Si nuestra tensión es un poco alta, eso no va a arruinar nuestro día. De hecho, ni siquiera sabremos que está alta, a menos que la revisemos. Un problema de dolor, por el contrario, influye en cómo dormimos, cómo trabajamos, cómo nos movemos, cómo caminamos, y en cómo nos llevamos con nuestros amigos y familiares. La tercera parte de este libro le servirá de guía hacia un camino para controlar de forma óptima las diferentes partes integrantes de su dolor.

La Búsqueda Atractiva de un Diagnóstico

A menudo veo que los primeros problemas de mis pacientes yacen en su preocupación por la búsqueda de un *diagnóstico*. Pero ¿no es la búsqueda del diagnóstico precisamente lo que los médicos tienen que hacer? Seguro que debe haber algún valor en todos esos diplomas que vemos colgados en la pared. ¿Para qué gastar todo ese tiempo en la sala de espera si no se van a obtener respuestas? Créanme, los médicos sienten la frustración y la presión para darle esa información que usted anhela desesperadamente. De hecho, puede que los médicos se sientan tan obligados a darle un diagnóstico que acaben perdiendo el rumbo del gran problema. Sí, puede que encuentren la nomenclatura médica que concuerde apropiadamente con sus síntomas, pero si lo que hallan no tiene en cuenta la amplitud de sus propias circunstancias particulares, los tratamientos que prescriban tendrán pocas posibilidades de éxito, y usted puede añadir semanas, meses o incluso años a su dolor en lugar de eliminarlo.

La resolución de problemas acerca de los signos y síntomas de un paciente para llegar a un diagnóstico es, de hecho, una de las artes fundamentales de la medicina y lo que la mayoría de los médicos consideran como una parte integral de lo que hacen todos los días. Los médicos también saben que los pacientes esperan recibir respuestas y que les resuelvan sus problemas. Deje que le explique cómo se nos cruzan los cables y qué hace que los médicos no ayuden de verdad a sus pacientes.

Hay una gran diferencia entre obtener un diagnóstico y encontrar la *causa* de un problema. El *diagnóstico* es una conclusión basada en análisis del problema. Esto implica que el diagnóstico también explica lo que realmente está causando el problema. Por desgracia, mi experiencia me ha enseñado a no caer automáticamente en ese supuesto. Tener un diagnóstico no significa necesariamente que usted sepa qué hay de malo en el paciente o cómo él o ella llegaron hasta este punto. El problema central es el dolor, sí, pero el paciente también puede experimentar problemas físicos, emocionales, psicológicos, y relativos a la receta de fármacos. Conformarse con obtener un *diagnóstico* puede decir muy poco acerca de lo que necesita saber para ayudar a su paciente a mejorar.

Por ejemplo, la enfermedad degenerativa discal es un diagnóstico. Significa que el cartílago y el líquido entre ciertas vértebras de la columna se han deteriorado. Un tratamiento común para esta enfermedad tan dolorosa cuando se produce en el cuello es una cirugía llamada fusión cervical. En una cirugía de fusión cervical típica, un cirujano fusiona vértebras con injertos de hueso o piezas de metal para evitar el movimiento y estabilizar la zona afectada. El cirujano escoge el lugar o lugares a fusionar en base a su evaluación de la procedencia del problema.

El problema es que el disco degenerado podría tan sólo tratarse de una pequeña parte contribuyente al dolor de cuello, o incluso de ninguna parte conectada al dolor en absoluto. Es cierto que un cartílago degenerado puede hallarse mediante simples pruebas por imágenes, y los médicos pueden encontrar rápidamente dónde se produjo un cambio anatómico. Por lo tanto, el diagnóstico no sería, ni mucho menos, un nombre incorrecto o una designación inexacta por parte de un equipo de atención de la salud. Sin embargo, ese mero descubrimiento puede no explicar adecuadamente *por qué* el dolor está presente. Enfocar todos los tratamientos y todas las energías hacia un problema que no es realmente *el* problema no puede desembocar en resultados prometedores—tales como el alivio de un dolor de cuello.

Imagínese un paciente que acaba de ser diagnosticado con una enfermedad degenerativa discal en su cuello, también conocida como la parte cervical de la columna vertebral. Tiene unos cuarenta y cinco años y trabaja como asistente administrativa. Se pasa las horas al teclado de una computadora, y su jefe a menudo puede ser tan rudo y como desagradecido. Si observamos a nuestra amiga en el trabajo, vemos que su teclado es demasiado alto y que encoje sus hombros cuando trabaja. También notamos que cada vez que su jefe pasa por su escritorio, tensa sus hombros aún más. En sus días estresantes, podría llegar a tomarse hasta cuatro o cinco tazas de café que le ayuden a conseguir acabar su trabajo. Su viaje a casa incluye treinta minutos de la conducción en tráfico congestionado. Su cuello parece dolerle más al final del día, y siente que está empeorando progresivamente. Con el tiempo se vuelve tan molesta que ya no se siente cómoda girando la cabeza para cambiar de carril.

Una vez que llega a casa, ha de darse prisa en cocinar algo para la cena de su marido y su hijo adolescente. Después de la cena, ella trata de descansar un poco leyendo los correos electrónicos de sus amigos, navegando por internet, y viendo la televisión por la noche, sobre todo porque ella no duerme muy bien. Su marido se ha vuelto cada vez más frustrado y desalentado por dolor de cuello de su esposa. Ella ya no parece ser la misma, por lo que él ejerce presión para que ella vaya a ver a un médico que le ofrezca algo para hacer desaparecer el problema.

Entonces acaba por ver a su médico de familia, y su marido acude también, porque está preocupado y quiere asegurarse de que el médico entienda lo mal que se han vuelto las cosas. Su médico le hace un reconocimiento y algunas pruebas. Las radiografías y la resonancia magnética muestran una degeneración discal en el cuello Una vez que reciben los informes, ella y su esposo están de acuerdo en que algo habrá que hacer para *arreglar* el problema, porque ella no puede seguir de esta manera.

Una vez que nuestra amiga se ha aferrado a la idea de que su dolor se debe a su enfermedad degenerativa discal, puede resultarle difícil decidirse a intentar cualquier tratamiento o consejo que no aborde directamente el problema. Llegada a este punto, realizar cambios de estilo de vida necesarios en su caso puede parecer demasiado tarde para ella. Imaginemos que su estación de trabajo recibe una transformación ergonómica, y que se decide por algo de terapia física. Su terapeuta le dice que le parece que hay bastante tensión en los músculos alrededor de su cuello y hombros. "Bueno, por supuesto que hay", piensa. "¡Padezco enfermedad degenerativa discal!"

Ella regresa a su médico con la mala noticia: "Mi cuello sigue doliéndome." Si usted recuerda, en nuestro mundo actual, el médico *tiene que hacer algo*. Llegados a este punto, le receta medicamentos para el dolor y la remite a un especialista ortopédico de la columna que trate la enfermedad degenerativa discal del cuello.

La oficina del cirujano ortopédico se ve impresionante. Él le muestra, en detalle, las imágenes de las pruebas que muestran su enfermedad degenerativa discal y donde residen los problemas. Hablan de lo que la cirugía representaría para ella, y, como él parece un médico inteligente que sabe lo que está haciendo, fijan una fecha.

Ahora, adelantémonos en el tiempo un año o así, cuando vemos que nuestra amiga viene a verme por primera vez para el "control del dolor."Tuvo cirugía de fusión cervical de dos niveles. Aún experimenta una gran cantidad de dolor y ha estado tomando analgésicos fuertes en torno a cualquier hora del día desde la cirugía. Nunca regresó al trabajo después de la cirugía, y todavía es incapaz de dormir bien. Ahora también se siente deprimida, por lo que su médico de atención primaria le ha recetado un antidepresivo. Pasa gran cantidad de tiempo en su casa viendo la televisión, evitando a sus amigos, y luchando para completar las tareas básicas de casa cada día. Su relación con su marido se ha vuelto tensa. Ella se encuentra de mal humor con él, y él se siente tenso por sus finanzas, especialmente porque su esposa no está trabajando.

Sus médicos me la han enviado *para que haga algo*. ¿Hay alguna inyección que pueda darle que le ayude? ¿Puedo recetarle medicamentos más fuertes para aliviar el dolor? Su cirujano está pensando en hacer más pruebas para detectar el problema y está considerando una cirugía más, si fuera necesario.

¡Tiempo muerto! ¿Qué salió mal? ¿Por qué una trabajadora agradable, acabó así después de recibir pruebas sofisticadas para averiguar lo que no funcionaba, así como tratamientos de personal altamente capacitado y de médicos y fisioterapeutas plenamente competentes? ¿Cuántas otras vidas han recorrido un camino similar?

Un médico no es un mecánico

Todo comienza con la forma en que nuestra sociedad percibe la salud y la enfermedad. Parece que nos vemos a nosotros mismos como máquinas: Si una pieza se rompe, la arreglamos, o conseguimos una nueva. Si se rompe la bomba de combustible y se cambia, nuestro coche debería correr como nuevo. Encontrar el problema, tratarlo, y seguir adelante. Por desgracia, el dolor crónico y sus problemas no siguen esta receta; y los seres humanos tampoco cuentan con un manual del propietario fácil de leer. Nuestra predisposición al fracaso al tomar este enfoque para el dolor crónico puede llevar a consecuencias trágicas como a matrimonios rotos y a la dependencia de sustancias químicas. Los efectos financieros de la pérdida de salarios pueden ser devastadores para las familias. El desgaste emocional de la persona en medio de todo eso no se puede medir ni describir con palabras.

Supongamos que en el caso hipotético que revisamos hace un momento, las radiografías de cuello del paciente concordaron con un diagnóstico de enfermedad degenerativa discal cervical. Lamentablemente, este diagnóstico particular, aunque no es incorrecto, no ayudó a nuestra amiga a recibir la ayuda que necesitaba para hacer frente a su dolor de cuello. Su preocupación por su diagnóstico puede haberla cegado, a ella y a sus médicos, respecto a otros factores importantes. Por ejemplo, ¿qué tan deficiente era su estación de trabajo y por cuánto tiempo había estado de esa manera? ¿Fue esto lo que causó desequilibrios musculares en la parte superior de su cuerpo que podrían haber sido tratados? ¿Qué hay de los efectos mal gestionados como el estrés laboral, el hogar y los desplazamientos que hicieron mella en su dolor? ¿Qué hay de la falta de equilibrio entre trabajo, familia, y ella misma en su vida? Realmente no se dedicó ni un momento a sí misma para controlar su salud. ¿Cuánto tiempo había pasado desde la última vez que se ejercitó o tomó algo de aire fresco? ¿Cuándo fue la última vez que practicó un hobby o leyó una gran novela? ¿Cuándo fue la última vez que iba agarrada de las manos de su marido?

Generadores de dolor

A veces, cuando los médicos están luchando para encontrar un diagnóstico, buscan algo llamado *generador de dolor* para ayudarles. Ponga cuidado en no prestar demasiada atención a este concepto, o puede que se encuentre, otra vez, tratando de arreglar algo que no esté roto en absoluto.

Un generador de dolor es un problema estructural o anatómico que causa dolor. Por ejemplo, un disco que sobresale en la zona lumbar puede estar pinzando una de las raíces de los nervios según sobresale del canal espinal. Esto podría conducir a sensaciones de dolor por toda la pierna, lo que a veces se denomina ciática. En este caso, el generador de dolor sería el disco específico que esté presionando a la raíz del nervio.

Para muchos problemas agudos, encontrar un generador de dolor puede ayudar a que su equipo clínico entienda lo que está pasando y a que le ofrezcan el debido cuidado. Si usted tiene un historial de un mes de ciática aguda, hay una buena probabilidad de que la medicina moderna pueda encontrar una explicación anatómica discreta acerca de la causa. El problema surge cuando este concepto se traslada a los problemas de dolor crónico. Perseverar en la búsqueda de una fuente puramente anatómica de sus síntomas de dolor, una vez que se han convertido en crónicos, le predispondrá a depender de un *diagnóstico* que no describirá adecuadamente el mundo en que vivimos. Localizar un cambio estructural que haya tenido lugar en su cuerpo y tratar de *arreglarlo*, no va a mejorar su estado de ánimo, sueño, relaciones, o vida sexual—ni siquiera detendrá su dolor. En otras palabras, así no va a alcanzar sus metas de bienestar.

Ahora imaginemos a una persona con un caso de ciática a más largo plazo, causada por un nervio pinzado. Digamos que la ciática continuó durante doce meses. Ahora vemos un montón de cambios en los músculos de la espalda del paciente. Algunos músculos están tensos y rígidos. Esta persona ya no puede tocarse los dedos de los pies. Ha perdido su condición física, porque no ha estado caminando, ni haciendo ejercicio como solía hacerlo. Subir escaleras ha sido una misión imposible en los últimos meses. Después de lidiar con esto durante todo un año, se siente privada de sueño casi todos los días y se irrita fácilmente. Una vez que el mensaje de "dolor" se envía desde un nervio en alguna parte del cuerpo al cerebro, y que el dolor se vuelve crónico, ese mensaje se infiltra en el resto de las partes de nuestro cerebro y puede permanecer allí. Así que, si se quita el estrés de un nervio pinzado en su espalda mediante la eliminación de la parte del disco que está ejerciendo presión, esto no eliminará automáticamente todos estos complejos cambios nerviosos en el cerebro, ni podrá revertir por arte de magia todos los cambios físicos que se produjeron en su cuerpo. (Lea más acerca de cómo el cerebro se adapta a la tensión y acerca de los cambios en el pensamiento en el capítulo 7.) Aprender a volver a entrenar a nuestro cerebro para volver a entrenar a nuestros cuerpos es difícil para cualquiera, pero usted será mejor haciendo esto después de terminar este libro.

No Existen Pruebas para Medir Adecuadamente el Dolor

Déjeme darle un ejemplo real de lo que puede ocurrir cuando hay preocupación por los generadores de dolor. Conocí a Tina en circunstancias muy poco ideales. Tenía treinta y tantos años y acababa de someterse a una cirugía—una fusión de varios niveles lumbares, lo que quiere decir que le implantaron varillas y tornillos en la zona lumbar para estabilizar la columna vertebral. Su cirujano de columna no pudo controlar su dolor mientras aún se encontraba hospitalizada recuperándose de la cirugía, por lo que me pidió que le ayudara. Cuando me acerqué a su cama, sus ojos tenían una expresión de puro terror. Tina no podía vocalizar para mí lo que sentía ni lo que había sucedido.

Rápidamente vi en su ficha de historial que ella había estado trabajando en una fábrica cuando resbaló y se cayó sobre un suelo mojado. Esta caída le produjo dolor de espalda. Fue *diagnosticada* con discos protuberantes en su espalda y tuvo otra cirugía en la espalda antes de ésta. También leí que antes de su segunda cirugía había estado tomando nada menos que 600 miligramos (mg) de morfina cada día para ayudar a controlar el dolor que resultó de su primera cirugía. Esta dosis es suficiente para sedar a un elefante durante una semana. Su tolerancia a medicamentos para el dolor llegó a ser tan alta, que resultó demasiado difícil controlar su dolor post-operatorio después de su segunda cirugía.

Sin duda, los médicos habían investigado a fondo sus generadores de dolor para asegurarse de que esta segunda cirugía fuera un completo éxito. Su cirujano probablemente medió meticulosamente la forma y el contorno de cada vértebra de su columna vertebral en diversas radiografías. Es probable que incluso comparara las imágenes de sus antiguas resonancias magnéticas con las imágenes de las nuevas y que se asegurara de que los discos a fusionar de la mano de una discografía.

Discografía. ¿Nunca oyó hablar de este término? Se trata de una prueba especial en la que un médico inserta varias agujas de veinte centímetros de largo en los discos de la zona lumbar para su visualización en rayos X. Los "discos positivos" son dolorosos cuando un medio de contraste se inyecte a través de las agujas con presión. ¡No suena divertido porque no lo es! Si las pruebas muestran un disco positivo, hay una buena posibilidad de un cirujano desee fusionar ese nivel de la columna como parte de un procedimiento quirúrgico de la columna. La teoría detrás de esto es que cuando el colágeno exterior de los discos se rompe, puede escaparse un material gelatinoso que normalmente se encuentra dentro de los discos, lo que conduce a la incomodidad en la espalda. Esto se conoce como un desgarro anular. La implantación de varillas y tornillos en la vértebra superior y la que está por debajo del disco afectado por el desgarro anular, mantendrá a este último en su lugar; y es esto lo que los médicos de Tina le dijeron que necesitaba para eliminar su dolor lumbar.

Existe cierta controversia en la medicina sobre si la discografía es o no una prueba válida y útil. Algunos cirujanos creen que es una herramienta de diagnóstico útil que mejora los resultados quirúrgicos. Debo decir que la discografía es una prueba algo subjetiva, ya que se basa en las respuestas del paciente ante el dolor mientras permanece bajo una sedación considerable. Centrarse en gran medida en este tipo de prueba para desarrollar un plan de tratamiento del dolor crónico de espalda o de cuello, predispondrá a muchos pacientes al fracaso. El caso de Tina resultó ser un ejemplo de cómo analizar tan sólo una parte del problema (en este caso, el generador de dolor) es una manera eficaz de tratar el dolor.

Tina no se recuperó de esa segunda cirugía. De hecho, me vi obligado a aumentar su morfina a 900 mg al día para ayudar a controlar el aumento del nivel de dolor. Ella siguió fumando cigarrillos, a pesar de que la investigación demuestra que el tabaco puede impedir la curación después de una cirugía de espalda. Para ayudar a Tina a participar mejor en la terapia física, su cirujano me pidió que le pusiera una bomba implantable en su columna, para que pudiera administrarle medicamentos para el dolor directamente en la columna vertebral. Esto realmente no le ayudó, tampoco.

Durante los siguientes cinco años, Tina pasó a tener muchas más cirugías en su espalda. Su cirujano extendió la fusión hacia la parte de arriba de su columna torácica; el área detrás del pecho. Esto sirvió para corregir la curvatura que había tenido lugar en su columna vertebral después de sus dos primeras cirugías. Ya no era capaz de ponerse de pie, sino que tenía que caminar inclinada hacia adelante en un andador. Antes de cada operación, recibió una guía completa de su cirujano de la columna acerca de los problemas en su columna vertebral y qué correcciones quirúrgicas serían necesarias para arreglarla. Ella mantuvo la esperanza de que las cosas iban a funcionar, pero su situación no hizo más que empeorar.

Posiblemente debido a su inactividad, Tina adquirió una gran cantidad de peso y comenzó a tomar pastillas para adelgazar, algunas de las cuales posteriormente fueron retiradas del mercado por la FDA debido a efectos secundarios graves. Ella se deprimió y pasó varios años trabajando con psicólogos y psiquiatras. Ella incluso tuvo pensamientos suicidas en algún momento. Su matrimonio de casi veinte años se disolvió. A pesar de que finalmente fue capaz de reducir la cantidad de medicamentos contra el dolor que estaba tomando a niveles muy pequeños, el peaje que su sistema tuvo que pagar no fue fácil de revertir. Los medicamentos opioides como la morfina, pueden causar estreñimiento. Retardan el movimiento de los intestinos, lo que hace más difícil que los intestinos se vacíen. Las dosis altas a las que Tina fue expuesta por un tiempo tan largo causaron un cierre casi completo de sus entrañas. Desarrolló tal estreñimiento que padecía movimientos intestinales una vez cada mes. Pidió ayuda a varios gastroenterólogos, quienes le mostraron preocupación del riesgo que tenía de perder el uso de su colon por completo y que posiblemente tendrían que extirparle el colon para remplazarlo por una la bolsa en cuestión de un año.

Sigo cuestionando cómo una mujer joven y sana puede pasar de caerse en el trabajo a ver su forma de vida deteriorarse ante sus propios ojos, debido a que los tratamientos médicos que recibió le causaron más daño que el de su propia caída. Me preocupa cómo le aguantará la espalda a medida que envejezca después de someterse a tantas cirugías de tantos niveles diferentes de su espina dorsal. Las probabilidades de que vuelva a trabajar en estas circunstancias no son buenas. Tina no podrá compensar los años de funciones escolares y actividades de sus hijos que se perdió; sus hijos ya son adultos y tienen sus propias vidas. Los otros problemas médicos, como el estreñimiento y la obesidad, sin duda, afectarán a su salud durante los próximos años.

Viendo todo por lo que Tina tuvo que pasar, incluyendo la aparente falta de éxito que cosechó en los últimos años de tratamientos médicos y cirugías, me sorprendió siempre su inquebrantable confianza en su cirujano y su voluntad de seguir adelante con cualquier opción de tratamiento que le ofreciera. Ella creía en el sistema y se creía merecedora de saber lo que estaba roto y que se lo arreglaran. Con cada nueva fase por la que tuvo que pasar, ella puso toda la culpa de su dolor en los generadores de dolor. Cada uno de estos problemas estructurales trajo consigo un diagnóstico que se convirtió en el foco de su atención médica. Tina estaba tan obsesionada en conseguir algo que la *arreglara* que nada de lo que yo le dije alguna vez realmente la hizo cambiar de dirección. Pospuso o descuidó muchas partes de su vida durante más de ocho años, esperando a que alguien "la mejorara", y nunca estuvo abierta a tratar de crear un cambio desde dentro.

El Poder de las Palabras

Las palabras que escuchamos y creemos pueden afectar considerablemente a los caminos que elegimos en la vida. Pueden ser liberadoras y mejorar la vida, o, como en el caso de Tina, pueden conducir a consecuencias trágicas. Una vez que escuche y acepte un diagnóstico certero, puede que se encuentre centrándose únicamente en ese diagnóstico. Cualquier otra cosa que sus médicos, familiares y amigos tengan que ofrecerle con respecto a su dolor, puede caer en oídos sordos.

Los pacientes a menudo me dicen cosas sorprendentes que escucharon de otros doctores. Un comentario muy oído es: "Si usted no tiene este tipo de cirugía ahora, usted podría terminar en una silla de ruedas algún día." Siempre me sorprende cuando un paciente me dice esto. Naturalmente, si un médico le dice que sus piernas van a dejar de funcionar, eso conduce a tomarse esas palabras en serio. El hecho de que el médico dijo que "podría" es probable que no se inscriba en la mente del paciente, mientras que la idea de que va a estar en una silla de ruedas si no se somete a cierta cirugía acaba convirtiéndose en una fuerza impulsora detrás de todas sus opciones.

Pero, ¿qué significa realmente esta proclamación espantosa? Depende de si se le pregunta al paciente o al médico. La mayoría de los pacientes interpretarían estas palabras en el sentido de que la parálisis es un resultado probable si no se hace nada. El médico, por otro lado, puede haber considerado las posibilidades de parálisis poco probable, pero se sintió obligado a educar al paciente al mencionar esta posibilidad. Independientemente de las intenciones del médico, muchos pacientes se imaginan el peor de los casos cuando se da una noticia amenazante.

Para aquellos que se inclinan por un *pensamiento catastrófico* (adoptando las peores interpretaciones posibles de acontecimientos, acciones o declaraciones), estas palabras pueden ser mucho más poderosas de lo que pretenden ser. Por ejemplo, si su médico le dice que tiene una enfermedad degenerativa discal en su zona lumbar, puede que usted llegue a la inmediata conclusión de que perderá la capacidad de caminar y que estará atado a una silla de ruedas el resto de su vida. En realidad su médico no le dijo nada de eso, y la degeneración que usted desarrolló incluso podría ser considerada como una parte normal del envejecimiento. En este caso usted se ha dicho a sí mismo que algo es más peligroso de lo que puede ser. Este problema está más directamente relacionado con cómo procesa el cerebro la información que con el poder de las mismas palabras.

El Primer Paso: Haga Preguntas

Nuestro sistema de salud está orientado a hacer cosas; hacerlas ahora y hacerlas de forma agresiva. La mayoría de las veces, eso parece una gran idea. Cuando se tiene un ataque al corazón, cuando un hueso se rompe, o una infección se está extendiendo a través del cuerpo, un tratamiento inmediato específicamente centrado en el problema y orientado a *arreglarlo ahora* es precisamente lo que uno necesita. Esto es especialmente cierto en situaciones obvias de causa y efecto, tales como la obstrucción de una arteria principal en el cerebro que está causando un accidente cerebrovascular; o en caso de una insuficiencia renal que haga que el cuerpo sea propenso a adquirir toxinas.

Pero el dolor crónico es un asunto diferente. Usted y su médico deben resistir a la tentación de arreglar algo—cualquier cosa—*ahora*. En vez de conformarse con buscar un cómodo generador de dolor al que achacar toda la culpa, que le proporcionará un diagnóstico limitado, usted debe tener una visión amplia de la situación y estar dispuesto a tolerar la incertidumbre de no tener un diagnóstico, por lo menos no de inmediato, no a expensas de la comprensión de las implicaciones de su dolor. Encontrar un generador de dolor es genial si hay uno, pero hay un peligro de quedarse atascado en algo que ya no es relevante.

Cuando un paciente nuevo viene a verme, o es referido por otros médicos, me gusta hacerme a mí mismo algunas preguntas antes de sugerir cualquier tratamiento:

- Si un generador de dolor ya ha sido identificado, o si puedo localizar uno, ¿es seguro decir que esta es la única causa del dolor? ¿Podría existir otra razón—o razones—para el dolor? Una vez que el dolor se ha convertido en crónico, es a menudo multifactorial—hay muchos factores en juego respecto a cómo resulta.

- ¿Requiere el paciente validación respecto a si en realidad hay dolor físico? ¿Está el paciente obcecado en la causa física del dolor, o él o ella se obceca en tanto que él o ella ignora otros factores? ¿Tiene en cuenta mi diagnóstico cualquier factor emocional u otros factores no físicos?

- ¿Busco solamente tratamientos dirigidos a un generador de dolor y no doy un paso atrás y procuro tratar a la persona en conjunto?

- ¿Hay problemas de estilo de vida que contribuyen al dolor?¿Es esta persona alguien sobrecargado por el trabajo duro, evitando el necesario ejercicio, y comiendo los alimentos equivocados? ¿Tiene esta persona puntos de salida para aliviar la tensión acumulada?

- ¿Qué problemas o efectos secundarios puede estar experimentando el paciente a causa de los medicamentos, y en qué medida podrían esas drogas limitar la habilidad del paciente para funcionar mentalmente y físicamente?

- ¿Qué pasa si me concentro en este tratamiento y pongo toda la carne en el mismo asador, y aun así no ayuda? ¿Cómo lidiará el paciente con ello, tras haber invertido tiempo, dinero y esperanza en algo que aprieta el bolsillo e incluso las relaciones personales, y que al final no dio sus frutos?

- Cuando hago una recomendación para el tratamiento, ¿estoy tratando de arreglar algo que realmente no está roto? ¿O en realidad no es esa la causa del dolor crónico y la angustia del paciente? ¿Estoy siendo asaltado por el deseo de *hacer algo* para solucionar el problema, incluso si la "cura" amenaza con empeorarlo todo?

Obsérvese a Usted Mismo También

A veces el primer y más importante paso en la lidia contra el dolor crónico es dejar de lado la suposición de que, por el hecho de que alguien lo etiquetó con un diagnóstico, usted debe estar severamente enfermo o discapacitado y debe ser "arreglado" de inmediato y por todos los medios posibles (que por lo general significa someterse a potentes medicinas o cirugía). Pida más información. Consulte con varios médicos, así como fisioterapeutas, nutricionistas, y otros profesionales de la salud que puedan ser capaces de ofrecerle ayuda. No permita que unas cuantas palabras, posiblemente equivocadas, lo engañen para que se vea así mismo como menos capacitado de lo que esta.

Por ejemplo, a veces veo que esto sucede con la fibromialgia, un síndrome que afecta generalmente a las mujeres y se caracteriza por un amplio pero discreto dolor muscular, fatiga, insomnio y depresión. Muchas personas comienzan a verse a sí mismas como discapacitadas, una vez que se les dice que padecen de fibromialgia—una vez que están etiquetadas. Sus comportamientos y actitudes comienzan a cambiar notablemente, y llegan a asumir el papel de "enfermo", encerrándose en un caparazón.

No deje que las palabras y las etiquetas le roben sus logros personales. No se venga abajo ni se venda al mejor postor debido a un diagnóstico, el cual puede o no ser correcto. Evite la tentación comprensible de poner toda la carne en el asador del generador de dolor y deje de obcecarse con el diagnóstico. Véase preparado para ponerse y permanecer sano, en lugar de *enfermo*. Este simple cambio es el que puede ayudarle mucho a superar los desafíos que el dolor crónico le pone delante.

Usted podría sorprenderse al descubrir que toda una industria ha echado extensas raíces en torno al diagnóstico y al tratamiento del dolor crónico. Es triste ver cuanto más enfermo se ponga usted y cuanto más tiempo permanezca así, más grandes serán los beneficios. Como pronto verá, si usted no tiene cuidado, podrá encontrarse atrapado en sus garras, tan solo siendo capaz de tener esperanza y de rezar para escapar ileso.

Capítulo 3

Un Puñado de Dólares: Su Dolor Está Haciendo a Alguien Muy Rico

"Se trata de mucho dinero, chico. El resto es conversación ".
–Gordon Gekko,
de la película *Wall Street*

En la década de 1980, Michael Douglas, llevó a la gran pantalla una vívida presentación de la intensa y feroz competencia que se ve en la sede de Wall Street. A través de su personaje de "Gordon Gekko", dejó en claro que "la codicia es buena", y mostró lo que puede suceder cuando las apuestas son de alto riesgo y la presión de ganar se vuelve implacable.

Apuesto a que usted nunca pensó que podría ser el foco de las empresas lucrativas, de las comisiones, y de los grandes paquetes de bonos de sus presidentes, ¡pero resulta que sí que lo es! De hecho, hay una buena probabilidad de que su dolor esté haciendo a alguien rico en estos momentos. El *negocio del dolor crónico* se ha convertido en una enorme industria de miles de millones de dólares, y el deseo de ganancias cada vez más crecientes por parte de las empresas juega un papel importante en la orientación de la atención que usted recibe.

Pluma y Libreta = $ $ $

En 2006, cincuenta y siete millones de estadounidenses compraron analgésicos con receta a un costo de $13,2 millones, según la Agencia federal para La Investigación y la Calidad del Cuidado de la Salud (Agency for Healthcare Research and Quality). Esto incluye medicamentos basados en opioides, que son altamente adictivos y no pueden dejarse de consumir de golpe sin provocar ciertos síntomas de abstinencia muy desagradables. Además de eso, también gastamos otros $ 2,4 mil millones en analgésicos vendidos sin receta y en torno a $ 6 millones de dólares en suplementos.

El sector del negocio de la venta de medicamentos para el dolor crónico quiere que sus clientes sigan tomándolos—sin fin—por lo que el dinero seguirá fluyendo. Una vez que alguien comienza a tomar este tipo de medicina, esa persona a menudo no puede detenerse, por lo que el dolor es el "regalo que sigue reproduciéndose" a los ojos de la industria farmacéutica. Una pluma en la mano del médico haciendo garabatos en un talonario de recetas es el Santo Grial para las empresas de la industria farmacéutica. Es la llave que abre miles de millones de dólares en gastos de tratamiento de enfermedades cada año. Si, al igual que las compañías farmacéuticas, su empresa dependiera de una simple acción que tuvo lugar cientos o miles de veces cada día, usted haría todo lo que estuviera en sus manos para ver si continuaba sucediendo.

Usted puede estar pensando que no importa lo que la industria farmacéutica y sus empresas quieran, y que no tienen ninguna influencia en la escritura de recetas. Después de todo, los médicos aprenden qué medicamentos usar, así como cuándo y cómo durante su etapa de estudios de medicina. Eso es parcialmente cierto. Los médicos aprenden sus fundamentos sobre la farmacología en la Facultad de Medicina. Lo que sucede después de graduarse no difiere de lo que sucede con el resto de la sociedad de libre mercado. No resulta una exageración decir que los medicamentos son "vendidos" a los médicos al igual que se venden juguetes a los niños que ven dibujos animados el sábado por la mañana. Hoy en día la avalancha de publicidad funciona tanto con médicos como con niños. Puede ver los resultados en las cifras de ventas. En pocas palabras: Los médicos son víctimas de la misma clase de publicidad y arte de vender que el resto de profesionales y consumidores.

A lo largo de sus carreras, los médicos se ven bombardeados con estrategias de mercadotecnia en forma de anuncios, representantes de ventas, conferencias, y regalos. Médicos jóvenes que trabajan en hospitales mientras están de prácticas, así como residentes, acaban por conocer a atractivos y articulados agentes ventas que esponsorizan sus comidas y les ofrecen golosinas con el fin de lograr una reunión cara a cara. A continuación, hacen todo lo posible para persuadir a estos jóvenes médicos para que utilicen sus productos en lugar de los de su competencia. Hay médicos que se pasan el resto de sus carreras interactuando con jóvenes y pulidos representantes farmacéuticos cuyos bonos y vacaciones dependerán de lo que los médicos receten. (efectivamente, todo lo que recetan los médicos tiene su seguimiento por parte de las compañías farmacéuticas, y sus representantes son recompensados en consecuencia.) Hay una razón por la que en mi oficina se dejan caer constantemente plumas impresas con logotipos de empresas farmacéuticas. ¿Cómo puedo olvidarme de recetar un determinado fármaco cuando hay una pluma con su nombre delante de mis narices?

Si se mantiene a un mínimo, esta práctica podría ser inofensiva y podría incluso ayudar a recordar a los médicos ciertos medicamentos u otras herramientas. Sin embargo, a menudo se lleva a un extremo. Yo sé de un médico determinado que prácticamente decora su oficina con elementos donados por compañías farmacéuticas. Las paredes de sus salas de examen están plagadas de gráficas de información para el paciente y láminas anatómicas, mientras que sus mostradores exhiben modelos anatómicos y otros aparatos, todos estampados con el nombre de las generosas compañías farmacéuticas que se los ofrecieron de forma gratuita. Las plumas de un determinado portalápices llevan, todas, el nombre de la empresa farmacéutica donante, al igual que el papel de rollo que se extiende por la mesa de examen para cada nuevo paciente. De hecho, el rollo entero aparece amablemente estampado con el nombre de la empresa, para que nadie se olvide.

Usted podría argumentar que esto no es más que capitalismo, y que no difiere de los anuncios que vemos todo el día en la televisión, vallas publicitarias, paredes de estadios, autobuses, uniformes y coches de pilotos y coches de NASCAR, y muchos otros lugares. Quizás. Pero ¿qué pasa con el talonario de recetas que tiene este médico? El que muestra los medicamentos apropiados—pongámosle, antibióticos—con el nuevo antibiótico de la empresa, altamente promovido en la parte superior de la lista. ¡Y además en letra más grande! ¿Es eso publicidad inofensiva? ¿Cuándo se cruza la línea?

Esta presión de la publicidad incesante, incluso aparece en revistas médicas, casi cada una de las cuales recibe patrocinio de empresas a través de publicidad pagada. Estas publicaciones ofrecen una gran dosis de la educación continua que los médicos recibirán una vez que completen su formación. Su lectura es una forma práctica y común para mantenerse altamente informados acerca de los nuevos desarrollos. En mis manos tengo una copia reciente de una de las de las publicaciones más respetadas y citadas en el campo de la medicina. Los estudios impresos en esta publicación se citan en los principales periódicos cada semana. Cuando abro la tapa a la primera página, veo un anuncio a doble página de un nuevo antidepresivo patrocinado por una gran compañía farmacéutica, completado con una bonita imagen de una pareja feliz haciendo compras por un supermercado. Cuando miro la foto, caigo en la cuenta de que varias plumas gratuitas mostrando este medicamento ya circularon por mi oficina alguna vez, así como croissants y café gratis para mi equipo. Este nuevo antidepresivo es realmente muy similar a uno que salió en la década de los 90, pero contiene el "ingrediente activo" del medicamento para cuya sustitución está diseñado. La versión antigua es sólo eso—antigua—lo que significa que su patente venció y ahora está disponible como píldora genérica menos rentable que puede ser vendida por otras empresas. No ha ocurrido nada para "arruinar" a la medicina desde el punto de vista médico, pero desde el punto de vista del contable de la empresa farmacéutica, dicha píldora ya no es buena. Mientras hojeo las páginas de esta revista, veo bastantes más anuncios a página completa y a página doble de medicamentos con calificaciones igualmente elevadas.

Los contactos cara a cara con los médicos y los anuncios en revistas científicas son sólo el comienzo. El sector de la industria privada de la atención a la salud también juega un papel importante en la educación continua de un médico. A los médicos se les exige recibir educación médica continua cada dos años para mantener sus licencias, y lo más frecuente es hacerlo asistiendo a algún tipo de conferencia médica. Y prácticamente todas las grandes conferencias médicas están patrocinadas por las grandes empresas, que cotizan en bolsa, incluyendo las empresas farmacéuticas y los fabricantes de dispositivos médicos. Una empresa puede poner fácilmente decenas de miles de dólares en una sola conferencia que puede ser útil en la comercialización de su producto. Por ejemplo, en mi correo de esta semana, recibí un folleto que me refrescaba la memoria acerca de una gran conferencia nacional sobre el control del dolor dentro de unos pocos meses. No sólo contiene el folleto el calendario de conferencias y eventos, sino que amablemente muestra la lista de patrocinadores para el evento. Resulta que esta reunión en particular, que será en Hawái, está patrocinada por la friolera de treinta y cinco compañías farmacéuticas y médicas, algunas de las cuales son gigantes de Wall Street.

Todos estos seguidores tendrán exposiciones en una sala grande, donde se podrá interactuar con los médicos que asisten a la reunión, hablar sobre sus productos, y recopilar direcciones de correo electrónico. Algunos de los patrocinadores más grandes también ofrecen conferencias durante almuerzos y cenas especiales, en las que los médicos pueden escuchar a profesores distinguidos presentar un "gigantesco sermón" sobre un tema del que tienen experiencia: el cual, inevitablemente, parece incluir una gran cantidad de información sobre los productos de la empresa patrocinadora. La mayoría de los académicos que enseñan a los médicos que acuden a estos sitios están patrocinados por la industria privada, además de ocupar el cargo universitario que ya tienen. En resumen, las grandes conferencias médicas son tan importantes para las empresas de salud como lo son para el aprendizaje de los médicos. Y ejercen una gran cantidad de influencia. Los médicos están obligados a obtener una educación médica continua cada año para mantener sus licencias, por lo que en realidad no pueden evitar este proceso.

Vientos de Cambio

Hace varios años, mi estado, California, adoptó una nueva política que requería a todos los médicos a tomar clases de educación continua sobre el control del dolor. La idea detrás de esto era bien intencionada: evitar el tratamiento deficiente del dolor. Durante dos décadas hemos reconocido que el dolor agudo y el dolor asociado con la atención al final de la vida del paciente no son a menudo aliviados de forma adecuada. Este nuevo requisito se veía como una gran oportunidad para que los médicos adquirieran conocimientos y la comprensión del alivio del sufrimiento en los pacientes con enfermedades terminales, y de las herramientas para el control de los problemas de dolor crónico más complejos.

Desafortunadamente lo que acabaron recibiendo los médicos de California fue una tormenta de nieve de conferencias patrocinadas por las grandes compañías farmacéuticas que se centraban exclusivamente en medicamentos y se ignoraban todas las demás opciones de buena fe para el tratamiento del dolor. Ninguna información valiosa sobre el control del dolor como la que se expone en este libro se presentó a los médicos de California. Incluso las conferencias que no departían acerca de cómo tratar el dolor con medicamentos lo hacían sobre otros medicamentos utilizados para tratar los efectos secundarios provocados por los medicamentos para el dolor (por ejemplo, "Si nuestros medicamentos para el dolor provocan que sus pacientes tengan demasiado sueño como para no hacer nada, pueden darles estos otros medicamentos para mantenerlos más despiertos.")

Las consecuencias de esta fuerte dosis mercadotécnica—perdón, quiero decir *educativa*—se hicieron evidentes. Cuando empecé mi consulta a finales de los años 90, mis nuevos pacientes no solían consumir mucho en lo relativo a medicamentos para su dolor. Esto se debía a que sus médicos por lo general no estaban "adiestrados" para administrar medicamentos como los opioides de larga duración, por lo que preferían delegar esto en un especialista como yo para decidir qué recetar y cómo controlarlo.

Pero desde que los médicos comenzaron a recibir clases cursos obligatorias sobre el control del dolor, se volvieron más agresivos en la receta de pastillas para el dolor de gran alcance. Con los años, he visto un cambio dramático en la cantidad de personas que ya estaban tomando medicamentos cuando llegaron a mi oficina por primera vez. En el momento en que algunas personas con problemas complejos de dolor crónico se pasan por mi oficina, ya traen consigo listas kilométricas de historial de medicamentos. Normalmente ya habrán probado por lo menos tres tipos diferentes de medicamentos basados en estupefacientes, además de numerosos fármacos adyuvantes, como pastillas para dormir, antidepresivos, relajantes musculares, medicamentos contra la ansiedad, y a veces hasta medicamentos necesarios para contrarrestar sus efectos secundarios, como la somnolencia excesiva, las náuseas, y el estreñimiento. Recuerdo haber visto a un paciente hace varios años que trajo un historial de dar cabezadas en su tazón de cereales por la mañana. De alguna manera no creo que quedarse dormido sobre unos copos de maíz fuera precisamente lo que el Consejo Médico del Estado de California tenía en mente cuando se le ocurrió sacar a la luz su plan de educación continua sobre el control del dolor.

En lugar de encontrarme con gente en busca de mi experiencia en medicamentos para el dolor, más bien llega gente con larguísimas listas de medicamentos de los que se han hecho dependientes, con la esperanza de que yo pueda resolver este lío y ponga sus vidas a zarpar con un rumbo diferente.

Pequeños Pasos en la Dirección Correcta

Los líderes de la comunidad médica han reconocido que la ofrenda de obsequios—desde plumas a bajo costo y talonarios de recetas hasta lucrativos contratos de consultoría—se ha salido de la norma. Por esa razón, se han propuesto varios planes para restringir la ofrenda de obsequios.

La Asociación de Escuelas Médicas de los Estados Unidos (Association of American Medical Colleges, AAMC) ha sugerido que las escuelas de medicina y hospitales de enseñanza adopten "políticas que prohíban a médicos, profesores o personal, residentes, y estudiantes aceptar cualquier regalo de la industria, incluidos almuerzos pagados por la industria y comidas relacionadas con programas no acreditados de educación médica continua (CME)".[1] Esta recomendación no es vinculante y está sujeta a la clase de interpretación que podría mantener a abogados ocupados durante años; pero es un comienzo. Se estima que hasta un tercio de las escuelas de medicina ya han adoptado políticas de esta naturaleza.

Dr. Administrador de Síntomas

Además de alentar a los médicos a recetar más pastillas para el dolor, las compañías farmacéuticas han promovido de forma indirecta pero convincente la idea de que los médicos puedan *controlar* los síntomas con aún más pastillas contra el dolor.

Los médicos de todo el país han sido formados para ser *gestores de síntomas,* gracias a las becas educativas ofrecidas por la industria farmacéutica. Muchos médicos han sido "educados" para creer que todas las quejas que presentan sus pacientes deben ser tratadas con una solución de receta de algún tipo. Si el dolor es malo cuando se levante de la cama por la mañana, ¡pum!, ahí va un medicamento narcótico de acción rápida que entrará en su sistema de inmediato. Si sus músculos empiezan con contracciones musculares, en lugar de pensar acerca de cómo condicionar los músculos mejor para controlar la carga de trabajo, ¡BAM!, ahí va un relajante muscular. Que usted tiene demasiado sueño para mantenerse en pie a causa de los otros dos medicamentos, ¡ZAS! Ahí va una pastillita para aumentar su adrenalina.

Permítanme compartir con ustedes la historia de Bridget, quien no estuvo exenta de una impresionante lista de pastillas para el control de síntomas. Bridget se hizo un esguince en su brazo derecho mientras operaba una caja registradora en su trabajo en una tienda de comestibles. Ella siguió trabajando los dos días siguientes, pero tuvo que confiar en su mano izquierda para hacer la mayor parte del trabajo, lo que dio lugar a un esguince en su pulgar izquierdo.

Pronto Bridget desarrolló un dolor crónico en sus dos manos y brazos y obtuvo la baja laboral para recibir tratamiento. Sus médicos

---

1   Steinbrook, R. Physician-Industry Relations–Will Fewer Gifts Make a Difference? NEJM 2009; 360:6, 557–9.

trataron diferentes terapias y tratamientos sin éxito. Esto fue seguido por cirugías en su dedo pulgar izquierdo y en su túnel carpiano derecho, pero sus síntomas de dolor no hicieron más que empeorar.

Durante este difícil período, llegó a sumirse en una extrema depresión y pensó mucho en el suicidio. Bridget había tenido una vida dura. Sus padres se divorciaron cuando era joven, y padeció trastornos alimenticios en tu etapa adolescente y de joven adulto. Con el paso del tiempo, tuvo algunas relaciones abusivas y varios divorcios. Una vez que dejó de trabajar como camarera, perdió toda la motivación para salir de casa o interactuar con los demás.

Un gran foco de su atención médica fue el uso de medicamentos para controlar sus síntomas de dolor, angustia y depresión. Estos son algunos de los medicamentos que estaban en su lista cuando la conocí por primera vez:

- Metadona
- Actiq
- Percocet
- Lexapro
- Wellbutrin
- Cymbalta
- Topamax
- Neurontin
- Provigil
- Suplementos de cafeína
- Mobic
- Prilosec
- Senna

Metadona, Actiq, y Percocet son opioides o narcóticos para el dolor. De hecho, Bridget traía una receta de más de 200 mg de metadona al día, la cual es una dosis enorme.(Gracias a tantas sobredosis en el último par de años, la FDA puso una advertencia de "caja negra" respecto a la metadona—la advertencia más fuerte que la agencia puede imponer a una empresa farmacéutica para que la muestren en sus productos.) Actiq contiene un narcótico muy potente llamado fentanilo. Dado que el fentanilo tiene un potencial de abuso tan fuerte y tan potente, Actiq está aprobado por la FDA sólo para el tratamiento de enfermedades terminales. Se supone que debe ser utilizado para el dolor crónico; sin embargo, su comercialización agresiva por parte del fabricante ha convencido a muchos médicos para que se lo receten a pacientes como fue el caso de Bridget. Actiq por lo general cuesta miles de dólares cada mes.

Otros artículos de su lista también me preocuparon. Estaba tomando tres antidepresivos (Lexapro, Wellbutrin, y Cymbalta); sin embargo, parecía terriblemente deprimida. También estaba tomando dos medicamentos para el "dolor de nervios" (Topamax y Neurontin), que, junto con los opioides, deterioraron su funcionamiento cognitivo. Estaba tan" drogada de recetas" que también le habían prescrito dos medicamentos para mantenerla más alerta (Provigil y cafeína). Mobic se añadió a su lista con la esperanza de reducir la inflamación, pero acabó provocándole una úlcera sangrante. Debido a que estos medicamentos tuvieron efectos en su sistema digestivo, también necesitó laxantes (Senna) y algo para bajar el exceso de ácido en el estómago (Prilosec).

A pesar de esta impresionante lista de *control de síntomas*, Bridget reportó síntomas debilitantes del dolor y pensamientos suicidas, y era incapaz de levantar o llevar encima más de un kilo de peso. Hoy en día ya no toma la mayor parte de estos medicamentos y ha recibido un tratamiento intensivo centrado en el restablecimiento de su salud. Como resultado, se muestra más alerta, más alegre, y es capaz de cargar una caja de tres kilos y medio de leche.

Pastillas Azules para una Tarde Dominical

Hace varios años, la industria farmacéutica de miles de millones de dólares se topó con otro de sus objetivos dignos de mercadotecnia: ¡usted! ¿Ha notado el constante aumentó en los anuncios de medicamentos en la televisión? Parece como si fueran más atrevidos cada año. No puedo ver un partido de fútbol profesional en la televisión con mi hijo sin ver anuncios durante los tiempos muertos sobre la manera de curar la disfunción eréctil y de convertirse en un semental. Muchos anuncios en la actualidad centran su ejecución en temas relacionados con el dolor crónico tales como el insomnio y la fibromialgia. Aunque no creo que sea intrínsecamente equívoco que una empresa publicite sus productos, creo que este incesante "millo-marketing" predispone a los pacientes para que presionen a sus médicos y que les receten esos medicamentos en particular. Y la mayoría de mis colegas médicos coinciden en que es mucho más fácil decir sí que no a los pacientes que soliciten para su tratamiento— y, a menudo, insistan—algo que vieron en la televisión o leyeron en Internet.

Prepárese para ver una comercialización más directa dirigida a los consumidores a través de lugares como la televisión, el correo electrónico, la mensajería de texto y el papel impreso. En 2007, el *New York Times* informó de que un fabricante de un analgésico de venta libre ofrecía un juego en línea que llevaba a los usuarios a través de blogs y sitios de redes sociales como una forma de apuntar a una multitud de menores de cincuenta años.

Sorprendidos en Flagrante Delito

No son sólo las compañías farmacéuticas las que se lucran con el dolor; muchos otros tipos de fabricantes de salud también se benefician. Una de las áreas de la medicina que ha experimentado un rápido crecimiento durante las últimas dos décadas es la de la cirugía de la columna. Su tasa ha aumentado de manera exponencial en los Estados Unidos durante los últimos quince años. La cirugía de la columna se ha convertido en una opción de tratamiento comúnmente utilizada para el dolor crónico de espalda—una de las formas más frecuentes de dolor crónico en la sociedad occidental— especialmente cuando otros tratamientos fracasaron.

Según los Institutos Nacionales de Salud, en el año 2000, 195 de cada 100.000 personas en los Estados Unidos ya habían tenido alguna vez cirugía de la columna. Sólo mirando a las tarifas de las instalaciones donde se practican estas cirugías—que es lo que cobran los hospitales y centros de cirugía y que no incluye los honorarios del médico—se estimaron en $ 6,1 billones.

Luego están las tasas de las prótesis utilizadas en fusiones espinales. Diversos fabricantes de estos dispositivos médicos están implicados en esta industria y, de esta manera, forman parte del "negocio del dolor." "Estos dispositivos, que incluyen artículos como placas y tornillos, son costosos. Usted se preguntará qué tan caro puede ser algo así. Resulta que el departamento de la columna vertebral de Medtronic, el gran fabricante de prótesis médicas, factura ¡$3 billones en ingresos anuales!

La cantidad de actividad generada por los grandes fabricantes de implantes y dispositivos en torno a este negocio floreciente de cirugías de la columna haría que Gordon Gekko se sintiera como en casa. Echemos un vistazo a lo que Medtronic y algunos de los cirujanos con los que trabaja han venido haciendo para generar ese tipo de ventas.

El 19 de julio de 2006, el *New York Times* informó que Medtronic acordó pagar al gobierno federal $40 millones para resolver una denuncia que postulaba que la empresa estaba dando sobornos a médicos con tal que utilizarán sus dispositivos de implantes espinales. El Departamento de Justicia describió lo que transpiró con "contratos de consultoría falsos, falsos acuerdos de regalías y viajes a lugares lujosos deseables."² El *Times* señaló que "la compleja cirugía de espalda se ha convertido en un negocio lucrativo para las compañías que fabrican los implantes, y Medtronic fue acusada de gastar decenas de millones de dólares en contratos de consultoría y otros tipos de pagos a prominentes cirujanos de la columna". Uno de los denunciantes describía lo que estaba pasando como "sobornos".

Y lo que es peor aún, el *Wall Street Journal* informó el 25 de septiembre de 2008 que ese departamento de dispositivos de la columna vertebral de Medtronic fue acusado en una demanda de dar a los cirujanos "una variedad de incentivos para usar sus productos, incluyendo actividades y entretenimiento en un club de strippers de Memphis, así como viajes a Alaska y derechos de patentes sobre

---

2   Reed Abelson. "Medtronic Will Settle Accusations on Kickbacks," New York Times, 19 de
     Julio de 2006. Disponible e www.nytimes.com/2006/07/19/business/19medtronic. html?_
     r=1&pagewanted=print.

invenciones en las que no participaron."[3] El *Journal* señaló además que Medtronic fue acusada de cubrir los honorarios "VIP" de las visitas de los cirujanos al club de striptease y que el dueño de este mismo "club de caballeros" se había declarado culpable de cargos de prostitución en 2007 y cerró sus puertas. La demanda alegaba que Medtronic cerró acuerdos de consultoría con más de cien cirujanos como una forma de mantener la utilización de sus productos frente a los de la competencia. Un cirujano fue citado específicamente por recibir 450.000 dólares al año por su trabajo de consultoría, mientras que a otro se le ofreció un viaje de esquí en helicóptero en honor a su promoción en un hospital de Los Ángeles.

Medtronic no es el único fabricante de dispositivos de implantes en la columna que ha estado en la línea de fuego de los denunciantes. Blackstone Medical, ahora propiedad de Orthofix International, también estuvo bajo investigación con el pago de sobornos por contratos de consultoría falsos, estudios de investigación falsos y fraude a Medicare. Ambas compañías emitieron declaraciones insistiendo en que habían saneado sus prácticas comerciales.[4]

¿Estoy dando a entender que la cirugía de la columna carece de fundamento o es una rama torcida de la medicina? No, para nada. La mayoría de los cirujanos de la columna son doctores cuidadosos y bien intencionados que realmente quieren ayudar a sus pacientes, y que a menudo lo hacen. Sin embargo, creo que incluso para los médicos bien intencionados, la balanza de la toma de decisiones se puede inclinar demasiado en la dirección de las agresivas estrategias comerciales: como lo demuestran los miles de millones de dólares gastados en dispositivos. Tampoco estoy afirmando que la empresa farmacéutica no tenga cabida en el cuidado de la salud. Sencillamente, no debe ahogar todas las otras formas de tratamiento a su paso.

---

3   David Armstrong. "Lawsuit Says Medtronic gave Doctors Array of Perks," The Wall Street Journal, 25 de septiembre de 2008.

4   "Spinal Device Manufacturer Involved in Kickback Investigation." Medical Device Link. com, 4 de enero de 2008. Disponible en www.devicelink.com/mddi/blog/?p = 575.

El Beneficio de un Error

El paso por una cirugía de fusión de gran alcance es un proceso largo y difícil para un paciente. La recuperación a veces tarda más de un año. Cuando los resultados son malos (por ejemplo, cuando no proporciona alivio al dolor) los efectos sobre el paciente puede ser devastadores. He visto a muchos sufrir y sumirse en la depresión, las adicciones a medicamentos, la pérdida de empleo y otros problemas cuando estas operaciones no van bien.

Un nuevo diagnóstico salió a la luz en las últimas dos décadas: el síndrome de espalda fallida. Esto se refiere a pacientes que han tenido al menos una cirugía de la columna, pero no han mejorado como se esperaba. Por lo general siguen sufriendo el dolor crónico y un cierto nivel de discapacidad percibida. La mayoría de países del mundo no realizan el mismo volumen de cirugías de la columna que el registrado en los Estados Unidos. Como resultado, el síndrome de espalda fallida no existe en la mayoría de países del mundo. Por desgracia, es una de las mayores razones por las que los pacientes son referidos a mi centro. Parece lamentable que una fuente importante del dolor crónico que trato todos los días haya sido creada por el sistema de salud que tiene por fin aliviarla.

Incluso si la cirugía de la espalda es eficaz para aliviar el dolor, puede causar otros problemas. Las personas que han tenido cirugía de la columna envejecen de forma diferente con el tiempo. Las estructuras de apoyo de sus columnas parecen erosionarse más rápido en las áreas que se sometieron a cirugía, lo que lleva a la degeneración avanzada de los discos y las articulaciones necesarias para apoyar la espalda. Y muchas personas que han tenido una cirugía de fusión requieren por lo menos una operación más de espalda en algún momento de sus vidas, a menudo debido a que las áreas por encima y por debajo de la fusión se rompen y necesitan reparación.

Puedo decir con seguridad que, si bien los médicos, hospitales, compañías farmacéuticas y fabricantes de dispositivos siempre se beneficiarán del tratamiento del dolor, eso no siempre será algo seguro al 100% en el caso del paciente.

Una Pregunta

¿Qué es lo que piensan los científicos médicos que prefieren actuar exclusivamente sobre la base de pruebas? Hay diferentes opiniones, pero existe un consenso general: la rehabilitación agresiva, *no quirúrgica,* del dolor lumbar crónico proporciona resultados a largo plazo que son comparables a la cirugía de la columna, y por mucho menos dinero. Sin embargo, porque todavía hay circunstancias en las que la cirugía de la columna tiene un mérito fuerte, siempre habrá una necesidad de esta cirugía.

Ya existen discos artificiales, y esto atrae a algunos que esperan que esta nueva tecnología pueda ser mejor que el anterior. Creo que el jurado aún está deliberando sobre la sustitución de los discos en las columnas de la gente y que no debe ser arrogante acerca de los tratamientos que se basan en dispositivos artificiales para soportar nuestra columna vertebral durante los próximos años. Por ejemplo, digamos que usted tiene cincuenta años y la opción de tener un disco artificial colocado en la parte baja de su espalda. Es improbable que este material dure tanto como se desee. Entonces, ¿cuál será el estado de su columna vertebral dentro de veinte años? ¿Cuándo necesitará ser remplazado el disco? La verdad es que nadie lo sabe a ciencia cierta, y esa es una casualidad para la que usted debe estar preparado en caso de someterse a esta cirugía.

Cuando todo está dicho y hecho, creo que hay una pregunta mágica que siempre debe preguntar a su médico acerca de cualquier cosa que él o ella le recomiende: *"Si yo fuera su esposo, padre o hijo, ¿es eso lo que querría que hiciera?"* En otras palabras: *"Doctor, ¿le gustaría que su esposo tomara esos medicamentos? "* o *"¿Le gustaría que su padre tuviera este tipo de cirugía?"* Si la respuesta de su médico *no* es un rotundo sí, entonces piénselo seriamente antes de aceptar este consejo. *Le prometo que no hay nada de lo que le recomiende en este libro que no considere tan valioso para mi propia salud o la salud de mi familia.*

Procuro mantener este punto de vista con mis propios pacientes. Es por eso que algunos de los nuevos descubrimientos acerca de ciertos analgésicos me preocupan cuando mis pacientes los utilizan. Usted verá por qué me preocupa esto en el próximo capítulo.

Capítulo 4

Opioides: El Karl Marx de las Masas

Imagínese que usted abre el periódico y lee un artículo que dice que el medicamento para la presión arterial que está tomando no sólo dejará de funcionar sino que con el tiempo hará que le *aumente* la presión arterial. Sin duda, esto le asustaría lo suficiente como para llamar a su médico de inmediato para hablar de otras maneras, medicinales o no, de controlar su hipertensión.

Este mismo escenario podría ocurrir si usted está tomando medicamentos opioides o estupefacientes por un largo período. Por extraño que pueda parecer, un montón de nuevas investigaciones muestran que, con el tiempo, estos medicamentos pueden empeorar los síntomas, y para nada mejorarlos. He visto suceder esto en mis doce años de práctica privada.

Pero antes de explorar las formas en que los opioides puedan hacer que un problema de dolor se venga a peor, vamos a echar un vistazo a lo que son los opioides, qué hacen, cómo funcionan, y sus posibles efectos secundarios.

¿Qué Son los Opioides?

Los opioides son estupefacientes que se han utilizado durante siglos para aliviar el dolor. Un narcótico es una droga adictiva que reduce el dolor, induce al sueño o estupor, y altera el comportamiento y el estado de ánimo. Los opioides contienen opio o un derivado del opio, que se elabora con el jugo seco de las vainas verdes de la adormidera. A finales del siglo XIX, la morfina se separó del opio como su alcaloide principal e ingrediente activo, y recibió su nombre de Morfeo, el dios griego de los sueños. Poco después, los alcaloides de la codeína y la papaverina también fueron descubiertos y separados del opio. Estas y otras materias primas que se encuentran en el opio se utilizan para hacer muchos de los fármacos opioides.

El uso de medicamentos opioides para el tratamiento del dolor crónico se convirtió en una práctica aceptada a mediados de la década de 1990, cuando numerosos estudios establecieron su seguridad y eficacia, y cuando recibieron el apoyo de varias organizaciones nacionales, incluyendo la Academia Americana de la Medicina del Dolor, la Sociedad Americana del Dolor, y la Federación de Juntas Médicas Estatales de los Estados Unidos.

Estos son algunos medicamentos opioides comunes y sus equivalentes genéricos:

MEDICAMENTOS OPIOIDES

Nombre Genérico	Nombre Comercial	Indicaciones
Hidrocloruro de buprenorfina	Subutex, Suboxone	Tratamiento de la dependencia y la adicción a los opioides
Fosfato de codeína	Tylenol con codeína	Dolor leve tendiendo a moderado; supresor de la tos
Parches de fentanilo	Duragesic	Dolor crónico persistente de moderado a severo que no puede ser controlado por otros medios
Hidrocloruro de fentanilo	Ionsys, Actiq	Gestión a corto plazo de una enfermedad terminal
Bitartrato de hidrocodona	Vicodin, Norco, Lortab	Dolor moderado a moderadamente severo
Hidrocloruro de hidromorfona	Dilaudid	Dolor agudo
Tartrato de levorfanol	Levo-Dromoran	Dolor moderado a severo, disponibilidad limitada
Meperidina	Demerol	Dolor de moderado a severo; medicación preoperatoria
Hidrocloruro de metadona	Dolophine	Dolor moderado a severo, para el tratamiento de desintoxicación de la adicción a opioides
Sulfato de morfina (a largo y a corto plazo)	MS Contin, Kadian, Avinza, Oramorph	Dolor agudo y crónico severo
Hidrocloruro de oxicodona (a largo y corto plazo)	Oxycontin, Percocet, Endocet	Dolor moderado a moderadamente severo
Hidrocloruro de oximorfona (a largo y corto plazo)	Opana	Dolor moderado a severo en pacientes que requieren tratamiento continuo de opioides durante un extenso período
Propoxifeno	Darvon, Darvocet	Dolor leve
Tramadol (a largo y a corto plazo)	Ultram, Ultracet	Dolor leve a moderado

Los opioides, cuando se usan adecuadamente, pueden ser medicamentos muy útiles. Sus capacidades para aliviar el dolor hacen de la cirugía y la recuperación postoperatoria algo mucho más tolerable. Del mismo modo, los medicamentos analgésicos opioides a corto y largo plazo han mejorado la calidad de vida de millones de personas que sufren de enfermedades terminales como el cáncer y el SIDA. Los opioides son un componente clave de la medicina moderna, y es seguro decir que están aquí para quedarse.

Cuidado con los Efectos ecundarios—y el Abuso—

A pesar de ser considerados como seguros para el tratamiento del dolor crónico por muchos expertos y organizaciones, los opioides, como todos los medicamentos, tienen efectos secundarios. Estos son algunos de los problemas comunes asociados con el uso prolongado de analgésicos basados en opioides:

- estreñimiento
- sedación
- náuseas
- apnea del sueño
- confusión
- retención urinaria
- alucinaciones
- cefaleas de rebote
- disfunción sexual
- cambios hormonales
- reducción de sueño MOR
- deterioro cognitivo

Luego está el problema de los abusos. No es sólo un problema adulto. En efecto, ha habido un aumento constante de la incidencia del abuso de pastillas para el dolor por adolescentes. De hecho, el abuso de medicamentos recetados para el dolor es el tipo de toxicomanía de más rápido crecimiento en los EE.UU. Estos medicamentos son tan fáciles de acceder para los niños que en estos días se pueden encontrar ¡copas llenas de Vicodin y Oxycontin en sus fiestas, en vez de galletas y M&M! Algunos de mis pacientes que tienen adolescentes han descubierto que han desaparecido de sus estantes algunos de sus suministros de pastillas para el dolor. Algunos incluso han visto a sus hijos ¡ensalzando las virtudes de sus medicamentos para el dolor en sus vídeos de YouTube!

La Paradoja de la Pastilla para el Dolor

Sin embargo, otro inconveniente para el uso de opioides, además de una enorme lista de efectos secundarios y la posibilidad muy real del abuso, es que en realidad pueden *aumentar* su capacidad de sentir dolor. He notado este "poder de aumentar el dolor" cuando he administrado inyecciones epidurales de cortisona. Este procedimiento, que se hace a menudo para aliviar los síntomas, tales como la ciática subaguda (de espalda y de pierna), se lleva a cabo en un ambiente controlado con sedación y anestesia local con el fin de ayudar a los pacientes a sentirse más relajados y cómodos. En primer lugar el paciente recibe un sedante; a continuación, una inyección de lidocaína para adormecer la piel y, finalmente, la inyección de cortisona en el espacio epidural de la columna vertebral.

Este procedimiento suele ser indoloro o relativamente cómodo. De hecho, muchos pacientes se sorprenden de lo fácil que es; es decir, a menos que hayan sido consumidores crónicos de analgésicos basados en opioides. Luego, la vida puede ser bastante difícil. Muchos de estos pacientes se inquietan y jadean por el malestar; una reacción mucho más fuerte que la observada en aquellos que no toman opioides, que por lo general no despiertan en absoluto. Una vez expuestos a la inyección de la cortisona, los que toman opioides suelen reportar un dolor mucho más intenso que aquellos que están libres de opioides, y pueden requerir dosis suplementarias de analgésicos y relajantes para ayudarles a completar el procedimiento.

La investigación científica ha revelado que este aumento de sensibilidad al dolor se debe a una exposición prolongada a los narcóticos opioides. Yo llamo a este fenómeno inquietante "la paradoja de la pastilla para el dolor", pero los investigadores le han dado un nombre más oficial: *hiperalgesia inducida por los opioides* (OIH). Hiperalgesia significa que el nivel de dolor es mayor de lo esperado. Por ejemplo, mientras que la acción de compresión de un vaso de presión sanguínea provoca malestar leve a moderado en el promedio de las personas, eso puede causar un dolor insoportable en una persona con hiperalgesia.

¿Estoy diciendo en serio que quien sigue tomando algunos de los medicamentos más fuertes para el dolor que existen, pueden hacer que su dolor crónico empeor? ¡Pues, sí! ¿Tomaría medicamentos para el colesterol si supiera que aumentan su colesterol? ¿Y qué me dice de seguir con un medicamento para la diabetes que hará que el azúcar en su sangre se dispare fuera de control? Entonces ¿por qué nadie sostiene en sus brazos una señal en grande de color rojo que diga stop? ¿O que por lo menos diga Proceda con Precaución? Piense en las lecciones aprendidas en el capítulo 3. ¿Cree usted que la industria farmacéutica, que es un importante patrocinador de la educación de los médicos, está ansiosa por admitir que aquí hay gato encerrado? Supongo que no, al menos hasta que crean haber encontrado un producto para contrarrestar la OIH.

Sospecho que la negación es otra razón por la cual esta investigación aún no ha hecho mella en los hábitos de receta de los médicos y en las preferencias de los pacientes. Parece que nos es difícil aceptar el hecho de que hacer algo que creemos que es ampliamente correcto puede no ser tan correcto después de todo. Desafortunadamente, cuando usted tiene una oficina llena de pacientes que quieren que usted pueda corregir lo que les enferma, puede ser mucho más conveniente escribir recetas que explorar el lento proceso de la búsqueda de soluciones alternativas. Esto es a menudo el caso, independientemente de si estamos hablando de problemas de dolor o de otras condiciones crónicas como las enfermedades cardiovasculares y la diabetes.

Con la OIH, el dolor del paciente se incrementa con la misma medicación que él o ella hayan estado usando para tratar de sofocarlo. Según su sistema se vuelva menos sensible a los medicamentos para el dolor, la dosis puede aumentarse. Por lo general, proporciona un alivio, lo que da la impresión de que el cambio a una dosis más grande funciona. Pero las mejoras no duran mucho tiempo. Muy pronto el dolor vuelve a un nivel mayor (Hiperalgesia). Por lo tanto, el resultado final del aumento de la medicación es un aumento del dolor. Es un círculo vicioso de dolor, drogas, más dolor, y más drogas.

Una Distinción Importante

La hiperalgesia inducida por opioides no es el mismo fenómeno que:

Tolerancia, que se desarrolla cuando un medicamento u otra sustancia ya no tiene el efecto deseado. La tolerancia no implica que cualquier cosa esté empeorando.

Dependencia, que describe cómo la química del cuerpo cambia o se adapta a un medicamento, de manera que si se dejara de tomar dicho medicamento se produciría una reacción.

Adicción, lo que implica que un individuo no puede controlar su ansiedad y el uso de una sustancia en particular, dando lugar a comportamientos potencialmente dañinos.

David Clark, MD, profesor de anestesia en la Universidad de Stanford, fue coautor de un informe sobre la OIH para la Sociedad Americana de Anestesiología en 2006. Si bien reconoció que los científicos aún no pueden predecir quién desarrollará este problema cuando se exponga a narcóticos, Clark hizo algunas observaciones interesantes. Los más jóvenes y aquellos que tienen un historial de adicción parecen ser más propensos a desarrollar el OIH, en comparación con pacientes de edad avanzada y no adictos. Más específicamente, los que empiezan a tomar opioides a la edad de veinte o treinta son particularmente propensos a desarrollar los signos clínicos de hiperalgesia en algún momento. Así, si una persona comienza a tomar un medicamento como la morfina a una edad temprana, y continúa a través del tiempo, él o ella experimentarán la mayoría de los cambios probables en la forma de las células del cerebro, y en cómo responderan a la morfina u otros opioides.

Escapar de la Paradoja de la Pastilla para el Dolor

A la luz de la evidencia científica que muestra que el uso prolongado de analgésicos opioides a menudo conduce a otros problemas, por lo general recomiendo a mis pacientes la transición a métodos alternativos para controlar sus síntomas crónicos. Para aquellos de ustedes centrados en vivir con dolor crónico, en comparación con el dolor agudo o el dolor de un tumor maligno, les sugiero observen esta información de manera diferente. Si beber agua contaminada le pone enfermo, usted tiene la opción de continuar bebiendo del mismo pozo y tratar las enfermedades que usted contraiga una y otra vez, o puede buscar una fuente de agua que esté menos contaminada. Todos los días recomiendo a mis pacientes que consideren seriamente la posibilidad de transicionar lejos de los medicamentos opioides, y les animo a que desarrollen herramientas alternativas para controlar sus síntomas crónicos.

A menudo me encuentro con pacientes todos los días que no quieren seguir tomando analgésicos narcóticos o de tipo opioide durante el resto de sus vidas, pero que nunca recibieron una alternativa. Parece que sus doctores no hacen más que ofrecerles pastillas—más pastillas, pastillas diferentes, nuevas pastillas—, porque nadie parece saber qué más hacer. Una vez que se les ofrece un plan viable para salir de las pastillas, la mayoría de los pacientes están felices de aceptarlo, aun cuando tienen miedo. Y *puede* ser un paso espantoso, pero valdrá la pena.

Durante su visita inicial, les hago a mis pacientes una pregunta crucial: "¿Piensa usted tomar estos medicamentos por el resto de su vida?" La mayoría se sorprende por la pregunta. Pero una vez que paso unos minutos explorando sus pensamientos, contestan categóricamente: "¡Desde luego que no!" Es esa, a menudo, la primera vez que un médico les hace esa pregunta y la primera vez que hablan de hacer un cambio drástico en su régimen de tratamiento del dolor con un ojo hacia el futuro.

Los enormes problemas causados por la paradoja de la pastilla para el dolor se hicieron evidentes para mi compañero, John Massey, MD, y para mí cuando empezamos nuestro primer programa integral del dolor en el año 2001. Comenzamos este programa en respuesta a la gran cantidad de gente que vimos que sufría del síndrome de espalda fallida. Constantemente veíamos pacientes nuevos que se habían sometido a cirugías reconstructivas vertebrales de gran alcance y que ahora estaban demasiado doloridos como para moverse, a pesar de tomarse su dosis de potentes analgésicos narcóticos. La mayoría había estado fuera del trabajo durante años, y ya que las probabilidades de volver al trabajo eran extremadamente bajas después de estar fuera durante más de seis meses, parecía claro que la mayoría quedaría discapacitada y desempleada. Ni que decir tiene que la mayoría de ellos también estaban emocionalmente perturbados.

En ese momento, era una práctica común prescribir opioides a base de medicamentos para combatir el dolor, por lo que normalmente no pedíamos a los pacientes del programa que dejaran de tomar sus medicamentos para el dolor. Puesto que parecía como si muchos de nuestros pacientes no fueran a trabajar de nuevo, estábamos tratando de ayudar tanto como nos era posible, y si eso significaba recetar medicamentos basados en opioides, bueno, eso es lo que quería decir.

Después de un par de años tratando de ayudar a esta gente con sus complejos problemas médicos, sociales y emocionales, llegamos a una comprensión muy clara: Los pacientes de nuestro programa que no tomaron *ninguno* de los analgésicos narcóticos típicos, mientras estaban en nuestro programa no sólo mejoraron, sino que fueron eventualmente capaces de volver a trabajar. Y volvieron a trabajar después de estar fuera por un promedio de cinco años, ¡superando probabilidades superiores a las de un casino de Las Vegas! Estas personas, además, mostraban una motivación que muchos de los que tomaban analgésicos no podían igualar. Esta motivación influenció áreas importantes de su vida, incluyendo el trabajo, el ejercicio y las relaciones personales.

Por desgracia, hacer cambios drásticos en la ingesta de una medicación no siempre es fácil. Los síntomas de la abstinencia de opioides pueden incluir ansiedad extrema, palpitaciones, sudores, agitación, diarrea, insomnio—todo lo cual puede demorarse. A pesar de desvanecerse poco a poco, las dosis de estupefacientes también pueden ser muy exigentes, ya que los síntomas de abstinencia pueden prolongarse por períodos más largos de lo que algunos pueden tolerar. Esto puede ser mucho pedir para alguien que también está luchando contra el dolor crónico y existe un largo camino hacia la explicación de por qué muchas personas están contentas con dejarlo por su cuenta.

Ayuda Valiosa en la Lucha contra la Adicción

En 2004, nos tropezamos con un nuevo medicamento llamado buprenorfina, que ayuda en el tratamiento de la adicción a la heroína. También conocido con el nombre comercial de Suboxone o Subutex, la buprenorfina se une a los receptores opioides en el cuerpo. Esto produce efectos estimulantes suaves y simultáneamente impide que los opioides se unan a los receptores así como la producción de sus efectos. Los adictos a la heroína pueden tomar buprenorfina todos los días y obtener lo suficiente de un efecto para prevenir los síntomas de abstinencia y los deseos, pero no lo suficiente de un efecto para colocarse. Y si se deslizan y usan heroína una vez más, la heroína no podrá competir con la buprenorfina para los receptores de opioides, por lo que resultará denegada. Los estudios demuestran que mientras los adictos a la heroína tomen buprenorfina, su tasa de recaída será baja.

Debido a que une a los receptores opioides, la buprenorfina también se puede utilizar para ayudar a los pacientes a dejar los opioides a base de narcóticos. Desde que comenzamos a utilizarla en nuestra práctica, la buprenorfina ha ayudado a mejorar las vidas de cientos de nuestros pacientes con dolor crónico. Dejar los narcóticos basados en opioides les ayuda a sentirse más lúcidos y más como su "antiguo yo". De hecho, muchos no reconocieron los efectos cognitivos sutiles de sus medicamentos opioides hasta que aquellos salieron de sus sistemas. En la mayoría de los casos, a medida que se disipa la neblina y empieza a resurgir la "vieja" personalidad, la motivación no le sigue demasiado de lejos. Si bien la investigación está en marcha para determinar exactamente cómo beneficia la buprenorfina al dolor crónico e impacta al la OIH, la experiencia me ha enseñado que es una manera efectiva de ayudar a la transición de mis pacientes de analgésicos basados en opioides a llevar una vida más funcional.

No Pierda su Perspectiva

No hay duda de que los opioides han sido un gran beneficio para la práctica de la medicina. Someterse a la mayoría de cirugías invasivas sin narcóticos como parte de la anestesia y de una recuperación postoperatoria hoy día, sería considerado como una barbaridad. Del mismo modo, los avances en la creación de medicamentos opioides noveles para el dolor que son de actuación rápida y de acción prolongada, han mejorado la dignidad y la calidad de vida de millones que sufren enfermedades terminales como el cáncer y el SIDA. Por desgracia, los opioides siguen siendo utilizados por debajo de lo debido en pacientes con cáncer, SIDA, y circunstancias similares en todo el mundo.

Recuerdo haber conocido a alguien que me presentó mi mujer, que me dijo que, mientras vivía de niña en uno de los antiguos estados soviéticos, le extirparon su apéndice. En vez de darle anestesia tradicional para la cirugía, los médicos y cuidadores la sujetaron y le hicieron tragar un poco de brandi y vodka antes de cortarle el apéndice. Esta terrible historia nos recuerda cómo los avances en farmacología han hecho nuestra vida más fácil y mejor. El problema que veo todos los días es el uso excesivo o abuso de opioides, para detrimento de las personas a quienes estos medicamentos se supone que deberían ayudar.

Yo, por ejemplo, disfruto bebiendo vino como gran complemento para el placer de degustar y digerir alimentos. Las civilizaciones antiguas que inventaron elaboración del vino se remontan al 6000 AC. Durante mucho tiempo se ha utilizado en ceremonias cristianas (Sagrada Comunión) y judías (Kidush) y en la actualidad generalmente se cree que tiene beneficios para la salud, cuando se usa con moderación. Sin embargo, cuando el consumo de vino va de una copa con la cena al abuso de la bebida excesiva, ya no es una práctica saludable, sino alcoholismo.

A medida que inventamos nuevos medicamentos, dispositivos y tecnologías, tenemos que recordar que tienen el potencial de crear nuevos problemas, al igual que beber tres o cuatro vasos de vino al día, en lugar de sólo uno, puede significar la diferencia entre tener un corazón sano y padecer cirrosis en el hígado. Yo lucho contra problemas cada día que, lamentablemente, surgieron por el uso excesivo o el mal uso de los tratamientos que nuestro sistema de salud abarca. La dependencia excesiva de medicamentos opioides como una herramienta de control del dolor parece situarse en esta categoría. Mi trabajo consiste en dar un paso atrás; es decir, en mirar y ver si lo que está pasando está ayudando a un paciente a dar un paso hacia *adelante* o hacia *atrás*.

Acabar con el uso a largo plazo de los medicamentos opioides puede ser un proceso complejo; yo no recomiendo que usted se haga cargo de esa ta tarea sin analizar primero el aspecto médico, social, comunitario, y los recursos familiares disponibles para ayudarle. Sin embargo, realmente le recomiendo que reflexione sobre el aspecto que debería tener su "plan de futuro". Imagine que tiene una salud óptima. ¿Qué le parece?, ¿qué significa para usted, y cómo va a llegar a ese punto? ¿Cuál será el estado de su salud física y emocional en un año, en diez años o en veinte años?¿Se ve todavía pasto del dolor y tomando medicamentos, o se ve feliz y saludable sin medicamentos? ¿Qué cambios necesita hacer para lograr el bienestar físico y emocional que se desea y que se merece?

Supongamos que yo le digo que cuando usted llegue a cierta edad, por ejemplo setenta y cinco, le daré un cuerpo de alguien que tenga setenta y cinco años pero fuera de todo cuidado. Sin duda usted protestaría. No se ofrezca a sí mismo un cuerpo descuidado de setenta y cinco años de edad. Y no espere a que una medicina mágica surja de la nada para *resolver todos sus problemas de salud más tarde*. Comience a planificar ahora para que pueda vivir los próximos diez, veinte, treinta o cincuenta años de su vida al máximo. Si lo hace, será un gran paso hacia la recuperación del control y la toma del control de su vida.

CAPÍTULO 5

Tenemos Veredicto: Lo que dice la Medicina basada en la Evidencia respecto al Tratamiento del Dolor

La medicina moderna ha acumulado una gran cantidad de conocimiento sobre el control del dolor. Por desgracia no somos particularmente eficaces cuando se trata de difundir el conocimiento entre los médicos que tratan a las personas que sufren de diversas formas de dolor. De hecho, la mejor información sobre el control es pasada por alto a menudo por parte de la mayoría de proveedores de salud, quienes se empeñan en encontrar un generador de dolor ¡y en arreglarlo ahora mismo!

La medicina para el dolor o *el tratamiento del dolor* ha sido una especialidad médica reconocida por menos de veinte años. Es una especialidad necesaria, ya que el dolor crónico es una enfermedad de nuestra era moderna, al igual que la enfermedad de las arterias coronarias y la diabetes de tipo 2. Ahora que, por lo general, podemos evitar la muerte por infecciones que solían eliminar a sociedades enteras, gracias a que nos lavamos las manos y a los antibióticos, nos encontramos con una esperanza de vida mucho más larga. Eso es maravilloso, pero ¿qué sucede cuando estamos doloridos durante gran parte de ese tiempo vital?

Veamos un ejemplo para explicar mi punto de vista: el otro día recibí en mi consulta a un caballero muy agradable. Tiene cincuenta años y ha sido un trabajador de la construcción durante toda su vida. Ahora bien, treinta años de trabajo físico pesado, día tras día, se cobran su peaje en el cuerpo. Tiene dolores y molestias por todos lados, incluyendo sus nervios, irritados tanto por su cuello como por su espalda baja. Desde el punto de vista económico, él siente que debe seguir trabajando hasta siete días a la semana, e incluso no conoce ningún otro tipo de trabajo que poder considerar en este punto. Durante la época romana, la media de vida de los varones no iba más allá de los treinta años de edad; sin duda, la construcción de acueductos era un trabajo duro. Sin embargo, mi paciente de mediana edad tiene una buena oportunidad de vivir otros treinta años o más. Controlar el dolor es ahora un problema de salud muy importante al que él tendrá que hacer frente en las próximas décadas. Y va a necesitar ayuda para hacerlo, y esa es la razón por la que la especialidad de medicina para el dolor, o el control del dolor, es tan necesaria.

Afortunadamente, el Doctor John Bonica, desarrolló los conceptos clave del control del dolor de la época moderna. Se convirtió en un anestesiólogo apasionado, dedicado a aliviar el sufrimiento humano que los médicos de otras especialidades habían ignorado. Mientras servía como jefe de un hospital del Ejército durante la Segunda Guerra Mundial, se dio cuenta de que el concepto de tener un solo médico o terapeuta para tratar el dolor crónico era generalmente ineficaz, ya que se entendía y se controlaba mejor cuando un equipo de profesionales complementarios trabajaban juntos, cada uno ofreciendo su visión especial y terapias. Gracias a este entendimiento temprano y, más tarde, a sus esfuerzos pioneros, Bonica se convirtió en el padre del modelo multidisciplinario del control del dolor crónico. Con su fallecimiento en 1994, dejó atrás cinco décadas de trabajo extraordinario que crearon una nueva especialidad dedicada al tratamiento del dolor agudo y crónico, que ahora se conoce como medicina para el dolor o el tratamiento del dolor.

Medicina Basada en la Evidencia: Un Nuevo Enfoque

La especialidad de control del dolor ha estado con nosotros alrededor de dos décadas, por lo que se podría pensar que ya se debe tener el problema resuelto. Lamentablemente, no: en parte porque la medicina se sigue practicando de una manera muy personal. A pesar de que las escuelas de medicina en todo el país utilizan los mismos libros de texto básicos para enseñar a los futuros médicos, y que los médicos de todo el país leen muchos de los mismos estudios y artículos publicados en *el Journal of the American Medical Association, el New England Journal of Medicine, The Lancet,* y otras revistas médicas importantes, y que los médicos de todo el país asisten a conferencias que presentan discusiones de fondo sobre conceptos y enfoques predominantes, la práctica de la medicina es todavía muy personal. Con esto quiero decir que no hay un consenso nacional acerca de la mejor manera de controlar muchas enfermedades y condiciones, desde ataques al corazón al embarazo con dolor. Uno esperaría que la tasa de cesárea, por ejemplo, fuera más o menos igual de costa a costa, con sólo pequeñas variaciones para dar cuenta de la edad media, salud en general u otros factores de las que van a ser mamás. También uno esperaría que el número de cirugías de espalda, puentes coronarios, recetas de antidepresivos, uso medicamentos "anti-coágulos", recomendaciones para bajar de peso, y casi todo lo demás que hacen los médicos fueran las mismas desde California hasta Maine, con ligeras diferencias para dar cabida a las variaciones en las poblaciones locales. En otras palabras, se podría pensar que la gente que va al médico con la enfermedad X recibiría más o menos el mismo trato, sin importar donde vivan.

Este no es el caso. Las tarifas para ciertas cirugías, recetas de medicamentos, médicos referidos para fisioterapia y otros factores, varían ampliamente de una ciudad a otra y de un estado a otro, porque los médicos basan sus diagnósticos y las decisiones de un tratamiento en una combinación de sus propios conocimientos, su experiencia personal y la práctica local; es decir, lo que otros médicos hacen en la comunidad.

Si bien la experiencia es una maestra maravillosa, puede ser engañosa; es decir, por definición, se limita a lo que una persona ha observado y concluido. Sin embargo, ¿es cada médico lo suficientemente perspicaz y descorazonado como para hacer observaciones en igualdad de condiciones sobre su propio trabajo y sacar las conclusiones pertinentes? Por ejemplo, un médico particular podría creer que consigue grandes resultados con la droga X, pero su opinión puede ser sesgada por el hecho de que algunos pacientes provenientes de otros médicos no reaccionan bien a la droga X; mientras que otros pacientes le dijeron lo que ellos pensaban que quería oír en lugar de arriesgarse a ofenderle. Del mismo modo, la práctica local puede ser una guía útil, pero está sujeta a los mismos tipos de sesgos observados en la práctica individual, aunque en una escala más grande. En general, los médicos tienden a seguir sus experiencias y se aferran a lo que ellos *creen* que funciona.

Alarmados por las disparidades en los tratamientos ofrecidos y los resultados obtenidos en todo el país, un pequeño cuerpo de investigadores y médicos comenzó a promover la idea de que todo lo que hacen los médicos debe basarse en pruebas científicas sólidas; es decir, medicina basada en la evidencia (MBE). Si bien siempre habrá un lugar para la experiencia (lo que ayudaría a los médicos afinar su aplicación de técnicas probadas científicamente), el objetivo de la MBE es ofrecer a los médicos la mejor *evidencia* disponible que les permita tomar decisiones conscientes y eficaces acerca de los tratamientos.

Para ilustrar este concepto, veamos el uso de la sopa de pollo como un remedio para un resfriado de temporada. La tradición—y su propia experiencia—dicta que la sopa debe cocinarse según la receta especial de su abuela y debe comerse en cantidades abundantes. Como resultado, uno debería sentirse como nuevo en nada de tiempo. Los expertos en la MBE analizarían cuidadosamente los resultados del uso de la sopa de pollo. Observarían los numerosos estudios científicos publicados sobre la sopa de pollo, tomando en consideración los tipos de virus para los que se utilizó, así como las edades de los pacientes, el grado de enfermedad y otros factores. A continuación podrían comparar los ingredientes de la sopa de la abuela con los ingredientes de su vecino, siempre que su vecino hubiese publicado su receta y sus resultados. Analizarían el número de días en los que la gente tiene congestión nasal cuando toma sopa en comparación con el número de días en los que tienen congestión nasal cuando no toman sopa. Tal vez compararían el número de días de trabajo perdido entre los que toman sopa de pollo y los que no. Ciertos conflictos tienden a surgir, por supuesto. Por ejemplo, un estudio publicado podría decir que ambos grupos pierden el mismo número de días de trabajo, mientras que otros dicen que doce comedores de sopa han de perder un promedio de al menos dos días.

Nuestros expertos conciliarían esa información contradictoria mediante el análisis de los datos. Una vez que los gurús designados de la MBE hubieran analizado cuidadosamente la mayor cantidad de información científica posible según lo encontrado acerca de la sopa de pollo, publicarían sus resultados y elaborarían directrices sobre su uso.(Por cierto, incluso si la MBE no encontrara que la sopa de pollo de la abuela sea un tratamiento efectivo para el resfriado común, eso no significa necesariamente que carezca de fundamento. En realidad, podría funcionar mejor que cualquier otra cosa, pero si no ha sido objeto de suficientes estudios científicos rigurosos, los expertos no se pondrán ni a favor ni en contra.)

En los últimos cinco años, la MBE ha recibido mucha atención por parte de múltiples fuentes. El gobierno federal, por ejemplo, está tratando de concluye la manera de recompensar a los médicos por su seguimiento de las directrices de la MBE en su esfuerzo por controlar el costoso sistema de Medicare. Y una organización llamada la Cochrane Collaboration, llamada así en honor del epidemiólogo escocés Archie Cochrane, se ha convertido en un importante líder en el desarrollo en la reposición de los estudios de la MBE. La Cochrane Collaboration se dedica a "mejorar la toma de decisiones del cuidado de la salud a nivel mundial, a través de revisiones sistemáticas de los efectos de las intervenciones de salud ..."[5] Los resultados de sus estudios están publicados en el sitio web de la Cochrane Library, una gran base de datos de revisiones sistemáticas de los diferentes tratamientos. Su información se proporciona gratuitamente a los residentes en varios países, entre ellos el Reino Unido.

Un número de grupos de reflexión analítica se encarga de promover directrices sobre mejores prácticas en el cuidado de la salud, así como artículos y guías publicados en la literatura médica, pero ¿cuándo fue la última vez que su doctor le habló sobre la medicina basada en la evidencia? Desafortunadamente existe una excelente posibilidad de que su médico continúe su tratamiento sobre la base de la experiencia personal y sus hábitos de práctica local.

5   "The Cochrane Collaboration." Disponible en http://www.cochrane.org. Visto el 18 de julio 2009.

El Veredicto del Dolor

Llegado a este punto, probablemente se pregunte lo que la MBE dice acerca del tratamiento del dolor crónico. Como resultado, varias revisiones diferentes de MBE han llegado a la misma conclusión: El mejor enfoque para el tratamiento del dolor crónico es un *programa integral interdisciplinario del dolor en el que los profesionales de una variedad de disciplinas complementarias trabajan* juntos: por lo general bajo un mismo techo, de forma, integrada para alcanzar objetivos comunes en el tratamiento de sus pacientes.

Sí, vivimos en una edad muy avanzada tecnológicamente, con avances regulares en la farmacología, la genética, y más; y lo mejor que se me ocurre es un concepto que fue inventado hace más de cincuenta años por alguien llamado Bonica, un médico del que usted oyó hablar hace tan solo unos pocos minutos. Así es. Las pruebas apuntan a la idea de que un equipo de expertos de salud que trabajen juntos es superior a un solo médico o a una serie de tratamientos coordinados por diferentes médicos y terapeutas.

Un gran número de revisiones de MBE sobre el dolor crónico realizadas en los últimos años apoya el uso de programas especiales para el dolor (que explicaré en un momento). Estas revisiones fueron publicadas en revistas prominentes, tales como el "*Journal* of *the American Medical Association, Pain,* y el *Journal of Pain.* La revisión más reciente y completa fue realizada por dos académicos de gran prestigio (dos tipos muy inteligentes que hacen este tipo de cosas para ganarse la vida): Robert Gatchel, de la Universidad de Texas, y Okifuji Akiko, de la Universidad de Utah. Gatchel y Okifuji reportaron una serie de conclusiones interesantes tras llevar a cabo una extensa revisión y una crítica de la información disponible de todo el mundo. Destacaron claramente que cuando los programas interdisciplinarios para el dolor fueron comparados con tratamientos convencionales o cirugías, los programas interdisciplinarios destacaron en parámetros clave, como los siguientes:

Niveles de dolor: Se refiere al reporte que el paciente hace sobre su propio dolor, al no haber medidas objetivas de dolor. Alguien podría decir: "Yo tengo menos brotes" o "Mi dolor es menos intenso ahora."

- Función: Esto incluye cosas como ser más capaces de cuidar de nosotros mismos, limpiar nuestra casa, trabajar en el jardín, y caminar.

- Utilización de la atención de la salud: Esto incluye cosas tales como un menor número de visitas al médico, un menor número de pruebas médicas, y menos recursos sanitarios necesarios después del tratamiento.

- Costo: Es menos costoso el tratamiento de un paciente en un programa interdisciplinario que en un tratamiento habitual.

- Uso de medicamentos: Los pacientes tienden a requerir menos medicamentos para el dolor después del tratamiento.

- Tasas de regreso al trabajo: Una medida clave con resultados que se mantuvieron consistentemente positivos en todos los estudios.

Tenemos Evidencia

En sus observaciones finales, Robert Gatchel y Okifuji Akiko resumen muy bien el tratamiento del dolor crónico: "El dolor crónico es una condición médica en todas partes. Tradicionalmente, el dolor ha sido conceptualizado como un síntoma que refleja una patología de base. Muchos de los casos de dolor crónico, sin embargo, no entraron dentro de dicha categoría, más bien manifestándose como enfermedades multisistémicas que comprometen en gran medida a las partes más importantes de la vida funcional del paciente. Para estos casos, el enfoque médico estándar o de control de medicación no parece ofrecer mucho alivio. El único enfoque terapéutico que ha demostrado su eficacia y efectividad en el costo es un PDC [programa de dolor crónico], con la restauración funcional como objetivo primordial. De hecho, basándome en el creciente número de estudios aleatorizados y controlados de diferentes centros de investigación clínica en los Estados Unidos y otros países, existe una evidencia inequívoca en la eficacia de los PDCs. Ahora existen más investigaciones basadas en la evidencia que documentan esta eficacia que la de cualquier otro enfoque de tratamiento médico. "[6]

¿Qué es un Programa Integral Interdisciplinario para el Dolor?

Poco después de que mi socio y yo empezáramos nuestra práctica, otros médicos comenzaron a enviarnos un montón de pacientes que acababan de someterse a cirugías extensas de la columna vertebral. Estas personas con frecuencia tenían múltiples problemas: dificultad para moverse debido al dolor severo, la presión económica de estar sin trabajar, la ansiedad acerca de su futuro, y la depresión. Además, a menudo tomaban muchos medicamentos fuertes cada pocas horas.

Mi socio y yo sabíamos acerca de los aspectos médicos del tratamiento del dolor, pero también nos dimos cuenta que había mucho más para controlar el dolor crónico que recetar pastillas o hacer bloqueos nerviosos. Contratamos a nutricionistas para ayudar a nuestros pacientes a controlar su peso y a comer más sanamente, psicólogos para ayudarles a lidiar con problemas emocionales, y a terapeutas físicos para enseñarles a usar su cuerpo a pesar de su dolor. Estábamos abiertos a todo tipo de ideas. Por ejemplo, después de haber visto lo útil que era la terapia del arte como herramienta para el control de dolor en el tratamiento del cáncer, me dispuse a probar esto con pacientes con dolor crónico. Una de las primeras personas que contratamos como asesor tenía un entrenamiento especial como terapeuta de arte. A medida que contratábamos a cada experto en salud, les insistíamos en que compartieran nuestro compromiso con el enfoque de equipo. Nuestro programa evolucionó a medida que aprendíamos más, y hoy día es altamente estructurado e intenso. Nuestros pacientes pasan cada día yendo de clase en clase, en grupos pequeños, aprendiendo de un equipo de profesionales.

---

6   Gatchel RJ, Okifuji A. Evidence-based scientific data documenting the treatment and cost effectiveness of comprehensive pain programs for chronic nonmalignant pain. *J Pain*. 2006 Nov; 7(11):779–93.

Aquí es donde radica la parte *interdisciplinaria*: diferentes especialistas trabajando juntos de manera integrada. Reuniendo perspectivas distintas y únicas, tendremos una mayor oportunidad de entender y tratar a la persona entera. Cada especialista complementa a los otros, haciendo de la experiencia del paciente algo mayor que la suma de las partes. (La atención multidisciplinaria se asemeja a un tratamiento interdisciplinario, pero puede que los miembros del equipo no trabajen en el mismo espacio de oficina, con el mismo nivel de integración entre sí.)

Uno de los principales beneficios de los programas interdisciplinarios es que ayudan a corregir o a eliminar hábitos desafortunados que pueden prolongar o empeorar el dolor crónico, tales como:

- Inactividad: Un efecto secundario común de dolor que puede hacer que las cosas duelan aún más.
- Frecuentes visitas al médico: demasiados cocineros pueden arruinar el guiso.
- Toma de medicamentos todos los días: En algún momento, los efectos secundarios médicos pueden superar a los beneficios.
- Evitar las relaciones sociales que no estén relacionadas con los tratamientos médicos: Esto sólo empeora la depresión.
- Enojo: Los pensamientos negativos pueden causar cambios de humor que empeoran los síntomas de dolor.
- Esperar a que otra persona encuentre respuestas: El éxito de los pacientes consiste en participar en la búsqueda de una mejor salud.
- Pensamientos de temor a empeorar: El miedo puede interferir con su propia recuperación.
- Pérdida de trabajo: El dolor es una de las principales causas de la pérdida del tiempo de trabajo.
- Pasar horas en internet en busca de ayuda, o simplemente buscando: Esto suprime el ejercicio, el aire fresco, divertirse, y otras actividades más saludables.

En mi muy estructurado programa de trabajo integral interdisciplinario, la forma en la que mis pacientes con dolor crónico pasan el tiempo ha cambiado dramáticamente. Aquí le explico cómo:

- Pasan de evitar actividades físicas a ejercitarse una o dos horas todos los días. Están expuestos a rutinas de gimnasia tradicionales, así como a movimientos relacionados con las culturas orientales, como el tai chi. La mayoría de la gente mejora bastante sus capacidades físicas, incluyendo su capacidad para caminar, levantar y transportar, así como mejoras en la mecánica del cuerpo y su uso.
- Aprenden a relajarse, meditar y aliviar el estrés.
- Aprenden a cambiar su forma de pensar sobre las cosas que podrían no serles útiles, o que incluso pueden ser perjudiciales para su bienestar.
- Pueden tomar clases de terapia del arte y aprender otras técnicas para mejorar el aspecto creativo de sus cerebros y abrir nuevas líneas de comunicación.
- Obtienen acceso a especialistas que pueden ayudarles a encontrar trabajo, oportunidades de voluntariado y otras actividades significativas.
- Trabajan con sus familias. A veces, los miembros de la familia toman clases con el paciente, mientras que otras veces van a clases diseñadas para ayudarles a hacer frente a las tensiones de la vida con un paciente con dolor crónico.

Un programa integral del dolor bien diseñado también ofrece a sus participantes un montón de tiempo de contacto, o tiempo que pasar con médicos y terapeutas. Y los estudios muestran que una mayor cantidad de tiempo de contacto lleva a mejores resultados.

He visto a muchas personas que sufren de dolor crónico cambiar sus vidas después de inscribirse en un programa integral interdisciplinario del dolor que les ayude a usar los medicamentos con prudencia y moderación, utilizar terapias físicas y psicológicas, técnicas maestras de reducción del estrés, relajación, aprender a comer de manera saludable, y cambiar su forma de pensar sobre sí mismos.

Los he visto aprender a controlar el dolor, recuperar el control de sus vidas, y redescubrir la alegría de vivir.

Pero también he visto—seguimos viendo—a muchas personas que están atrapadas en el dolor crónico por un sistema del cuidado de salud que aún hace hincapié en que tienen que ser, o bien un médico o una serie de especialistas aislados que carecen de comunicación, quienes se encarguen de "arreglar" el problema con drogas de gran alcance y cirugías, ¡ya mismo!

¿Tiene usted el control?

Tómese un momento para reflexionar sobre **el control.**

¿Se siente usted en control de su dolor? ¿O es al revés? ¿Le dicta su dolor lo que puede hacer o no, físicamente, cada día? ¿Está evitando encuentros con amigos a causa de su dolor? ¿Ha renunciado a algunos pasatiempos o ha dejado de hacer ejercicio? ¿Confía en las recetas de su médico como su única esperanza de sentirse mejor? *Ahora* es el momento de empezar a recuperar el control de su vida mediante la identificación de las partes de tu vida que estén siendo manipuladas o entorpecidas por el dolor y el desarrollo de un plan ganador para superarlo.

Una buena manera de empezar es elegir un par de cosas que usted puede hacer todos los días, para después hacerlas y poder recuperar el sentido del control: recuperar esa sensación de sentarse de nuevo en el asiento del conductor. Usted encontrará ideas para ayudarle a hacer esto en los capítulos siguientes.

Cree su Propio Programa

La evidencia es clara: Es probable que fijar la atención en un generador de dolor, centrándose en potentes medicamentos y cirugías, y tratar de "arreglar" el dolor crónico de inmediato, no puedan aliviar su dolor crónico. De hecho, si lo hace, podría estar poniendo en marcha años o incluso décadas de dolor en aumento a medida que vaya de problema en problema y de médico en médico, sin encontrar nunca su creciente lista de dolores y otros problemas.

El mejor enfoque es un programa integral interdisciplinario para el control del dolor. Por desgracia, millones de pacientes con dolor crónico no están participando en este tipo de programas. El hecho de que usted esté leyendo este libro sugiere que no lo está, y usted no está satisfecho con el tratamiento que está recibiendo. Si ese es el caso, siga leyendo. En los próximos capítulos le voy a mostrar cómo puede adoptar muchos de los principios de un programa integral interdisciplinario para el control del dolor por su cuenta o con la ayuda de su médico y otros profesionales de la salud. Mediante la adopción de muchos de los principios y prácticas que hemos utilizado con éxito en nuestro programa, hay una excelente oportunidad de que usted pueda revertir su espiral descendente ¡y comenzar a poner al dolor en su lugar!

¿Puede Ver un Gran Futuro?

La primera vez que veo a pacientes nuevos, les hago preguntas como: "¿Cómo piensa usted controlar su dolor durante los próximos cuarenta años?" y "¿Planea usted tomar medicamentos durante el resto de su vida? "Durante las próximas visitas, trato de desarrollar un plan que no sólo les ayudará a pasar el día, sino que va a durar toda la vida. Invariablemente me hacen saber que nadie les hizo preguntas como esa, ni les sugirió hacer ningún plan, y que están dispuestos a hacer los cambios que apunten hacia un futuro mejor.

Tal vez nunca pensaron en hacer esos cambios porque no tenían una *visión* a la que quisieran que su vida se pareciese. Si están en mi oficina, lo más probable es que quieran hacer grandes cambios, pero todavía no sabemos cuáles o cómo ponerlos en práctica. A menudo les cuento acerca de mi asesor financiero, quien me asesoró en el desarrollo de una visión de aquello a lo que yo quería que mi vida se pareciera a medida que creciese. Se convirtió en su trabajo averiguar cómo iba a pagar por toda la diversión y los juegos de los que me imaginaba disfrutando hasta el final de la vida. Recomiendo que se formule el mismo tipo de visión de si mismo y comience a nutrir su cuerpo, mente y alma a medida que comienza su viaje.

Las verdades de los cinco primeros capítulos nos han enseñado los hechos importantes, los descubrimientos, teorías, prejuicios y nombres inapropiados en el control del dolor crónico. Esta información hace que sea más fácil para nosotros crecer hacia la dirección que todos queremos tomar—hacia el control. Ahora estamos más cerca de tener ese borrón y cuenta nueva al que me referí anteriormente. Dado que el cambio empieza por uno mismo, Parte II, "Piense", le preparará para ese proceso, ayudando a entender mejor su estrés, sus emociones, sus pensamientos y sus temores. Usted aprenderá cómo cada uno de ellos está conectado y del efecto paralizador que el dolor crónico puede tener sobre ellos. Después de obtener este conocimiento, usted estará listo para los grandes avances que le esperan en la Parte III.

PARTE II
PIENSE

Capítulo 6

Estrés: El Asesino Silencioso

Imagine que en lugar de ser un miembro sofisticado de la especie *Homo sapiens,* usted es una cebra itinerante por la región africana del Serengueti. Su día normal consiste en despertar, beber un poco de agua del estanque orgánico, y comer hierba, que es su plato favorito. Ahora vamos a suponer que, en medio de su día feliz, de repente, ve un león que se le aproxima, y éste lo identifica como su plato favorito. ¿Qué sucede, pues? ¡A correr como un loco! Sus piernas galopan tan fuerte y tan rápidamente como le sea posible. Su cuerpo entero se siente tenso y rígido. Y usted sigue avanzando de esta manera hasta zafarse de forma segura de ese depredador que hasta hace unos momentos le estaba pisando los talones con dientes afilados y con el estómago vacío.

Hasta aquí, incluso si usted no fuera realmente una cebra, es probable que estuviera muy conmovido por lo que acaba de suceder. Después de todo, ¡casi se convierte en el almuerzo del león! Es probable que usted recorra y le vuelva a dar vueltas en su cabeza a lo que acaba de suceder. Las imágenes de un león espantoso persiguiéndolo se le quedarían grabadas en sus pensamientos. Puede que incluso usted comience a sentir miedo de que el león reaparezca. Esta ansiedad le mantendría despierto en la noche, y usted evitaría salir de la casa tanto como le fuera posible, ya que estaría aterrado de experimentar una lucha similar por la supervivencia. En otras palabras, usted se encontraría sin dejar de lado los recuerdos de lo sucedido, y esto podría modificar su comportamiento.

La cebra, por otro lado, responde a la amenaza con una serie de reacciones fisiológicas programadas genéticamente que son necesarias para su supervivencia. A continuación, una vez que la "gran escapada" se convierte en "misión cumplida", la cebra se remonta a los pastos para su alimentación y para codearse con sus amigos. Es capaz de dejar de lado los recuerdos del evento estresante y seguir adelante. Si nosotros, los humanos, pudiéramos actuar más bien como cebras cuando estamos bajo el estrés, ¡seríamos mucho más felices y sanos! Este maravilloso concepto nos llega por cortesía de Robert M. Sapolsky, en su libro de fácil lectura sobre el estrés, *Why Zebras Don't Get Ulcers?* (*¿Por qué las cebras no tienen úlceras?*). Recomiendo a menudo este valioso libro a mis nuevos pacientes.

¿Qué es el Estrés?

El estrés se define como "la experiencia de un suceso difícil". Ese acontecimiento puede ser físico, mental, emocional, o una combinación de los dos, o de las tres cosas. Ser perseguido por un león es, por supuesto, un reto físico, mientras que la fricción en una relación personal es un desafío emocional. Aquí hay otro ejemplo de un reto emocional: A usted le ha sido asignado trabajar con un compañero de trabajo difícil en un proyecto especial, y su jefe le ha dado a entender que si ese proyecto no tiene éxito es posible que usted pierda su trabajo. Ha de llevarse bien con esta persona a pesar de que usted se encuentra en pleno rechinar de dientes y con dolor de cabeza cada vez que habla con él/ella.

Un desafío mental, en cambio, implica un trabajo de intensos pensamientos o hacer tareas que requieran concentración mental, especialmente bajo la presión del tiempo. Por ejemplo, si se le dio diez minutos para completar diez problemas de cálculo, probablemente encuentre su ritmo cardíaco en alza, aumentando su temperatura, y con la frente empapada en sudor.

El motivo de estos ejemplos es que las reacciones creadas por los retos físicos, emocionales y mentales son casi idénticas. Por lo tanto, es posible que usted llegue a sentirse casi igual que si le persiguiera un león, como si estuviera discutiendo con un colega, o si estuviera haciendo unos cálculos complicados. La experiencia del dolor también crea una reacción interna de estrés, conduciendo a los mismos cambios fisiológicos. Parte III le enseñará técnicas que reducen el estrés y combaten los efectos negativos que pueda tener en su cuerpo.

Lucha o Huida

La reacción fisiológica que se produce dentro de cada uno de nosotros cuando nos enfrentamos a una situación estresante se conoce como la *respuesta de lucha o huida*. Nuestros cuerpos sufren rápidamente una reacción en cadena de acontecimientos que nos permite sobrevivir a la amenaza, preparándonos para luchar contra el desafío o correr como locos para conseguir alejarnos del mismo. La respuesta de lucha o huida no es exclusiva de los seres humanos; otros mamíferos se comportan de manera similar. Este era el rasgo adaptativo que la cebra utiliza para correr más rápido que el león. Veremos más adelante en el capítulo que nuestros cerebros adoptan este mecanismo primitivo mucho más que otros mamíferos; lo que lleva a los problemas asociados con el estrés, como úlceras.

La respuesta de lucha o huida funciona así: El cuerpo necesita más energía—y la necesita de forma rápida—para hacer el trabajo adicional requerido para luchar o huir. Esto significa que el corazón debe bombear más sangre, porque la sangre transporta la glucosa (el combustible del cuerpo) y el oxígeno a los tejidos del cuerpo.

El corazón late con más fuerza durante la respuesta de lucha o huida después de recibir órdenes desde el cerebro para que bombee con más fuerza y más rápido. Esto ayuda a mover sangre a los tejidos más rápidamente para que puedan quemar más energía de inmediato. La cantidad de sangre que el corazón bombea cada minuto se conoce como el gasto cardíaco. (Técnicamente hablando, el gasto cardíaco se calcula multiplicando el volumen bombeado por el corazón con cada latido, por el ritmo cardiaco, o el número de latidos por minuto.) Los aumentos en el gasto cardíaco, por lo general, conducen a un aumento en la presión arterial.

Los pulmones también hacen lo suyo para entregar más energía a los tejidos. Para ponerse al día con la creciente demanda de oxígeno, la frecuencia respiratoria aumenta, por lo que el cuerpo rápidamente puede absorber más oxígeno para depositarlo en la sangre. Una respiración más rápida también significa que los pulmones pueden deshacerse de los productos residuales, como el dióxido de carbono, que se crean de tanto correr. A medida que el cuerpo quema más combustible, más productos de desecho se crean y deben ser eliminados, al igual que un coche necesita expulsar residuos por el tubo de escape. Cuando el dióxido de carbono se acumula como producto de desecho, los pulmones se deshacen del mismo al respirarlo en el aire.

La cantidad adicional de sangre bombeada por el corazón se envía al cerebro, a los músculos, y a los tejidos que más la necesitan, mientras que menos sangre se dirige al sistema inmune y a órganos como el estómago, los riñones y el hígado. Esto tiene sentido si tenemos en cuenta que el objetivo es correr tan rápido como sea posible, dando golpes noqueadores. Más tarde, cuando las cosas se han calmado, el cuerpo puede concentrarse en cosas como la digestión de los alimentos, o la persecución de bacterias.

El exceso de sangre que va al cerebro se dirige a las áreas específicas que rigen la actividad, tales como el tallo cerebral y el sistema límbico. El tallo cerebral es responsable de las actividades involuntarias como la respiración y el ritmo cardíaco. El sistema límbico se encarga de las emociones, por lo que usted puede conseguir enojarse, enfadarse o emocionarse, al mismo tiempo que todo lo demás está pasando.

A medida que se producen estos cambios en la circulación, la fisiología del cuerpo también cambia. Hay una desaceleración de la actividad en las entrañas y la pelvis, lo que puede provocar cólicos, estreñimiento, y la falta de actividad eréctil (si es que pasa por ser un problema en ese momento). La constricción de los vasos sanguíneos pequeños puede hacer que las manos se vuelvan frías y húmedas.

Los músculos del cuello, los hombros y la mandíbula se contraen, lo que puede desencadenar dolores de cabeza. El sistema nervioso se vuelve más sensible a la estimulación: ruidos que suenan más fuerte, luz que parece más brillante, y olores que se vuelven más picantes. El aumento de la sudoración le permite al cuerpo mantener la calma incluso cuando quema más combustible de lo habitual. Muchas personas sienten la respuesta de lucha o huida como "mariposas en el estómago"; esa sensación que uno tiene cuando está a punto de subir al escenario, o de dar el primer golpe en el primer hoyo de un torneo de golf.

La Fisiología del Estrés

Esta reacción a la velocidad del rayo respecto a un evento de desafío implica al menos a tres diferentes sistemas del cuerpo: el sistema nervioso, el sistema endocrino y el sistema inmunológico.

Una parte del sistema nervioso, llamada sistema nervioso autónomo, está muy involucrada en la respuesta de lucha o huida. El sistema nervioso autónomo gestiona las actividades involuntarias como la respiración, el ritmo cardíaco y la digestión. En resumen, se encarga de las cosas necesarias para la supervivencia acerca de las que no tenemos que pensar, como la temperatura del cuerpo.

El *sistema nervioso autónomo* tiene receptores especiales en la piel que perciben cambios en la temperatura. Si llegamos a estar demasiado calientes o fríos, eso instruirá a los vasos sanguíneos a que se abran o se cierren, controlando la cantidad de calor liberado por la piel. Otros nervios regidos por el sistema nervioso autónomo comunican a las glándulas sudoríparas cuándo deben segregar líquido para enfriar el cuerpo, ayudando a regular la temperatura del núcleo con un alto nivel de precisión.

El *sistema nervioso autónomo* tiene dos ramas: el *sistema nervioso simpático* (SNS) y el sistema nervioso parasimpático (SNP). Estos dos sistemas opuestos existen en un equilibrio delicado. El SNS se activa durante situaciones de estrés y desencadena la respuesta de lucha o huida. En tan sólo unos segundos, bombardea a órganos como el corazón, instruyéndole que lata más rápido, y los intestinos, diciéndoles que se contraigan con más lentitud. El SNS es también el responsable de la constricción de los vasos sanguíneos para dirigir el flujo sanguíneo a los músculos y al cerebro, y de estimular las glándulas sudoríparas para inducir a la transpiración.

El SNP tiene el efecto opuesto. Aporta un estado de relajación y ayuda a conservar energía, haciendo que la frecuencia cardíaca y respiratoria bajen de velocidad, al tiempo que estimula al intestino para empujar la comida más rápidamente. Cuando el SNP es más activo que el SNS, por lo general, uno se siente más tranquilo y menos estresado.

El sistema endocrino—compuesto por hormonas, glándulas y sitios de destino—desencadena una cascada de acontecimientos casi de inmediato después de que el cuerpo detecta un evento estresante. La palabra *hormona*—originaria de una palabra griega que significa "poner en marcha"—se refiere a una sustancia química producida en el organismo que controla y regula la actividad de las células u órganos específicos. Las glándulas son los órganos que producen las hormonas, mientras que los lugares de destino son los lugares del cuerpo donde las hormonas ejercen sus efectos.

Para demostrar cómo funciona esto, echemos un vistazo a las glándulas suprarrenales. Las glándulas suprarrenales están situadas en la parte superior de los riñones y fabrican varias hormonas, como la epinefrina (también conocida como adrenalina). La adrenalina se produce en respuesta al estrés físico o mental y estimula un aumento en la presión arterial, la tasa metabólica, y la concentración de glucosa en la sangre mientras acelera la acción del corazón. Una vez segregada por las glándulas suprarrenales, la adrenalina circula por el flujo sanguíneo hasta llegar a un sitio de destino, como el corazón, donde entrega el mensaje de latir más rápido y más fuerte.

Los Peligros de Exceso de Estrés

La gran cantidad de cambios que se producen en el cuerpo con el fin de prepararlo para luchar o huir, puede salvar vidas. Si se exagera, sin embargo, este proceso puede llegar a ser peligroso, ya que el cerebro tiene sus propias glándulas, como el hipotálamo y la pituitaria, que pueden mantener el "diálogo de estrés" en juego durante mucho tiempo.

Cuando el estrés se produce con demasiada frecuencia, los niveles de adrenalina y otras hormonas en la sangre empiezan a elevarse. Cuando la cantidad de otra hormona, el cortisol, se eleva, puede causar peligrosas reacciones inflamatorias en el cerebro, el corazón y otros tejidos vitales. También puede aumentar el azúcar en la sangre, que con el tiempo puede hacer que el cuerpo se vuelva resistente a la insulina y siente las bases para la diabetes. El aumento de los niveles de cortisol tiene otras consecuencias peligrosas, también, incluyendo la degradación de proteínas, lo que provoca la pérdida de masa muscular y la atrofia, la retención de sodio y agua, un aumento de la presión arterial y una reducción en la densidad ósea, lo cual puede contribuir al poco saludable adelgazamiento de los huesos conocido como osteoporosis.

La exposición crónica al cortisol y otras hormonas del estrés también puede suprimir el sistema inmunológico; es decir, el cuerpo especial de "policía" que identifica y destruye bacterias, virus y otros "invasores" y que también impide crecimiento del cáncer o su propagación dentro de los tejidos. Un debilitamiento del sistema inmunológico puede abrir la puerta a una serie de problemas: desde resfriados molestos que duran demasiado tiempo, pasando por enfermedades simples como la neumonía, hasta cánceres que crecen sin control.

Cuando el estrés se vuelve crónico, las hormonas que se encontraban en los niveles más bajos durante los períodos más tranquilos toman un papel importante, y arrojan todo "fuera de control", hormonalmente hablando. Lo tolerable a corto plazo puede llegar a ser peligroso a largo plazo. Y cuanto más tiempo permanezca desafiado el cerebro, más tiempo tardará en instruir a las glándulas suprarrenales que segreguen más cortisol y que de otra manera mantengan la olla hirviendo.

El Exceso de Estrés Equivale a la Inflamación

Como hemos visto, el estrés altera la homeostasis o el equilibrio del cuerpo. Esto, a su vez, conduce a cambios negativos, incluyendo la inflamación, que viene de la palabra latina que significa "prender fuego."

Celso, un médico de la antigua Roma, describe cuatro signos clásicos de la inflamación: enrojecimiento, dolor, calor e hinchazón. No hay más que echarle un vistazo a una quemadura solar para darse cuenta de lo que quería decir el médico romano. La piel se pone roja, es dolorosa al tacto, y está caliente e hinchada. Esta es la manera en que el cuerpo controla la lesión para, finalmente, eliminar las células de piel dañadas. Así que a pesar de que la inflamación es útil, ya que destruye los gérmenes invasores o sustancias dañinas en el cuerpo, los tejidos sanos del cuerpo pueden ser dañados en el proceso. El cuerpo trata de reparar el daño, pero no siempre con un 100 por ciento de éxito.

El proceso comienza con el aumento del flujo sanguíneo hacia el área del problema, que puede ser un corte, una infección, una quemadura, y así sucesivamente. Los pequeños vasos sanguíneos se abren, o se dilatan, para asegurarse de que las células del sistema inmune y los mediadores de la inflamación puedan llegar a la zona. Seguidamente, se liberan las citoquinas—sustancias químicas producidas por las células del sistema inmune para ayudar a orquestar el ataque—para ayudar a luchar contra el enemigo. A medida que más y más células de defensa y sustancias llegan a la escena, el tejido comienza a verse cada vez más rojo e hinchado. Los vasos sanguíneos también se vuelven más "permeables", lo que significa que se desarrollan los poros para permitir que las células sean inmunes y que las citoquinas se abran paso, para que puedan alcanzar su objetivo.

En el caso de quemaduras por el sol, la piel en este momento podría volverse tan hinchada, roja y dolorosa que se le quitarían a uno las ganas de palparla.

Las quemaduras de sol o de una rodilla inflamada producen el tipo de inflamación que se puede ver a simple vista. Pero también hay un tipo de inflamación que se produce internamente, a nivel microscópico, que puede convertirse en crónica y constituye un peligro en ciertos puntos críticos en el cuerpo. La inflamación crónica puede causar un poco de destrucción de tejido, seguida de repetidos intentos por parte del cuerpo de reparar lo que ha sido destruido. Durante el proceso de reparación, el cuerpo crea tejido cicatricial en las zonas dañadas, un proceso llamado fibrosis. El tejido cicatricial es necesario para parchear las zonas afectadas, pero las partes del cuerpo con cicatrices no funcionan tan bien como las partes sanas.

Usted puede ver que esto sucede con un ataque al corazón, o infarto de miocardio. Si examináramos con un microscopio una muestra del tejido del corazón dañado unos meses después del ataque, veríamos que se formó un tejido cicatrizal. Esta parte dañada del corazón no puede bombear sangre tan efectivamente como lo hacía cuando tenía células musculares viables. Pero no hace falta que ocurra una catástrofe como un ataque al corazón a los tejidos que provoque daños en el tejido cicatrizal. Las sacudidas repetidas de estrés, junto con los enormes cambios de química que se producen como resultado, pueden mantener encendido el fuego de la inflamación dentro del cuerpo. Esto hace que muchos órganos corran riesgo de ser dañados, reparados pero llenos de cicatrices, y que no puedan trabajar tan bien como lo hacían antes.

Estrés y el Cerebro

Incluso el cerebro no está protegido contra la inflamación. El estrés crónico y la inflamación crónica resultante en última instancia, dañan las células cerebrales tal y como lo hacen otras células en el cuerpo. La forma en que se manifieste el daño dependerá de la parte del cerebro que esté dañada. Por ejemplo, si se produce el daño en el hipocampo, el área del cerebro relacionada con la memoria y el aprendizaje, puede verse afectada la capacidad del paciente para aprender material nuevo o recordar cosas. Durante el tiempo en que he estado practicando la medicina, mis pacientes me han estado diciendo que se les hacía mucho más difícil recordar las cosas después de haber desarrollado un dolor crónico. Era como si su mente no funcionara de la manera que solía hacerlo, y hasta tenían problemas con su memoria a corto plazo, como al recordar lo que hicieron una hora antes. Si bien puede haber muchos factores que contribuyen a la falta de memoria, el estrés crónico sin duda juega su papel.

Es más, la investigación ha demostrado que la enfermedad de Alzheimer se correlaciona con evidencia de inflamación crónica en torno a las células del cerebro. Pequeñas proteínas conocidas como proteínas beta amiloideas se agrupan alrededor de las células del cerebro y causan inflamación. Esta inflamación provoca la atrofia de las células cerebrales, deterioro cognitivo, y la enfermedad de Alzheimer—una de las más tristes enfermedades que existen. Desafortunadamente no hay cura para la enfermedad de Alzheimer y otras formas de demencia crónica. La única estrategia es evitar contraer estas enfermedades, en primer lugar (más sobre esto en el capítulo 18).

La Relación entre la Inflamación Crónica y el Dolor Crónico

Ahora sabemos que la inflamación crónica se asocia con algunos de nuestros problemas médicos más comunes, como la diabetes, las enfermedades cardiovasculares, el cáncer, la artritis y la enfermedad de Alzheimer. Sin embargo, otra enfermedad relacionada con la inflamación es el síndrome metabólico. Causado en parte por la inflamación, el síndrome metabólico es un precursor de enfermedades mortales como la enfermedad cardiaca coronaria, la enfermedad cardiovascular y la diabetes. Entre otras cosas, se caracteriza por obesidad abdominal, el azúcar en la sangre ligeramente elevado, el aumento de los triglicéridos, la resistencia a la insulina y la inflamación. Lo crea o no, los expertos creen que aproximadamente ¡uno de cada cuatro adultos estadounidenses tiene síndrome metabólico! En otras palabras, aproximadamente una cuarta parte de nosotros todavía no tiene una enfermedad crónica grave pero está a punto de desarrollar una.

La inflamación crónica también está relacionada con el dolor crónico en una relación de causa-efecto. Me explico: La inflamación es un componente clave de las enfermedades dolorosas como la artritis reumatoide, en la que los anticuerpos del propio cuerpo atacan a los tejidos de las articulaciones, causando inflamación e hinchazón. La inflamación puede entrar en erupción por causa del estrés proveniente de afecciones dolorosas crónicas como las migrañas o dolor de la zona lumbar. En pocas palabras: hay una conexión directa entre el dolor crónico y el desarrollo de una reacción de estrés, que a su vez aumenta la probabilidad de la inflamación crónica. Y, como hemos visto, la inflamación crónica es un factor importante en el desarrollo del síndrome metabólico, la diabetes, las enfermedades cardíacas, la obesidad y otras enfermedades mortales. No es de extrañar que el estrés—gracias a su subproducto, la inflamación— haya sido denominado como el *"asesino silencioso"*.

El estrés está íntimamente ligado al dolor crónico, por eso les digo a mis pacientes que uno de los mejores "medicamentos" para su dolor es aprender a controlar su estrés, que es de lo que voy a hablar en la parte III.

Una Última Palabra sobre la Gestión de Residuos

La vida puede ser "sucia", incluso en el interior del cuerpo. Por ejemplo, según crean nuestras células la energía que necesitan para funcionar, emiten subproductos llamados radicales libres. Estos radicales libres, si no se limpian, puede causar inflamación y dañar a las células que los crearon, así como a otras células. Este proceso dañino se conoce como estrés oxidativo.

Dentro de nuestras células se encuentran pequeños motores productores de energía llamados mitocondrias, los cuales emiten radicales libres dañinos como productos de desecho. Los antioxidantes ayudan a limpiar los radicales libres de mitocondrias para que puedan continuar quemando combustible de manera eficiente y mantener a las células saludables. Ciertos alimentos proporcionan suministros abundantes de estos útiles antioxidantes, y vamos a aprender acerca de ellos en el capítulo 15. Sin embargo, el exceso de radicales libres, que pueden venir de una mala dieta, toxinas ambientales y estrés, puede afectar a la capacidad de la mitocondria de protegerse a sí misma y funcionar correctamente. Cuando los niveles de radicales libres suben demasiado, las células se ven invadidas por la inflamación; y esto, como hemos visto, puede dar lugar a problemas médicos crónicos. Comer una dieta saludable y tomar suplementos ayuda a proporcionar a su cuerpo con los antioxidantes que necesita para evitar la inflamación y la aparición de enfermedades resultantes, y lo mismo ocurre con la reducción de sus niveles de estrés.

Nuestros cuerpos están equipados con mecanismos de desintoxicación diseñados para eliminar productos de desecho como el exceso de radicales libres. Si bien cada célula en el cuerpo puede eliminar algunas toxinas, el hígado es el órgano principal de este proceso. Sin embargo, cuando nuestros sistemas se sobrecargan con niveles excesivos de toxinas, los niveles de dolor y de fatiga pueden aumentar y la función del cerebro puede sufrir. El estrés y la inflamación que provoca pueden desgastar o abrumar a nuestro sistema interno de gestión de residuos y llevar a un aumento de las toxinas. Por lo tanto, la reducción de estrés es una forma de medicina preventiva.

Medidas útiles

Si se deja perder la forma, su metabolismo se ralentizará. Usted quemará combustible más despacio y menos eficazmente, porque las mitocondrias no funcionarán tan bien. El entrenamiento a intervalos ha demostrado que estimula la producción de más mitocondrias dentro de las células. El entrenamiento a intervalos es un tipo de ejercicio en el que se alternan períodos de actividad aeróbica intensa con breves períodos de descanso. Esprintar cincuenta metros para luego caminar otros cincuenta metros sobre una base repetida es un ejemplo de entrenamiento a intervalos.

Hay una manera de medir la forma en la que nos encontramos , aunque no suele estar disponible para aquellos de nosotros que no somos atletas olímpicos en formación. La prueba, conocida como el consumo máximo de oxígeno (VO2), mide lo bien que los tejidos corporales utilizan el oxígeno durante el ejercicio. (Hay centros especializados de salud en todo el país que tienen el equipo y el personal para medir su VO2, si usted tiene los medios para ir allí y poder permitírselo.) ¿Cuál es la conexión entre el estrés y el VO2? El estrés causa una acumulación de desechos en el cuerpo, y esta acumulación desagradable puede interferir con su capacidad para realizar ejercicio aeróbico. El VO2 mide su capacidad de ejercitarse. Así que si usted no puede ejercitarse bien, puede ser debido a que su cuerpo está inundado de productos de desecho inducidos por el estrés. Esto significa que el VO2 no es sólo una medida de su capacidad para utilizar el oxígeno; también es una medida indirecta de su salud en general.

Otra prueba, que es accesible a la mayoría de nosotros en los Estados Unidos, es una prueba de sangre que mide la proteína C reactiva (PCR), una proteína que se libera a través del hígado y las células de grasa. Cuanto mayor sea el nivel de PCR, mayor será el grado de inflamación en el cuerpo. En caso de inflamación aguda, la PCR puede elevarse en cuestión de horas a varios miles de veces respecto a su nivel normal. Medir los niveles de PCR es una herramienta útil para medir la inflamación a nivel micro que no puede ser vista ni sentida. Sin embargo, lo que no le indica es de dónde proviene la inflamación. Si su médico sabe dónde está el área del problema, entonces él o ella podrá controlar su evolución con el tiempo.

La protección de nuestro recurso más valioso—el cerebro—de los efectos dañinos del estrés y la inflamación es una parte importante de un plan ganador de control del dolor, como se verá en los próximos dos capítulos.

Capítulo 7
El cerebro doloroso

Mantener un cerebro sano puede ser muy parecido a la agricultura. El cultivo de productos es realmente un proceso sencillo, pero hay muchos pequeños matices que determinan el destino de las cosechas cada año. En primer lugar, los agricultores necesitan tierra y semillas, y deben usarlas adecuadamente. Deben plantar semillas de pepino con el fin de cosechar pepinos y no sandía.

Y si no siembran nada, lo único que pueden esperar son algunas malas hierbas al azar. Sin duda, cosecharan aquello que siembren. También debe haber un buen terreno en el que las frutas y verduras puedan echar raíces. Debe tener los tipos y las cantidades adecuadas de nutrientes si el cultivo específico pretende alcanzar su máximo potencial. El *tipo* de terreno es importante, también. Los mejores terrenos para el cultivo de uvas de vino de cabernet sauvignon no son necesariamente los mejores terrenos para producir uvas de chardonnay.

Por supuesto que los agricultores deben regar sus plantas, o si no muchas, por no decir todas, perecerán. El entorno es también importante, ya que cada tipo de planta necesita una mezcla especial de luz solar y de cambios estacionales. Mucha o poca lluvia puede arruinar una cosecha. Los agricultores también deben atender sus campos para que funcionen de la manera más eficiente, labrando o removiendo la tierra para proporcionar un mejor ambiente de crecimiento.

La buena noticia es que si adoptamos estas filosofías agrícolas sencillas en nuestros cuerpos, podemos cambiar la forma en que el dolor crónico afecta a nuestras vidas de una manera poderosa.

Neurogénesis
Los miles de millones de células en el cerebro humano son similares a las células del cuerpo, ya que son las "unidades de acción" básicas del órgano. Las unidades ocupadas de acción del cerebro son cono-

cidas también como las *neuronas*. Los científicos solían pensar que el cerebro era fijo en los adultos, lo que significa que no era capaz de cambiar ni de regenerarse a sí mismo. Había un cierto número de neuronas presentes desde el nacimiento, y cuando una era seriamente dañada o destruida, tal vez por un derrame cerebral, nunca podía se reparada ni sustituida.

Ahora sabemos que no es cierto, y que el cerebro es un órgano muy dinámico, incluso más adelante en la vida. Sí, estoy sugiriendo que cerebros envejecidos, en deterioro, o incluso encogidos tienen la capacidad de crear nuevas células y por lo tanto regenerarse a sí mismos en cierta medida. Esta afirmación está respaldada por evidencia científica realizada en los últimos diez años, lo que ha desacreditado el mito de que el cerebro humano deja de crear tejido nervioso nuevo después del nacimiento. Fred Gage, PhD, un científico investigador del Salk Institute en La Jolla, California, demostró que la *neurogénesis*, la creación de nuevas neuronas, tiene lugar en cerebros adultos. Actualmente se está realizando otra investigación para ayudarnos a entender precisamente cómo ocurre esto, lo que significa exactamente para la salud del cerebro y, por extensión, lo que significa para la salud de todo el cuerpo. Ésta es una de las noticias más emocionantes para el tratamiento del dolor crónico; sin embargo, ¡nadie en mi campo parece estar hablando acerca de ello!

Un cerebro dinámico, maleable, y en permanente evolución, puede jugar un papel importante en la gestión de la salud, incluyendo el tratamiento del dolor crónico. Desafortunadamente, los médicos de todo el mundo están haciendo caso omiso de esta información alentadora, malgastando demasiado tiempo y energía en la receta de medicamentos que pueden retardar o entorpecer la capacidad del cerebro de participar en su propia curación. Como sociedad, nos hemos vuelto tan condicionados con la idea de que el paciente es un participante pasivo, siempre puntual en la toma de sus pastillas todos los días, que pasamos por alto nuestro mayor recurso: el cerebro.

Una parte del cerebro con propensión a la neurogénesis es el *hipocampo*, que está implicado en actividades relacionadas con el aprendizaje y la memoria. Las investigaciones demuestran que con la estimulación adecuada, se pueden crear nuevas neuronas en el hipocampo, incluso en los cerebros más viejos. Usted podría pensar que el hipocampo es como uno de los cultivos de los agricultores: Si se planta en el terreno adecuado y en el medio ambiente correcto, y se atiende de manera apropiada, brotará, echara ramas, y florecerá con nuevas neuronas. La investigación ha arrojado algo de luz sobre a qué tipo de "semillas", "terreno", "agua" y "aire" responderá el hipocampo favorablemente. Un tipo son los nutrientes como las proteínas, que son los componentes básicos de las células. El cuerpo necesita un suministro abundante de proteínas para crear nuevas células. Y al igual que insectos y moscas peligrosas pueden destruir cultivos, el hipocampo también necesita un medio ambiente limpio para su crecimiento. Una dieta abundante en grandes cantidades de antioxidantes y de alimentos reductores de posibles inflamaciones ofrece a las neuronas "aire limpio" y un buen ambiente para la neurogénesis.

La inflamación causada por hábitos de mala alimentación y el estrés impide la neurogénesis. De hecho, el cortisol excesivo creado por el estrés realmente puede destruir las células del hipocampo. Por otro lado, los estudios muestran que existe una fuerte relación positiva entre el ejercicio y la neurogénesis. De hecho, científicos como Gage han demostrado que si usted pone un ratón de laboratorio en una rueda y lo deja correr, su hipocampo generará neuronas espontáneamente, incluso en ausencia de los requisitos de nuevos aprendizajes. Los investigadores no están seguros de cómo hacer ejercicio hace que esto suceda, pero parece que el ejercicio aeróbico funciona mejor. Incluso se ha demostrado que una caminata de veinte minutos ayuda.

Las emociones también influyen en la neurogénesis del hipocampo. La depresión, como el estrés, hace más difícil que las células nerviosas crezcan en esa región del cerebro, mientras que las actividades mentales positivas tienen el efecto contrario. Además, la privación del sueño retrasa la neurogénesis, posiblemente por el aumento de los niveles de las hormonas del estrés como el cortisol.

Las actividades que desafían a la mente la estimulan para producir células en sus centros de aprendizaje. El cerebro no cambia ni se desarrolla cuando que está aburrido: Le gusta la novedad. Trate de exponerse a cosas nuevas tanto como le sea posible. Si su cerebro es—o está en riesgo de convertirse en—el equivalente a una "patata", busque la manera de mantenerlo activo. Comience por hacer un seguimiento de aquello a lo que usted exponga a su cerebro cada día y cómo pasa realmente gran parte de su día en movimiento en lugar de estar sentado o acostado. Poco a poco aumentará el número de "minutos activos" durante los que su cerebro se dedicará cada día a participar en "ejercicios para el cerebro", tales como:

- Lectura
- Jugar a juegos como el ajedrez
- Sudoku
- Tocar un instrumento musical
- Puzzles
- Tomar una clase

Por si no se dio cuenta, navegar sin sentido por Internet, con el trasero plantado a una silla no está en nuestra lista.

Otra actividad mental positiva que le ayudará es el amor. Sí, y eso incluye romances apasionados agarrándose de la mano. Darle a los ratones hembra el olor de la fragancia de los ratones machos fornidos promueve, de hecho, la neurogénesis del hipocampo. El amor y el *afecto* estimulan cambios positivos que promueven el aprendizaje. Un ambiente cariñoso y positivo permite el crecimiento y ayuda a reducir el estrés. Creo que está muy bien saber que cuanta más bondad transmitimos a otras personas, más saludables se vuelven nuestras mentes.

La Matriz del Dolor

El cerebro está compuesto de muchas partes diferentes, incluyendo el hipocampo, el tallo cerebral, el sistema límbico y la corteza motora. Puede que usted recuerde las imágenes de vivos colores de su libro de texto de biología de la escuela; las que le mostraban las diversas secciones del cerebro. Ninguna de esas áreas coloreadas son responsables del control del dolor; es decir, ninguna es responsable de recibir información acerca del dolor de las diversas partes del cuerpo, ni de procesar esos datos, ni siquiera de devolver una respuesta (tal y como "retirar la mano de esa estufa caliente", " dejar de poner peso sobre su tobillo torcido", o "dar un grito de ¡socorro!"). Eso es porque no hay ni un solo lugar en el cerebro en el que se controle el dolor; no hay un solo "centro del dolor". El dolor es un fenómeno muy complejo, con varios componentes diferentes. Se trata de un "paquete" de información con componentes físicos, emocionales y cognitivos, que es tratada de forma simultánea en varios lugares en el cerebro.

Cuando se presenta una situación de dolor, el cerebro responde mediante la producción de un componente sensorial que nos dice lo que sentimos, un componente emocional que nos dice *cómo* nos sentimos al respecto, y un componente cognitivo: una información que determina lo que pensamos sobre el dolor. Nuestra evaluación de cualquier experiencia de dolor, aunque sea trivial como la de hacer chocar la rodilla contra el costado de un escritorio, se lleva a cabo en los tres niveles simultáneamente. Por ejemplo:

Situación de dolor: Dedo del pie golpeado
Componente sensorial: ¡¡Ay!! Dolor de nivel 8 en una escala de 1 a 10.
Componente emocional: Irritación: ¿Por qué me pasó esto a mí?
Componente cognitivo: Está bien; en realidad dejará de dolerme en un minuto.

Situación de dolor: dolor de pecho prolongado moderadamente doloroso, en un varón de sesenta años
Componente sensorial: Dolor de nivel 6 en una escala de 1 a 10.
Componente emocional: Miedo: ¿Voy a morir?
Componente cognitivo: Mantengamos la calma y llamemos al 911.

Situación del dolor: Dolor crónico de espalda en su segundo año

Componente sensorial: Dolor de nivel 3 en una escala de 1 a 10.

Componente emocional: Miedo; sensación de impotencia y desesperanza:

¿Cuándo terminará esta batalla? ¿Volveré a ponerme bien? ¡Nadie puede ayudarme!

Componente cognitivo: Tengo que pedirle a mi médico que pruebe diferentes medicamentos para ayudarme a sentirme mejor.

A estos tres componentes—sensorial, emocional y cognitivo—podemos añadir varios más, que representan las instrucciones del cerebro al cuerpo. Por ejemplo:

Situación de dolor: Dedo golpeado

Componente sensorial: ¡¡Ay!! Dolor de nivel 8 en una escala de 1 a 10.

Componente emocional: Irritación: ¿Por qué me pasó esto a mí?

Componente cognitivo: Está bien; en realidad, dejará de dolerme en un minuto.

Instrucciones del cerebro al cuerpo: cambiar el peso al pie en buen estado, poner en alto el pie dañado, mantener los dedos lastimados firmemente con las manos, aplicar una bolsa de hielo.

Situación de dolor: dolor de pecho prolongado, moderadamente doloroso en un varón de sesenta años

Componente sensorial: Dolor de nivel 6 en una escala de 1 a 10.

Componente emocional: Miedo: ¿Voy a morir?

Componente cognitivo: Mantengamos la calma y llamemos al 911.

Instrucciones del cerebro al cuerpo: desencadenar una respuesta de estrés de lucha o huida (la tensión sube, las manos sudan, la respiración es rápida, y así sucesivamente), y dar un golpe de puño al lado del pecho.

Situación del dolor: Dolor crónico de espalda en su segundo año

Componente sensorial: Dolor de nivel 3 en una escala de 1 a 10.

Componente emocional: miedo; sentimiento de impotencia y desesperanza:

¿Cuándo terminará esta batalla? ¿Volveré a ponerme bien? ¡Nadie puede ayudarme!

Componente cognitivo: Tengo que pedirle a mi médico que pruebe diferentes medicamentos para ayudarme a sentirme mejor.

Instrucciones del cerebro al cuerpo: producir más cortisol, subir la tensión, almacenar más grasa, evitar moverse tanto como sea posible.

En conjunto, los componentes sensoriales, emocionales y cognitivos y las instrucciones del cerebro al cuerpo constituyen la *"matriz del dolor"*; una plantilla compleja que vincula a todos los lugares del cerebro allá donde el dolor sea reconocido y evaluado, y donde se creen respuestas al dolor.

Identificación de las Áreas de Acción

¿Exactamente en qué parte del cerebro tiene lugar todo esto? Gracias a la tecnología moderna, podemos "ver" un cerebro doloroso. Una de las formas más nuevas y más emocionantes de tomar imágenes del cerebro se conoce como *resonancia magnética funcional* (RMF). Las resonancias magnéticas comunes producen imágenes detalladas de tejidos blandos, huesos y otras estructuras internas.

Se procesan mediante el envío de señales de radio frecuencia a los átomos del cuerpo y el uso de una computadora para interpretar las señales que envían los átomos. Las resonancias magnéticas son no invasivas y no exponen al paciente a altos niveles de radiación.

La RMF lleva esto un paso más allá. Aunque el cerebro representa sólo un 2 por ciento del peso del cuerpo, recibe un 15 por ciento de la sangre bombeada por el corazón, consume el 20 por ciento de oxígeno del cuerpo, y quema el 25 por ciento de su glucosa. El flujo de sangre al cerebro se desvía continuamente a ritmo acelerado a las partes que sean más activas y que usen la mayor cantidad de energía. La RMF mide la forma en que el oxígeno es absorbido por las diferentes partes del cerebro para determinar las que son activas en cualquier momento dado. La resonancia magnética funcional nos permite, por primera vez, determinar exactamente qué partes del cerebro se activan por un estímulo doloroso.

Ver el Cerebro es ver el Poder

Sean Mackey, MD, director de la Clínica del Dolor de Stanford, está a la vanguardia de la investigación de imágenes cerebrales del dolor. Una de las lecciones más valiosas que aprendió de su investigación es que ver imágenes de sus propios cerebros tiene un poderoso impacto en los enfermos con dolor crónico, ya que les permite ver el dolor de una manera tangible. Por fin tienen algo que pueden tener en sus manos que ayuda a explicar lo que están sintiendo y viviendo. Es como tener en la mano su propia radiografía que demuestra que usted tiene neumonía. Mackey señala: "El dolor está en el cerebro, y es una experiencia privada y personal única para cada persona. Hay un montón de variabilidad de persona a persona." No hay dos RMF tomadas de sujetos con dolor que sean exactamente iguales. Nuestras experiencias distintas y únicas con el dolor nos llegan en una diversidad de imágenes de nuestros cerebros."

Algunas implicaciones importantes para la salud están empezando a aparecer en la investigación de Mackey. "El miedo y la ansiedad parecen jugar un papel significativo en la experiencia del dolor", señala. También dice que parece que existen algunas diferencias generales en el aspecto de los cerebros de personas que sufren dolor, en comparación con las personas que son asintomáticas. Algunos de estos cambios incluso sugieren que los cerebros con dolor crónico muestran signos de envejecimiento prematuro, aunque esto aún no ha sido demostrado. En el lado positivo, una de las cosas que le gusta más acerca de su investigación es ver el cambio del cerebro de una manera positiva.

Mackey está llevando a cabo una serie de estudios de imágenes cerebrales que están impulsando su investigación hacia las fronteras de la neurociencia. En la actualidad, está examinando los vínculos entre la depresión y el dolor, mediante la identificación de cómo impacta el amor en el dolor, el seguimiento de cerebros de las personas con dolor crónico cuando están en reposo, y el seguimiento de los patrones de la toma de decisiones por parte de las personas con dolor crónico. También está comenzando a hacer estudios similares de partes de la médula espinal y, finalmente, espera conectar los sucesos que se den allí con la actividad del cerebro.

La nueva investigación y los avances como la resonancia magnética funcional apuntan hacia un emocionante futuro en la neurociencia. Ya hemos aprendido que el cerebro es un órgano complejo con un potencial ilimitado para adaptarse, reaccionar, y crecer en respuesta a su entorno. Todos y cada uno de nosotros tenemos el poder de controlar y guiar a estos cambios en direcciones positivas. Esto significa que es posible que usted pueda aprender a usar su cerebro como una herramienta de restauración y como un medio para alcanzar una buena salud y una transformación personal.

Estaba Pensando en el Dolor. . .

Imagínese que observa los cerebros de tres personas diferentes: Uno acaba de recibir un estímulo doloroso, como una descarga eléctrica; el segundo se anticipa a recibir un estímulo doloroso; mientras que el tercero está viendo a un miembro de la familia sorprendido. Si usted sigue esos cerebros mediante una resonancia magnética funcional, podrá ver que los tres aumentan su actividad en una parte de la corteza conocida como la *corteza cinglada anterior* (CAC). Sin embargo, ninguno de los tres se mostrará activo precisamente en el mismo lugar de la CAC. De alguna manera el cerebro distingue entre la recepción de un estímulo doloroso, esperar a recibir uno, y ver a un ser querido recibir uno y luego reaccionar de una manera similar pero no exactamente de la misma manera en estos tres escenarios.

¿Por qué es importante esto? La CAC tiene que ver con asuntos muy graves que afectarán a la calidad de vida. Sus funciones incluyen el procesamiento y la evaluación de la información, el inicio de la acción o la inacción, y el control de reacciones emocionales. Como una parte clave de la matriz del dolor, la CAC se conecta a otras áreas del cerebro y ayuda a determinar qué acciones tomar, tales como levantarse de la cama o ir al gimnasio. Cuando se tiene dolor, por ejemplo, la matriz del dolor cierra el paso a las partes de motivadoras. También ayuda a crear una respuesta emocional para su propio dolor—de tristeza, de esperanza y de nervios sucesivamente—y al dolor de los demás. Otra sección de la corteza, conocida como la *corteza ínsula*, también está involucrada en la emoción; influye en la actividad del cerebro asociada con el estrés y contribuye a algunos de los cambios en el sistema nervioso autónomo asociados con el estrés que ya vimos en el capítulo 6.

Si Usted Sabe Dónde "Está" el Dolor. . .

Tan pronto como los investigadores comenzaron a trazar la matriz del dolor, también empezaron a buscar maneras de usar la matriz para combatir el dolor. ¿Era posible crear un corto circuito del dolor para "apagar" ciertas partes de la matriz?

Los estudios con resonancia magnética funcional han demostrado que la CAC está implicada en el efecto placebo, o la capacidad de una sustancia no médica—una píldora de azúcar—para calmar el dolor. (Los investigadores han concluido que las respuestas positivas a los placebos usados para tratar el dolor están en el intervalo del 30 por ciento a 50 ¡Apuesto a que le sorprendió que la tasa de respuesta fuera tan alta!). En concreto, estos estudios han mostrado cambios en la actividad de la CAC cuando el dolor se alivia con un placebo. Esto no significa que usted tenga que salir a comprar un bote de píldoras de azúcar para aliviar su dolor. Esto significa que usted puede empezar a aliviar su dolor al tratar de cambiar sus pensamientos y / o creencias acerca de todo lo relacionado con su dolor.

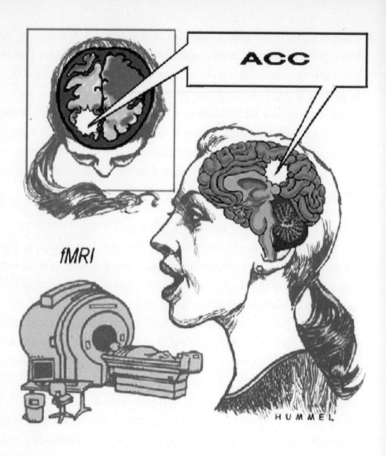

Los investigadores decidieron poner a prueba esta teoría mediante el uso de la distracción como una herramienta para ayudar a los pacientes a controlar su dolor. En estos estudios, se comprobó que ciertas partes del cerebro, incluyendo la CAC, enviaban señales a otras partes del sistema nervioso que silenciaban el mensaje de dolor. Ciertas técnicas de relajación provocaron respuestas similares en la CAC y otras partes del cerebro.

Lo que estos estudios nos dicen es que por medio del seguimiento del progreso en imágenes de resonancia magnética funcional, a los pacientes se les puede enseñar a cómo controlar la activación de la CAC y otras partes del cerebro relacionadas con el dolor. Esto nos lleva a un punto histórico en el tratamiento del dolor: Podemos enseñar a las víctimas del dolor crónico técnicas que, cuando se dominan, se pueden utilizar para cambiar la matriz del dolor a mejor.

¿Literalmente, "Pensando en No Pensar" en el Dolor?

La investigación por resonancia magnética funcional que proyecte imágenes del cerebro en tiempo real se está llevando a cabo en estos momentos. En algunos de estos estudios, a los pacientes se les enseña a controlar la activación cerebral en ciertas áreas, tales como la CAC, mientras ven los cambios en su resonancia magnética funcional en tiempo real (RMFTR). Los primeros resultados sugieren que, efectivamente, pueden reducir su dolor centrándose en el control de actividad de la CAC. En otras palabras, ¡controle su cerebro y controlará su dolor!

Supongamos, por ejemplo, que usted es un voluntario en el escáner de una RMFTR, visualizando imágenes de la activación de la CAC. Si fuéramos a aplicar una cantidad incómoda de calor en su piel, usted vería un aumento correspondiente en la actividad de la CAC, en tiempo real. Ahora supongamos que le dimos algunos consejos sobre cómo controlar esta actividad de la CAC, tal vez diciendo que visualice a sí mismo tomando una piña colada mientras se relaja en una playa paradisíaca, prácticamente virgen, y luego le aplicamos el calor de nuevo. La investigación preliminar sugiere que se podrían utilizar estos consejos para reducir la actividad de la CAC y experimentar menos dolor.

Vamos a llevar este concepto un paso más allá. En lugar de utilizar el dolor agudo (calor), supongamos que hemos probado esto en las personas que sufren de dolor crónico. Una vez más, los estudios preliminares sugieren que quienes sufren dolor crónico podrían reducir sus niveles de malestar al aprender a reducir la activación de la CAC. Mackey y otros investigadores están utilizando actualmente la RMFTR para ayudar a los pacientes a aprender a controlar su dolor reduciendo la actividad en partes específicas del cerebro.

Ahora que sabemos un poco sobre cómo contribuyen a la experiencia del dolor las diferentes partes del cerebro, ¿no tiene sentido tener ese trabajo maldito dolor de la matriz a nuestro favor? Por ejemplo, ya que ahora sabemos que esta matriz alberga un centro de motivación que tiende a ser inhibido por el dolor, ¿no deberíamos tratar de remplazarlo conscientemente?

Eso significa cambiar nuestras acciones, hacer cosas que de otro modo evitaríamos, como dar un paseo o ir a trabajar. Y si las técnicas de relajación pueden disminuir los síntomas de dolor al alterar el flujo de información dentro de la matriz, ¿por qué no utilizar estas técnicas todos los días? Puesto que sabemos que podemos generar nuevas neuronas mediante la estimulación de la mente y el ejercicio, ¿por qué no podemos remodelar la matriz de tal manera que el dolor se reduzca de forma permanente? Una interesante nueva investigación nos dice que la mente debe ser el líder en la batalla para superar el dolor crónico y no debe ser negada por el exceso de medicamento o pensamientos equivocados.

Usted podría estar pensando que este énfasis en el cerebro como herramienta de control del dolor pasa por alto la importancia de las dolencias físicas. Tal vez usted ya se haya preguntado, "¿De qué sirve un cerebro remodelado, si todavía estoy atascado con la espalda torcida?" Mi respuesta es que la curación no se produce en tan sólo una parte específica del cerebro o en un área aislada del cuerpo, como un brazo. No; la verdadera curación sólo se produce cuando todas las partes de un todo participan—de todo, desde la corteza y el sistema límbico a los músculos, nervios y articulaciones—Y el cerebro tiene el poder de hacer todo esto mucho más fácil.

A continuación, vamos a aprender cómo nuestro lado espiritual puede ayudarnos a aprovechar nuestra mente, haciendo de la misma una herramienta de sanación más poderosa.

Capítulo 8
Espiritualidad y Sanación

A veces los pacientes se sorprenden cuando les digo que ya han recibido antes una medicina para el dolor de gran alcance. "¿Se trata de alguna inyección o píldora?" preguntan. Les explico que esta "medicina" está y siempre ha estado dentro de ellos, en espera a ser puesta en uso. Sabemos que venimos dotados de nuestros propios anticuerpos para combatir las infecciones, pero ¿dónde ocultan esa poción mágica para tratar el dolor? Si usted leyó el capítulo anterior, entonces usted probablemente habrá adivinado que la respuesta se encuentra dentro de la mente, y yo diría que usted esta parcialmente en lo cierto. Como pronto se verá, la mente consiste en algo más que en el simple disparo de unos cuantos kilos de neuronas entre las orejas.

No podemos ubicar el espíritu dentro del cuerpo humano, pero es seguro que se encuentra ahí. Es la fuerza indefinible que convierte a un grupo de átomos y moléculas en usted, un ser vivo. Esto hace de usted un individuo consciente de sí mismo, y a la vez le conecta con el resto de seres vivos; le ofrece la capacidad de sentir dolor emocional y de experimentar una gran alegría; hace que le sigan dando ganas de seguir disfrutando de lo mejor que la vida tiene para ofrecer; y le ofrece herramientas poderosas para ayudar a hacer que esos sueños maravillosos se hagan realidad.

Desafortunadamente, el dolor crónico puede actuar como un muro grueso, que le separa de su *espíritu*. La enfermedad y el sufrimiento puede echar un velo sobre su verdadero yo, y si eso se prolonga durante demasiado tiempo, puede perder el contacto con su espíritu. Cuando se lleva a cabo una pérdida tan profunda, es necesario que usted vuelva a familiarizarse con su *yo*, con su espíritu, de modo que usted puede aprovechar el poder de curación del cerebro.

Un maestro espiritual que conozco, quien recientemente se enfrentó al dolor crónico, vino a hablar a un grupo de nuestros pacientes. Uno de los pacientes me dio después las gracias por haberle ayudado a rencontrarse con su ser espiritual, que creía haber perdido para siempre. También mencionó que estaba sorprendido de que un profesional médico como yo apoyara la importancia y la validez de la espiritualidad en la curación. Este señor me hizo darme cuenta de que, a menudo, los médicos tenemos fama de tener mentes demasiado cerradas respecto a nuestro enfoque a la sanación.

Este paciente en particular protagonizó una de las recuperaciones más espectaculares que nuestro centro jamás haya visto en tan sólo cinco cortas semanas de tratamiento. Su mano izquierda y su brazo izquierdo habían sido aplastados en un accidente traumático que ocurrió mientras estaba trabajando, y perdió todo uso funcional de los mismos. Este señor fue capaz de rehabilitar su extremidad superior izquierda de forma completa y total, hasta el punto que ya no podía decir que había sido lastimada. ¡En poco más de un mes, su miembro distrófico se vio como nuevo! Claro está, él trabajó muy duro con su rehabilitación, pero también sacó partido de su energía espiritual interior, llegando convertirse en un sorprendente estudio de caso de curación. Tal vez la mejor manera de entender el poder curativo del cerebro consiste en observar a los diferentes "tipos" de cerebros o, más exactamente, las diferentes formas en las que el cerebro humano puede funcionar y el efecto que tienen sobre el cuerpo y la salud.

El Cerebro Monje

Uno de los aspectos más fascinantes de las RMFs es la capacidad de distinguir los cerebros de las personas que ejercen regularmente la práctica espiritual, como la meditación, de aquellos cerebros de quienes no la ejercen. Los estudios realizados en numerosos monjes, entre ellos el Dalai Lama, han demostrado que la meditación puede provocar cambios positivos en el cerebro que pueden verse en las RMF. Anteriormente, aprendimos que existen áreas específicas del cerebro que se encargan de las emociones. Una de estas áreas es la *ínsula*, que se comunica con otras áreas del cerebro que controlan funciones corporales como la frecuencia cardíaca. Debido a que se les da formación en prácticas de meditación diseñadas para desarrollar el amor y la compasión por los demás, los monjes muestran fuertes cambios emocionales positivos en la ínsula y en otras áreas del cerebro relacionadas. Las RMF de los monjes que están bien versados en la meditación diseñada para desarrollar el amor y la compasión, muestran constantemente diferencias respecto a los análisis de los sujetos sin esta formación.

Estos estudios de los cerebros de los monjes subrayan que lo que sucede en nuestro cerebro, o más específicamente, *lo que permitamos que ocurra en nuestro cerebro*, influirá en nuestros cuerpos y en nuestras mentes. Lo que usted piensa realmente importa. Sus pensamientos son el punto de partida de su viaje. ¿Cómo puede ser saludable si usted no piensa que puede ser saludable? Si usted cree que su cuerpo está condenado a funcionar mal, entonces no podrá aspirar a nada más que a su discapacidad. Como dijo el Dalai Lama: "Si quieres que los demás sean felices, practica la compasión. Si quieres ser feliz, practica la compasión."

Usted puede ver la relación entre los pensamientos y la felicidad dentro de usted mismo en las cosas pequeñas todos los días. Por ejemplo, sujetar una puerta y mantenerla abierta para que pase un extraño requiere una decisión consciente de ser cortés y considerado. En el gimnasio siempre he notado que cuando la gente entra por delante de mí, sujetan las pesadas puertas de la entrada para que pueda pasar, y les doy las gracias, su sonrisa revela la alegría que experimentan por su acto de bondad. Por otro lado, la gente que deja que cerrar las puertas cerradas cierren frente a mis narices se ve infeliz y centrada en otra parte.

Usted puede preguntarse: "Si estar sano y feliz es tan fácil como pensar que podemos ser cualquiera de ellos, ¿por qué es tan difícil de lograr?" Una vez más, creo que los monjes nos dan una pista: *Ellos practican aquello en lo que quieren ser buenos*. No dejan al azar el hecho de que vayan a ser gente amable y amorosa. Ellos meditan en pensamientos específicos, como es el caso de llevar alegría a otra persona, una y otra vez. La práctica de aquello en lo que se desea ser bueno en una técnica consagrada con el tiempo, y funciona. Mi pobre hijo de séptimo grado está tratando de aprender a dividir fracciones en estos momentos. Él no será capaz de dominar los conceptos sin tener que esforzarse con un montón de problemas de práctica (¡conozco bien mis genes!). Del mismo modo, si usted piensa en el dolor o en estar enrabietado todo el día, usted estará, en cierto sentido, practicando el estar dolorido y con ira. Con el tiempo su práctica le hará mejorar en su empeño por estar dolorido y con ira; y hará que empeore su buena sensación física y emocional.

El Cerebro Ruidoso

Desafortunadamente, la mayoría de nosotros no tenemos cerebros como los monjes, llenos de pensamientos de amor y compasión. Más bien, nuestros cerebros están hacinados con el ruido y el conflicto como productos de un pensamiento compulsivo e incesante. No me refiero a un pensamiento claro, creativo, y centrado, sino a lo que la mayoría de nosotros hace muchas veces, que es dejar que nuestra mente vague sin rumbo.

Dejar que la mente gire sin foco y sin propósito es como dejar el motor de un coche de carreras en punto muerto: El estruendo es ensordecedor, pero resulta muy poco productivo. La mayoría de nosotros, sin saberlo, somos adictos a pensar con ruido, lo que significa que no apagamos nuestros pensamientos ociosos. Somos adictos a este tipo de pensamiento claro y rara vez despejamos el zumbido de nuestras cabezas.

¿Qué hay de malo en dejar que la mente divague? Uno de los problemas tiene que ver con la tendencia del cerebro a participar en el patrón de pensamiento repetitivo. Usted ha visto que esto sucede cuando una canción se queda retenida en su cabeza. La canción crea un zumbido constante en el fondo que nunca desaparece. Al sonar esta canción incesantemente en su cabeza, lo que acaba por rayarle a uno, es mucho más difícil que su cerebro se centre en las tareas productivas.

Ahora supongamos que en vez de escuchar la misma canción una y otra vez, su mente se involucra en un patrón repetitivo de pensamientos disfuncionales. Digamos, por ejemplo, que usted se lastimó su espalda al levantar una caja pesada en el trabajo. Su mente puede reproducir pensamientos negativos acerca de lo que ocurrió durante días, meses ¡e incluso años! Es posible que usted tenga razón al pensar que su jefe le obligó a levantar una caja que era demasiado pesada, pero repetirse a sí mismo esto todos los días durante los próximos cinco o diez años no le servirá de nada. Eso es como reproducir la canción "Mi jefe es un imbécil", en su cabeza durante todo el día, todos los días, y esperar que eso, con el tiempo, le ponga de buen humor. Obviamente eso no va a suceder. Sé que esto suena tonto, pero veo que la gente se atormenta con este tipo de charla interna dañina todo el tiempo, y nunca encuentran la felicidad hasta que aprenden a apagarla.

Una de estas personas fue Thomas, un hombre de mediana edad, que no hacía más que darle vueltas en su cabeza una y otra vez a un escenario determinado. Herido en un accidente de coche unos años atrás, esto le provocó un dolor crónico de cuello y de espalda, llevando a Thomas a experimentar frecuentes ataques de ira y enojo, y rara vez parecía feliz. Su mente estaba llena de pensamientos sobre lo que la "miserable" compañía de seguros y los médicos deberían estar haciendo por él, y no hacían. Constantemente hacía un recuento de las formas en que estaba siendo perjudicado por el sistema. Incluso las cosas buenas que ocurrieron a los demás se convirtieron en el grano para su molino de infelicidad. Por ejemplo, si Thomas se enteraba de que a otro paciente su compañía de seguros le ofrecía un colchón nuevo, se obsesionaba con la idea de conseguir uno, también. Daba vueltas al concepto de no tener un colchón nuevo todo el día, y cuando su tensión interna estaba a punto de estallar, llamaba y gritaba a su representante de seguros o a su abogado. Recurrió a tratar de calmar sus nervios bebiendo en exceso, y su médico de cabecera tuvo bastante dificultad en controlar la tensión de Thomas. He conocido a Thomas desde hace años, y cada vez que tiene éxito y consigue algo que cree que se merece, su mente se fija en cualquier otro beneficio que siente que debe darle. Sus emociones negativas, creadas por sus pensamientos, abruman su existencia hasta el punto de encontrarse a menudo más enojado, deprimido o ansioso que feliz. Cuando experimenta pedazos de felicidad—cuando oye una broma divertida o ve algo interesante—disfruta del momento, pero siempre es pasajero porque sus pensamientos de enojo intervienen y dan al traste con la felicidad. Y a pesar de que responde a situaciones de humor, nunca gasta una broma ni la busca. Thomas está atrapado y no puede ver que él es su propio captor.

Una de las lecciones más importantes que ofrezco a mis pacientes es ayudarlos a ver que cada emoción viene precedida de un pensamiento. Esto es un principio básico de la psicología moderna. El cómo se sienta usted en un momento dado es producto de cualquier pensamiento que su mente haya creado recientemente. Al poner las emociones en manos del enojo, el "ruido" repetitivo perpetuará emociones negativas como la ira, la depresión y la agitación, y le impedirán experimentar la felicidad y la alegría.

El Cerebro Emocional

Las emociones son el puente que conecta a la mente con el cuerpo. En un sentido simple, se puede decir que la corteza piensa y procesa los pensamientos; a continuación, pasa esa información a áreas tales como la *ínsula*, donde se crean las emociones. Además de convertir pensamientos en emociones, la ínsula se comunica con las partes del cerebro que controlan lo que sucede en el cuerpo. Este flujo que va desde los pensamientos a las emociones y a los cambios en el cuerpo, se muestra claramente en la respuesta de lucha o huida; nuestra reacción cableada ante el peligro.

Tan pronto como se detecta una amenaza, ya sea al oír, ver, oler, o sentir, o simplemente pensar que está ahí, el cerebro se enciende con la acción. Este "peligro" en el pensamiento se convierte en emociones, como el miedo, así como una serie de cambios físicos que nos preparan para cualquier lucha por la vida o para huir. Como se mencionó anteriormente, el corazón y los pulmones, giran a toda velocidad, la sangre se desplaza por el estómago y otras áreas no esenciales hacia áreas vitales como los músculos; las pupilas se dilatan para mejorar la vista, las glándulas salivales, las glándulas lacrimales, el estómago, y los intestinos quedan inhibidos (en espera), y el cuerpo se preparara para la batalla. Todo lo que se necesita es un sonido, una vista, un olor, el tacto, o incluso tan sólo una sensación de que algo está mal, y. . . en fin, ¿alguna vez ha visto esas viejas películas de guerra en las que, de repente, un barco a vapor que surca las aguas con calma es atacado de repente? De repente, la alarma comienza a sonar a todo volumen, y aparecen hombres que suben y bajan escaleras, con cascos y chalecos antibalas, cerrando puertas de golpe y con llave; después meten municiones en las armas, y en nada de tiempo el buque está listo para la acción.

Las emociones asociadas con la respuesta de lucha o huida— terror, miedo—son fáciles de identificar. Sin embargo, por extraño que parezca, las emociones pueden ser difíciles de *"encontrar"*. Uno podría pensar que tendrían que estar situadas en la mente, pero a menudo se "ocultan" en nuestros cuerpos físicos con el fin de mantenerlos tranquilos. Sin embargo, aun estando ocultas, la situación que han creado esas emociones negativas puede estar aún presente en la mente, lo que significa que puede crearse un dolor nuevo para tomar el lugar de lo que hemos escondido.

Hace poco vi a Sally, una mujer de setenta años de edad, que sufre desde hace tiempo de una patología de la columna. Por lo general, me ve cada pocos años para recibir una inyección especial en la espalda que le ayude a reducir el dolor y le permita jugar al tenis, un deporte que le apasiona. Vino a verme para que pudiera repetir este procedimiento, sólo que esta vez me enteré de que su esposo, al que había estado unida medio siglo, había fallecido de repente el año anterior. Ella siguió teniendo una vida muy activa en actividades comunitarias después de su muerte, e incluso se hizo cargo de algunos de sus compromisos anteriores. Como resultado, se encontraba más ocupada de lo que nunca había estado.

Sally regresó para una visita de seguimiento unas semanas después de su procedimiento, indicando que su dolor de espalda estaba peor de lo que nunca había estado. Ella no creyó que el problema estuviera causado por la inyección, ya que nunca antes había tenido un problema con la misma. Cuando palpé su espalda baja, me encontré con ciertos puntos muy agarrotados que se volvían exquisitamente dolorosos al tacto. Nos sentamos y hablamos un poco más, y luego me dijo: "Te cuento; nunca he tenido la oportunidad de hacer duelo por la muerte de mi marido." Creo que había embotellado, sin saberlo, su tristeza, almacenándola en su espalda, un lugar que ella ya tenía lastimado. La inyección despertó este terrible dolor de su sueño, creando puntos extremadamente dolorosos que prácticamente salieron de mí.

La estatua conocida como *"El Pensador"* es la creación más famosa de uno de los escultores más reconocidos de la historia, Auguste Rodin. *"El Pensador"* representa a un hombre de pensamiento sombrío pasando por fuertes luchas internas. Posa con sus nudillos derechos bajo la barbilla, con el codo derecho apoyado cerca de la rodilla izquierda, y sentado sobre un tronco en una postura agachada. Su mente está sufriendo por algo, y su cuerpo está respondiendo retorciéndose en esta posición incómoda. Al parecer, tiene un montón de ruido y pensamientos en su cabeza, y cuanto más piensa, más se contorsiona su cuerpo. En este sentido, él es similar a las personas que sufren de dolor crónico, que batallan con sus propias luchas internas. Tienen un montón de pensamientos, y su apariencia exterior puede cambiar, lo que refleja sus luchas. Esta estatua ha sido durante mucho tiempo un icono de la mente intelectual.

Creo que esta estatua es una excelente ilustración de la conexión entre pensamientos, emociones y cuerpo. La cabeza y el rostro apuntan hacia abajo, lo que sugiere una mente atormentada por sus propios pensamientos. La espalda se curva sobre el pecho y los hombros se elevan hacia las orejas; lo que recuerda a una criatura en una postura defensiva tratando de protegerse durante un ataque. Esta no es una posición cómoda—intente mantener la misma por un minuto y verá lo que quiero decir—y no hay nada en su lenguaje corporal que sugiera que su mente esté abierta a cualquier otra cosa que el ruido doloroso consumiendo su mente, cuerpo y espíritu. Creo que es justo decir que su cuerpo está compartiendo el peso de sus pensamientos.

A veces, usted puede encontrar el meollo de sus pensamientos autodestructivos y emociones negativas, rastreando las cosas hacia atrás desde su propio cuerpo. Sally lo hizo sin siquiera saberlo. Su "nuevo" dolor de espalda, provocado por una inyección que normalmente le daba alivio, la llevó a reconocer la emoción generada por una tristeza que había sido embotellada y que yacía oculta.

Si el dolor crónico puede causar un torbellino de pensamientos autodestructivos y de emociones negativas, y si estos conectan al cuerpo la matriz del dolor del cerebro, entonces el resultado sólo puede ser uno: ¡más dolor y más sufrimiento! ¿Cómo rompemos ese círculo vicioso?

El Cerebro Consciente

Una mente liberada de charlas ociosas y pensamientos negativos repetitivos está libre para centrarse en ayudar al cuerpo a sanar. Esta liberación se puede conseguir a través de la meditación, la oración, y la lucha por la quietud. Yo llamo al cerebro que logra esto "cerebro consciente."

El desarrollo de un cerebro consciente requiere atención, diligencia y mucha práctica. Recuerde: Hay barreras inherentes, externas a este proceso. El ruido dentro de nuestra mente se alimenta directamente de la cacofonía que se nos bombardea diariamente en forma de teléfonos celulares, computadoras, televisores y cosas por el estilo. Para la mayoría de nosotros, el ambiente externo es una distracción terrible de la claridad mental, lo que significa que es posible que tengamos que hacer algunos cambios de estilo de vida disciplinados.

Una lección importante que he aprendido con los años es que pueden darse dramáticos cambios cognitivos y emocionales a través del movimiento y el ejercicio. Recuerde: Las emociones son el puente entre la mente y el cuerpo, y sabemos que la mente tiene el poder de cambiar al cuerpo. Por el contrario, el cuerpo tiene el poder de influir en la mente, cambiando las emociones y los patrones del pensamiento. Y lo consigue principalmente a través del movimiento. Los beneficios combinados de despejar la mente y mover el cuerpo no sólo son adictivos, sino exponenciales. Parte III de este libro le dará a conocer algunas de las diferentes prácticas de movimiento que han ayudado a cambiar las vidas de cientos de mis pacientes.

Creo que echar el candado a ideas disfuncionales y repetitivas es un paso importante hacia la conquista de dolor crónico. Otro paso importante es la superación de los conflictos internos. Mis pacientes parecen sufrir de una lucha interna entre las fuerzas inconscientes que tiran unas de otras en direcciones opuestas. Hasta que se resuelvan estos conflictos, las circunstancias vitales de una persona pueden estancarse y no seguir adelante.

El Cerebro Temeroso

La madrastra malvada de este capítulo es el miedo. El miedo comienza a multiplicarse y a crecer desde el primer minuto en que se produce el dolor. En el orden natural de las cosas, el miedo tiene una función protectora después de una lesión aguda o alguna otra forma de estrés. Cada año, hay niños en la escuela que se caen de columpios con barras y se rompen sus extremidades. Cuando chocan contra el suelo, pueden experimentar el dolor causado por la fractura repentina de, digamos, un antebrazo. La respuesta inmediata e innata es acunar el brazo lesionado contra el pecho con el brazo sano, protegiendo lo que fue lastimado de un daño mayor.

Vamos a suponer que la mayoría de estas lesiones son tratadas adecuadamente y sanan en pocos meses. (¿Recuerda cuando era tan joven y podía curarse y quedarse como nuevo, tan rápido?) Una vez que la hinchazón y la inflamación han bajado, los niños suelen comenzar a recuperar la función completa de sus miembros en un corto período de tiempo. Puede que algunos estén un poco dudosos de volver a colgarse de esas barras, pero la mayoría lo supera más rápidamente y reanuda sus actividades lúdicas habituales.

Pero si el dolor persiste incluso después de que una lesión aguda o fractura se haya curado, el miedo puede acabar entrelazado con el dolor crónico. El miedo de usar una parte dolorosa del cuerpo puede persistir, lo que es una reacción conocida como el *temor a la reincidencia*. En el caso de nuestro hijo herido en el patio de recreo, el temor a reincidir en la lesión existirá si el niño tiene demasiado miedo a utilizar el brazo, incluso después de que se haya curado.

He comprobado que las limitaciones basadas en el miedo son una de las mayores fuentes del deterioro físico y de la angustia emocional en pacientes con dolor crónico. El miedo puede convertirse en un prejuicio irracional que nos impide tomar las decisiones adecuadas y saludables. El temor crece hasta el punto en que los sistemas del cuerpo operativos se empiezan a cerrar. A menudo veo a gente con lesiones en un brazo, por ejemplo, que sufren por dolor, y con importantes limitaciones respecto a lo que pueden hacer con ese brazo. Puede que no sean capaces de peinarse o vestirse por sí mismos con ese brazo, por ejemplo. En algunos casos, no podrán mover el brazo en absoluto. Por ejemplo, la cavidad del hombro puede volverse rígida y pegada después de un desgarro del manguito rotador. Si el desgarro es reparado quirúrgicamente, pero el hombro sigue congelado y resistente al movimiento, entonces el miedo puede estar contribuyendo al problema. Desafortunadamente, como usted aprenderá en el próximo capítulo, cuanto más tiempo se mantenga congelado el hombro, más me dolerá y más débil llegará a ser el brazo.

También veo a gente que está preocupada por hacer algo que pueda causar que se vuelvan a lesionar gravemente de nuevo. Temen, por ejemplo, que "si hago ejercicio, me podría dañar aún más". Y, lo crea o no, incluso algunos tienen miedo a mejorar. Están acostumbrados a su papel de enfermos—y tal vez acostumbrados a algunos de los beneficios que eso conlleva, tales como la atención adicional de amigos y familiares. Sin darse cuenta de lo que está sucediendo, inconscientemente dan cabida al miedo a que se les acabe la atención especial recibida e impiden que los pensamientos se sientan cada vez mejor.

¿Quiere decir eso que el temor de volver a lesionarse está en su cabeza? Ciertamente no. Nace de las lesiones reales y el dolor real. El miedo afianzado dentro de la mente es lo que congela al cuerpo, evitando su funcionamiento. El resultado final es menos actividad, menos satisfacción y menos alegría. El miedo ocupa el lugar del movimiento y de los logros en la vida, convirtiendo a las personas en esclavas de sus caprichos y deseos.

El Cerebro de la Fe—Antídoto contra el Miedo—

La creación de un cerebro consciente de sí mismo puede ser un gran paso hacia la recuperación del control, pero puede no ser suficiente de cara al miedo abrumador. Por lo que a mí respecta, el miedo es un emotivo "germen" que necesita ser limpiado o que destruirá el espíritu. Por eso, el paso siguiente es agregar la fe—el verdadero antídoto contra el miedo: la fe de que las cosas pueden y van a mejorar—, la fe de que usted puede y va a mejorar. El miedo no puede vivir cuando la fe está presente.

Cuando veo a pacientes que han sido infectados con miedo incluso ligeramente, me gusta recetarles una gran dosis de fe. Me gustaría poder simplemente entregarles una botella de "píldoras de la fe" o darles una "inyección de la fe", pero ya sabemos que eso es imposible. En su lugar, les animo a empezar a pensar en el "yo *puedo*", y en el "*puedo* usar mi brazo de nuevo", "*puedo* recuperar el control de mi vida", "*puedo* cambiar mi estilo de vida a mejor", "*puedo* mejorar mis relaciones", "*puedo* liberarme de mi ira", "*puedo* hacer más por mí mismo de lo que estoy haciendo ahora", y" *puedo* ver un futuro más brillante."

Si llena su mente deliberadamente de pensamientos como "Yo puedo" hará que su cerebro se aleje del miedo y del ruido, lo que ayudará a crear un "cerebro monje" que constantemente piense en el futuro con esperanza, así como un cerebro consciente, que silencie el "no puedo" y similares charlas, para remplazarlos con pensamientos positivos y de esperanza. El cerebro de la fe tiene todos los atributos positivos de estos dos cerebros y mucho más, porque se centra en el "yo puedo", que es un poderoso remedio sanador.

Las acciones que se crean pueden aumentar la confianza y crear una base sobre la cual se puede construir. Ser capaz de levantar un hombro congelado sólo un poco más alto, por ejemplo, añade un refuerzo positivo a la fe de una persona de que su brazo va a mejorar. Es una señal que le dice que la próxima semana, si persiste en ello, probablemente será capaz de elevarlo aún más alto todavía. La fe puede crecer un paso o una pulgada cada vez, junto a cada logro. He aquí algunos ejemplos de cambios en los patrones de pensamiento que pueden ayudar a construir un cerebro de fe:

En vez de decir	Piense:
¡Este dolor es terrible!	Puedo conquistar este dolor.
¿De qué vale intentarlo? Nunca mejoraré	Puedo abrirme paso con esta terapia y mejorar.
¿Por qué me sucede esto?	Puedo estar sano y entero de nuevo.
Mi familia me está volviendo loco con mi dolor	Puedo comunicarme con ellos y mejorar nuestras relaciones.
¿Por qué no pueden estos médicos idiotas solucionar este problema?	Yo puedo ser una parte activa de mi recuperación.
Hay tanto camino por recorrer; no hay razón para siquiera intentarlo.	Puedo dar un pequeño paso adelante hoy mismo.
Nadie entiende por lo que estoy pasando.	Puedo comunicar lo que necesito, sin aparentar ser un quejica.
Nunca seré como solía ser, físicamente.	Puedo dar grandes pasos hacia adelante.
Nunca voy a ser como era.	Puedo vivir una vida feliz y productiva, a pesar de algunas limitaciones físicas.

No quiero que esto suene a que todo lo que tiene que hacer es chocar sus talones tres veces, tener pensamientos felices, y todo será perfecto. No es tan fácil. Pero no es tan difícil tampoco. Siga pensando "yo puedo", y busque maneras de hacer que cada pensamiento y cada expresión sean un "yo puedo". Incluso si usted no lo cree al principio, simplemente dígalo. Con el tiempo, todos esos pensamientos y aseveraciones de "Yo puedo" acabarán escritos en el libro de su mente, y cada nuevo pensamiento y aseveración orientado al "Yo puedo" se hará más fácil—más y más fácil—hasta que el pensamiento de "Yo puedo" se convierte en algo natural para usted.

El Cerebro de Vivaldi

Si hay una constante en la naturaleza, es que hay cuatro estaciones que seguirán repitiéndose indefinidamente. A nuestro alrededor, todos los seres vivos afrontan estos ciclos. Las hojas de los árboles se marchitan y caen cada otoño. Los árboles vuelven a la vida cada primavera, cuando las hojas y flores regresan. Este es el orden natural del universo. La vida pasa por ciclos.

Nuestro desafío es ser como los árboles, para afrontar lesiones y desafíos dolorosos (invierno) que nos permitan crecer y florecer como criaturas más vibrantes en vida (primavera). Estar atrapado parece desafiar una ley básica del universo, que es la de que el invierno siempre es seguido por la primavera. Cada lucha es una puerta potencial de crecimiento y desarrollo si nos atrevemos a cruzarla.

El cerebro Vivaldi vive en el momento y afronta lo que hay que hacer en ese momento, ya se trate de un desafío grande o de algo muy alegre. Aprende las lecciones del duro invierno, y después aplica lo aprendido para crear una primavera clara y abundante. Nunca juzga el flujo de las estaciones, sino que más bien las acepta todas. Algunos pacientes me preguntan cada semana qué aspecto tendrá su futuro: "¿Desaparecerá esto con el tiempo?" Yo les digo que, si bien no poseo una bola de cristal, creo que tienen que trabajar en el control del dolor que tengan en ese momento y recibir el mañana, traiga lo que traiga.

En el capítulo 11, nos centraremos más en el simple acto de respirar. Los eruditos religiosos han señalado que la palabra hebrea para espíritu es *ruah*, que significa literalmente "respiración, el aire o el viento." Su concepción de la vida y su espíritu están íntimamente conectados a la respiración. Cuando nacemos, lo primero que hacemos es dar un respiro, y cuando morimos, es el último acto que realizamos.

Ruah nos lleva a un punto importante acerca de la espiritualidad que los diccionarios no pueden definir. La respiración es el acto de mover el aire hacia dentro y fuera de nuestros cuerpos. El viento sopla de un lado a otro. Nuestros espíritus no están permanentemente herméticos. Gracias al viento, se mueven e interactúan con el medio ambiente, incluso con las personas que nos rodean. Nuestro espíritu afecta a las vidas de nuestros familiares, nuestros seres queridos, nuestros compañeros de trabajo, y otros—y las de ellos nos afectan también. Todos hemos escuchado cómo una persona especial es capaz de iluminar una habitación con sólo entrar en ella. Así como los factores internos, como los pensamientos y las emociones impactan el espíritu que creamos, también lo hacen los factores externos de nuestro medio ambiente.

Los pacientes y colegas, a menudo me preguntan cómo soy capaz de trabajar todo el día y todos los días con personas que están doloridas. Hace poco, mientras hablaba con un paciente que era ministro eclesiástico, finalmente me di cuenta de la verdadera respuesta. Él me dijo que a veces habla en sus sermones sobre cómo lo consolé en sus momentos oscuros. Ahora me doy cuenta de que me alimento de la energía positiva generada por gente como él que hace cambios y se cura por dentro y por fuera. Este flujo de energía me recarga para hacer lo mismo con la siguiente persona. Pero no puedo continuar sin la ayuda de aquellos con los que ya he trabajado. Él exhala su *ruah*, y yo lo respiro, incorporándolo como parte de mi *ruah*, el cual luego exhalo para la siguiente persona.

Volver a la Vida

El dolor crónico puede causar estragos en el cuerpo. Y puede hacer lo mismo con la mente mediante la creación de ruidos disfuncionales e inclinando la balanza lejos de la fe y hacia el miedo, dejándonos con emociones fuertes que cubren nuestros verdaderos espíritus. Son los buenos pensamientos que creamos en tiempos de estrés y crisis los que pueden servir como el pegamento que mantiene a nuestro cuerpo, mente y espíritu unidos. Así como la oscuridad de la noche abre paso a la luminosidad del sol, toda tragedia y lucha dará paso a la iluminación e increíbles dones—alegría, amor y serenidad—si, lo permitimos.

Recordemos la historia de Moisés. Un día era un pastor fugitivo vagando por el desierto con su rebaño, y al siguiente dividió el Mar Rojo, mientras rescataba a toda una nación de personas. ¿Qué llevó a esta notable transformación? Dios lo llamó a la acción hablando con él a través de una zarza ardiente; Moisés escuchó, a pesar de que no se consideraba como una opción digna. El dolor, la enfermedad o el sufrimiento pueden ser su zarza ardiente, diciéndole lo que puede lograr. La mejor medicina es volver a conectar con nuestro espíritu y dejar que nos infunda una vez más con la alegría de vivir.

¿Qué Clase de Cerebro Quiere?

Le sugiero que haga una lista de ideas que le llamen la atención acerca de su dolor, su salud y su vida. Trate de identificar los pensamientos negativos que lleve encima como parte de su charla de fondo. Esto debe incluir pensamientos sobre otras personas y lugares, así como opiniones auto-dirigidas. ¿Puede pensar en cualquier temor que usted albergue que lo esté frenando? Al lado de cada elemento de su lista, trate de escribir un pensamiento alternativo que le ayude a moverse en una dirección más positiva. Una vez finalice cada capítulo de la Parte III, saque su lista y tome unos momentos para añadir nuevas ideas que le vengan a la mente sobre la base de lo que haya leído. Mantenga esta hoja de papel en un lugar seguro y refiérase a la misma periódicamente, hasta que usted crea que haya logrado cambios duraderos.

Ahora es el momento de seguir adelante y aprender más sobre cómo el miedo a la reincidencia en una lesión puede hacer que el dolor sea aún peor.

CAPÍTULO 9

Muévalo o Piérdalo: ¿Por Qué Duele la Inactividad?

Uno de los contribuyentes más significativos del dolor crónico es también uno de los mayores problemas de salud en nuestra sociedad moderna: la inactividad. Creo que podemos definir esto paradójicamente como "la acción de ninguna acción", lo que significa que este capítulo tratará sobre lo que pasa cuando no pasa nada.

Es así de simple: La inactividad duele. Una manera segura de empeorar el dolor crónico es evitar el movimiento de lo que ya duele. La inactividad también puede sentar las bases del desarrollo de un alarmante número de nuevos problemas, que van desde un dolor muscular a ataques cardiacos fatales. De hecho hay una asociación muy estrecha entre la inactividad y las enfermedades más importantes de nuestro tiempo, incluyendo la enfermedad coronaria, la diabetes y la artritis degenerativa. La inactividad es un gran contribuyente a la obesidad, que ahora está en un nivel epidémico en los Estados Unidos. Nuestra batalla contra la gordura, a su vez, contribuye directamente a otros problemas comunes, como las enfermedades del corazón, el dolor de espalda, y la diabetes. Por ejemplo, la incidencia de la diabetes ha aumentado tanto que también se ha convertido en una epidemia. Algunos expertos creen que la esperanza de vida en general está empezando a declinar debido a la preponderancia de las personas con sobrepeso. En 2005, los Institutos Nacionales de Salud informaron: "En los próximos decenios, la esperanza de vida para el estadounidense promedio podría disminuir hasta en 5 años, a menos que se lleven a cabo esfuerzos agresivos para frenar las crecientes tasas de obesidad..."[7]

E incluso si no nos mata, la obesidad puede hacer nuestras vidas más difíciles en muchos sentidos. Por ejemplo, el peso corporal ex-

---

7   "Obesity Threatens to Cut U.S. Life Expectancy, New Analysis Suggests." NIH News, National Institutes of Health, U.S. Department of Health and Human Services, 16 de Marzo de 2005. Accesible en www.nih.gov/news/pr/mar2005/nia-16.htm.

123

cesivo pone más tensión sobre las articulaciones que soportan peso, como las caderas y las rodillas, haciendo que se degeneren más rápidamente. Esto significa que moverse demasiado poco realmente puede desgastar las partes del cuerpo ¡con mayor rapidez!

Casi Debe Concertar una Cita Consigo Mismo para Moverse

Antaño solía ser muy fácil moverse, caminar, poner los músculos en funcionamiento, levantar o tirar cosas, mover cosas de aquí para allá, y en resumidas cuentas, ser activo. De hecho, incluso usted no podía evitar hacerlo a menos que estuviera convaleciente en una cama. Consideremos el simple acto de enviar un mensaje a un amigo lejano. Hace muchos años, habríamos tenido que escribir una carta a mano, y luego caminar o montar a caballo hasta una oficina de correos para enviarla por correo. Hace veinte años habríamos escrito la carta a mano, para luego levantarnos, caminar hasta la puerta principal y colocarla en el buzón. Hace diez años habríamos tecleado la carta, para después acercarnos a la máquina de fax y enviarla. Hoy día, millones de estadounidenses se sientan en sus escritorios y envían mensajes, imágenes y documentos completos por correo electrónico con sólo unos clics de sus dedos, eliminando prácticamente la necesidad de avanzar en absoluto. No me malinterpreten, esta nueva tecnología es grande, pero apenas se usan unos pocos músculos y relativamente casi no se queman calorías enviando mensajes de correo electrónico.

Del mismo modo, hace un siglo, hacer un viaje podría haber requerido ensillar un caballo o enganchar un vagón. Hoy en día es tan fácil como poner una llave en el arranque o deslizar un pase a través del escáner de un torniquete del metro. Hace cien años, hacer la cena era un proceso complejo. Es posible que hubiera tenido que sacrificar una vaca para conseguir un bistec o tal vez caminar una milla a la carnicería (ya que no había congeladores caseros para almacenar la carne). Es posible que hubiera tenido que ir al jardín y recoger brécol, zanahorias u otras verduras que habría plantado, lavado y picado. Y antes de que usted pudiese cocinar la carne y las verduras, habría tenido que cortar su propia madera, transportarla a la cocina, y echarla al fogón. Por último, habría tenido que encender y vigilar el fuego, además de transportar las ollas y sartenes de metal pesado de un lado a otro. ¡Hacer una simple cena resultaba agotador! Y ni siquiera estamos hablando de limpiar después. Hoy en día es fácil preparar rápidamente una comida de verduras carne y mixta. Basta con sacar la carne del congelador, meterla al microondas, se abrirse una lata de verduras y calentarlo todo en una olla en la cocina.

Para la mayoría de nosotros, el estilo de vida moderno es en realidad un "asientoestilo" con muy poco esfuerzo físico requerido para pasar el día. El problema es aún más grave para los habitantes de los suburbios, que gastan una cantidad excesiva de su tiempo apenas moviéndose en absoluto. La gente que vive en las áreas metropolitanas, por lo general, se dirige a pie de sus casas a las paradas de transporte público o, si el lugar de destino no está demasiado lejos, caminan todo el trecho. También suelen subir escaleras todos los días y, a menudo cargan comestibles u otras compras de las tiendas a sus hogares. Los habitantes de los suburbios, por el contrario, en general, se meten en sus coches estacionados en sus garajes y conducen al trabajo, al centro comercial, y a otros destinos. Aparcan el coche lo más cerca posible de la entrada para que no tengan que caminar mucho. Así, el proceso de viajar varios kilómetros desde su casa quema muy poca energía en la gente. "Las compras se transportan a casa en coche, y no se llevan en la mano. Con los teléfonos celulares, iPods, consolas de videojuegos y otros equipos, ya no es necesario buscar amigos, ir al club, o ir al lugar de reunión local para entretenerse. Ni siquiera tenemos que salir al patio y gritar por encima de la valla de un vecino: podemos usar nuestro Blackberry para notificarle. Los habitantes de la suburbia normalmente consumen menos energía que sus contrapartes urbanas, por lo que no es sorprendente que la vida suburbana se asocie a un mayor riesgo de problemas de salud, incluida la obesidad y la depresión.

Vivir en los Suburbios También
Puede Ser Malo para su Cerebro

Los cerebros que son regularmente estimulados y están expuestos a cosas nuevas son menos propensos a desarrollar formas de demencia que los cerebros menos comprometidos. Esto puede ser un problema para los habitantes de los suburbios, que, viviendo lejos del centro de la ciudad o la comunidad, a menudo tienen dificultades para asistir a reuniones y conciertos, para reunirse con amigos, o simplemente conectar con otros. Como resultado, dedican menos tiempo a otras personas, a la comunidad, y a la naturaleza, mientras pasan más tiempo dedicados a actividades sedentarias como sentarse en el sofá y ver la televisión. La televisión puede ser entretenida, pero rara vez "ejercita" la mente.

Algunas personas todavía tienen que moverse un poco en el trabajo, pero la mayoría de nosotros puede llegar a funcionar haciendo muy poco todos los días.

Orejas con Hombros

Nuestro asientoestilo moderno ha provocado un gran número de problemas de dolor relacionados con el hecho de que nos movemos muy poco. Hace veinte años, pocas personas tenían ordenadores personales en casa, y muy probablemente tampoco tenían teléfonos celulares propios. Hoy, sin embargo, muchos trabajos requieren esfuerzo continuo trabajando en estaciones computarizadas. Esto significa teclear, utilizar un ratón, y sentarse en una posición fija durante horas y horas. Y, después de un día completo en el trabajo moviendo el teclado y el ratón, la gente parece pasar más y más tiempo libre navegando por Internet y jugando a juegos de computadora.

¿Qué representa todo este encorvamiento sobre computadoras para nuestros cuerpos? La próxima vez que tenga una oportunidad, observe a un grupo de personas trabajando en sus estaciones computarizadas. Obsérvelos cerca de una hora y se hará una buena idea de lo poco que se mueven. ¿Con qué frecuencia cambian de postura sus cuellos y sus zonas lumbares? ¿Mantienen sus codos flexionados todo el tiempo? ¿Se encogen de hombros hasta cerca de sus orejas? ¿Cuánto peso de actividad de carga ocurre, como ponerse de pie o caminar? Usted notará que no hay mucho movimiento en las articulaciones y que sus músculos más grandes, los de sus piernas y espalda, se utilizan con poca frecuencia.

Cuando un cuerpo trabaja en una posición semifija por períodos de tiempo sin fin, comienza a adaptarse usando ciertos músculos necesarios para mantener las cosas en su lugar, y desactivando otros músculos que no estén directamente relacionados con la tarea. La mayoría de nosotros tenemos una tendencia a estimular nuestros músculos trapezoidales superiores en exceso (los que se extienden hasta la parte posterior del cuello, hombros y espalda superior) cuando hacemos actividades motoras finas con nuestras manos, ya que ayudan a mantener los dedos, manos, muñecas, y antebrazos, mientras trabajamos. Si usted toma su mano, colóquela en la base de su cuello y la desliza hacia abajo hacia los lados en dirección al plano horizontal que cubre su hombro, estará apoyándola en sus trapecios. Apriete el músculo y verá cómo se siente. ¿Le parece anudado? Este músculo a menudo se estimula en exceso no sólo por el uso repetitivo de las manos, sino también por el estrés emocional.

Al mismo tiempo que se está apretando el trapecio, otros músculos alrededor de los omóplatos se apagan y dejan de funcionar. Estos músculos son importantes para la estabilización de las articulaciones del hombro, y normalmente trabajan en concierto con los trapecios. Sin embargo, con el trapecio "encendido" tan a menudo y los otros músculos "apagados", se inclinará la balanza y dará lugar a cambios posturales. Los hombros y el cuello comienzan a endurecerse y a perder la función.

El cuerpo humano fue diseñado para el movimiento, no para el estancamiento. Antes solíamos movernos, más, y más, todo el día. Hoy día solemos permanecer sentados por períodos prolongados en el trabajo, tomamos un viaje sedentario a casa, realizamos actividades aún más sedentarias en la noche, y luego acabamos en la cama toda la noche. Usamos en exceso ciertos músculos mientras que ignoramos otros. Cuanto más hagamos esto con nuestros cuerpos, más probable es que empiecen a dolernos. Hubo un tiempo en el que la mayoría de las lesiones eran causadas por deportes o por accidentes de trabajo. Si bien este tipo de lesiones se siguen produciendo, ahora veo un montón de problemas de dolor causados por todo lo contrario: la inactividad.

Congelado por el Miedo

No sólo nuestro asientoestilo moderno prácticamente nos obliga a estar físicamente inmóviles gran parte del día; muchos de nosotros tenemos, literalmente, miedo a movernos, incluso cuando tenemos la oportunidad. Este fenómeno ocurre cuando las personas que ya están lastimadas no pueden hacer ejercicio porque les va a doler aún más. Esto es por temor a una nueva lesión, o el modelo de evitación del miedo. Por ejemplo, la investigación ha demostrado que las personas que se rasgan el ligamento cruzado anterior (LCA)—la lesión de rodilla que me dejó sin pantalones—y que temen volver a lesionarse son más propensas a evitar practicar deporte de nuevo.

La experiencia me ha enseñado que el miedo al movimiento es uno de los mayores obstáculos para ganar la batalla contra el dolor. Así como el temor de una nueva lesión puede causar que ciertos atletas eviten volver a realizar ciertas actividades después de una lesión, parece tener un efecto similar en una gran proporción de mis pacientes con dolor crónico. Es posible que hayan resbalado en el hielo lastimándose el coxis o que se hayan lastimado mientras levantaban o transferían a un ser querido, pero ahora evitan hacer todo lo que pueda causar una recaída. Esto es natural: Cuando experimentamos un montón de dolor, respondemos con la vigilancia y protegemos nuestros cuerpos. Es como si estuviéramos tratando de acurrucarnos en una coraza protectora para escondernos hasta que pase el peligro. Si salimos de este caparazón, estaremos expuestos a riesgos de una lesión mayor y más molestias.

La protección de una parte del cuerpo afectada por una lesión aguda es una respuesta normal y útil que ayuda a prevenir daños mayores, hasta que lesión pueda sanar. Por ejemplo, si usted sufre un esguince de tobillo, se hincha, se inflama, y duele. Cuanto más trate de apoyarse sobre el mismo, más le duele. Este dolor y su deseo de evitarlo, hacen que mantenga su tobillo despejado hasta que tenga la oportunidad de sanar. Una vez que el tobillo se haya curado, ya no le dolerá al caminar.

Una situación de dolor crónico es un asunto diferente, sin embargo. Por lo general, en el momento en que el dolor se convierte en crónico, la lesión aguda ha sanado, por lo que ya no se necesita ser protegida. Una vez que, por ejemplo, un esguince de tobillo ha sanado, no usar el tobillo en realidad acaba por hacerlo empeorar. Los músculos alrededor de la pierna y el pie deben ponerse en funcionamiento con el fin de poder recuperarse. Cuanto menos se utilizan, más se atrofian. Si la articulación no se dobla y se endereza, permanecerá rígida. A continuación, empezará a congelarse y aparecerá la cicatrización, evitando que se mueva de la manera en que lo hacía antes. Muy pronto, la pata cojea, lo que desencadena el dolor de espalda baja. Y si la parte de atrás está sobreprotegida, también se congelará, descalibrando el cuerpo y provocando dolor en otro lugar.

Otro temor es que el movimiento o el uso de la zona dañada causen más daños. Si el tobillo duele, la mente puede estar engañada pensando que caminar sobre el mismo lo va a dañar, a pesar de que el esguince se produjo seis meses antes. ¿He dicho "engañar"? Sí, el dolor crónico puede timarnos, haciéndonos creer en cosas acerca de nosotros mismos y nuestros cuerpos que pueden ser inciertas.

Algunas personas viven sus síntomas físicos hasta el punto que creen que siempre están en peligro. Recuerde que en el Capítulo 2 le conté que las palabras de un médico pueden provocar tanta ansiedad. Un paciente puede llegar a horrorizarse de quedarse paralizado, por ejemplo, a pesar de que las probabilidades de que eso ocurra sean por lo general bastante remotas. Otros pacientes tienden al catastrofismo, o a creer que las cosas están peor de lo que realmente son. Estas personas tienen un riesgo mayor de evitar el movimiento por miedo.

Sean cuales sean las razones, la inactividad no es saludable. Hace que desarrollemos músculos rígidos que no funcionan bien, lo que hace que nos duela al tratar de usarlos de nuevo. Cuanto menos activos seamos, más débiles y más desentrenados se volverán nuestros músculos. Nuestras articulaciones dependen del correcto funcionamiento de los grupos musculares para el apoyo, por lo que también corremos el riesgo de desgastar nuestras articulaciones antes de tiempo si no mantenemos la fuerza muscular adecuada. Esto a la larga conduce a una dolorosa artritis. Nuestra columna vertebral también se beneficia del apoyo activo de los grupos musculares clave para ayudar con la postura y la estabilidad, y para que no nos quedemos atrás ni pongamos una presión excesiva en las articulaciones con el fin de permanecer en posición vertical. Es más, evitando el movimiento con el tiempo nos lleva por un camino de riesgos de salud graves como la obesidad, la osteoporosis, la diabetes, y los ataques al corazón. Y la obesidad continúa el círculo vicioso al poner tensión adicional sobre articulaciones importantes como las rodillas y las caderas, lo que lleva a la inflamación y a la degeneración del cartílago de apoyo y, cómo no, a un montón de dolor.

Una vez que haya terminado de leer este capítulo, tómese unos momentos para considerar sus zonas dolorosas, la manera de pensar en ellas y cómo las utiliza (o no). ¿Es ya la hora de reevaluar sus pensamientos y de cambiar las creencias acerca de su situación? Cambiar algunas de sus ideas y comportamientos podría ser el primer paso hacia la creación de un nuevo y vibrante usted.

Las Terribles Consecuencias de no Trabajar Duro

Muchos estudios han demostrado que la inactividad y la obesidad son factores de riesgo para algunas de las principales enfermedades de nuestro tiempo. He aquí una muestra de los estudios:

- **Las enfermedades del corazón en los hombres.** Según la revista *Journal of the American Medical Association*: "La actividad física total, correr, entrenar con pesas, y caminar se asocian con menor riesgo de cardiopatía coronaria."[8] CC significa cardio-

---

8   Tanasecu M, Leitzmann MF, Rimm EB, et al. "Exercise type and intensity in relationship to coronary heart disease in men." JAMA 2002;288(10):1994–2000.

patía coronaria, una importante causa de muerte. Este estudio siguió a más de 44.000 hombres durante más de una década concluyendo que el movimiento era una buena medicina para el corazón.

- **Los derrames en las mujeres.** Según la revista *Journal of the American Medical Association*: ". . . la actividad física como el ejercicio de intensidad moderada que es el caminar, se asocia con una reducción sustancial del riesgo de derrame cerebral total e isquémico en una manera de dosis-respuesta "Hay dos tipos de derrame: isquémico y hemorrágico. Con el derrame isquémico, el flujo sanguíneo que va a una parte del cerebro se corta y se mueren las neuronas del cerebro—esto es como un ataque al corazón. Con un derrame hemorrágico, un vaso sanguíneo en el cerebro se "rompe" y la sangre fluye al cerebro "ahogando" a las neuronas. Este estudio concluyó que el ejercicio reduce el riesgo de ambos tipos de derrame a la vez, así como del isquémico por sí solo. Y lo hizo de una manera dosis-respuesta, lo que significa que cuanto más ejercicio se haga más beneficio habrá, mientras que menos ejercicio equivaldrá a un beneficio menor.

- **La diabetes de tipo II.** Según *Diabetes Care*: La participación en actividades físicas de intensidad moderada, como caminar a paso ligero, puede reducir sustancialmente el riesgo de diabetes de tipo 2."[9] Para llegar a esta conclusión, los investigadores analizaron diez estudios diferentes de la actividad física y la diabetes de tipo 2 en los que participaron más de trescientas mil personas. Y concluyeron que la participación regular en actividades físicas de intensidad moderada reduce el riesgo de desarrollar diabetes de tipo 2 en un 30 por ciento.

- **Cáncer del recto.** Según la *International Journal of Cancer* "... la inactividad física, el consumo elevado de energía y la obesidad están asociados con el riesgo de cáncer del recto, y hay un efecto sinérgico probable entre los 3 factores de riesgo."

---

9   Jeon CY, Kokken RP, Hu FB, van Dam RM. "Physical activity of moderate intensity and risk of type 2 diabetes: a systematic review." Diabetes Care 2007;30(3):744–752.

- **Cáncer de pecho en los hombres.** Según el *Journal of the National Cancer Institute*: "La obesidad se relacionaba positivamente. . . mientras que la actividad física se relacionaba inversamente. . ." con el riesgo de desarrollar cáncer de pecho en los hombres en este estudio.[10] "Positivamente relacionado" significa que si la obesidad aumenta, también aumenta el riesgo de desarrollar cáncer. "Inversamente proporcional" significa que hubo una asociación opuesta: A medida que incrementaban los niveles de ejercicio, menor era el riesgo de cáncer. Este estudio concluyó que mantener un peso bajo e incrementar el nivel de ejercicio tiene un efecto protector.

- **Cáncer endometrial y cáncer de mama.** Según *Cancer*: Los autores de este estudio comenzaron por señalar que existe "evidencia epidemiológica convincente que relaciona el exceso de masa corporal con un mayor riesgo de cáncer endometrial y de mama post menopausia ..."[11] "La evidencia epidemiológica" es el tipo que se observa cuando se mira a las grandes poblaciones y se comparan, en este caso, ciertos aspectos de sus hábitos de estilo de vida con su salud.

- **Cáncer colorrectal.** Según la revista *Cancer Epidemiology, Biomarkers and Prevention*: "La obesidad tiene una relación directa e independiente con el cáncer colorrectal".[12] Para este meta-análisis, o "matrimonio de estudios", los investigadores utilizaron métodos estadísticos para combinar los resultados de treinta y un estudios diferentes. En concreto, concluyeron que por cada aumento de 2 kilogramos en el índice de masa corporal (véase la página XX para más información), el riesgo de desarrollar cáncer colorrectal aumentaba en un 7 por ciento; y por cada 2 centímetros (alrededor de 0,8 pulgadas) de aumento de la circun-

---

10 Brinton LA, Richesson DA, Gierach GL, et al. "Prospective evaluation of risk factors for male breast cancer." J Nat'l Cancer Inst 2008;100(20):1477-81.

11 Leitzmann MF, Koebnick C, Danforth KN, et al. "Body mass index and risk of ovarian cancer." Cancer 2009;115(4):812-822.

12 Moghaddam AA, Woodward M, R. Huxley "Obesity and risk of colorectal cancer: a metaanalysis of 31 studies with 70,000 events." Cancer Epidemioly Biomarkers Prev 2007;16(2):2533- 47.

ferencia de la cintura, el riesgo aumentaba en un 4 por ciento. Podría seguir y seguir con los estudios, pero el mensaje es claro: Tanto la falta de ejercicio como la obesidad están relacionadas con enfermedades debilitantes y mortales.

¿Cuánto es Demasiado?

Subirse a una balanza y ver cuánto pesa uno no es la mejor manera de determinar si su peso está perjudicando a su salud. Esto se debe a que el "peso ideal" de una persona puede ser un número de kilos potencialmente mortal para otra, incluso si son de la misma altura. Comparemos a dos mujeres: Una de ellas mide 1 metro con 72 y pesa 83 kilos, con la mayor parte de su exceso de peso en su vientre. La otra, de pie, igual de alta e inclinando la balanza hacia los mismos 83 kilos, lleva la mayor parte de su exceso de peso en los muslos y las nalgas. La primera mujer es lo que llamamos una "manzana", redonda en el centro y más delgada en la parte superior e inferior, mientras que la segunda es una "pera", más delgada por arriba y más redondeada por abajo. Esto es más que una cuestión de estética, ya que la grasa que se lleva en el vientre tiende a ser más activa metabólicamente y, por lo tanto, más peligrosa que la grasa acumulada en los muslos y las nalgas.

Hay unas cuantas herramientas simples de medición que usted puede utilizar para evaluar si usted tiene sobrepeso, a parte de pesarse simplemente.

Herramienta de medición # 1: Indice de Masa Corporal
Una herramienta común para medir el riesgo de enfermedad y mortalidad relacionada con la composición corporal se conoce como el índice de masa corporal, o IMC. Cálculo de IMC requiere que usted conecte su peso y su altura en esta fórmula bastante complicada:

$$IMC = peso\ (en\ lbs)\ /\ [altura\ (pulg.)]2 \times 703$$

Calcule su IMC dividiendo su peso en libras (lbs) por su estatura en pulgadas (pulg.) al cuadrado y multiplicando todo por un factor de conversión de 703.

Si prefiere omitir el cálculo, puede utilizar la calculadora en línea de IMC de los Centros para el Control y la Prevención de Enfermedades disponible en = www.cdc.gov/nccdphp/dnpa/healthyweight/assessing/bmi/adult_BMI/english_bmi_calculato/bmi_calculator.htm. Sólo tiene que escribir en su altura y peso, hacer un clic en "Calcular", y la computadora lo calculará por usted.

¿Cuál debe ser su IMC? El riesgo en los hombres aumenta cuando el IMC supera los 25,3, y en las mujeres cuando el valor supera los 24,3.

Herramienta de medición # 2: Relación de cintura-cadera
Como se ha mencionado, la grasa almacenada en la zona abdominal, es decir, envuelta alrededor de la cintura, ha demostrado ser más perjudicial que los depósitos de grasa en otras áreas del cuerpo. Tener más peso alrededor de su cintura que alrededor de la zona de la cadera aumenta el riesgo de desarrollar la enfermedad cardíaca y la diabetes.

Para calcular su relación de cintura-cadera, use una cinta métrica para medir la circunferencia de la cadera (alrededor de las caderas en su parte más ancha) y, a continuación su cintura (justo por encima del hueso superior de la cadera). Divida la circunferencia de la cintura por la circunferencia de la cadera para obtener su relación. Por ejemplo:

Si su cadera es de 36 pulgadas (1 pulgada =2,54 centímetros) y su cintura es de 24 pulgadas, su relación es de 0,67.

Si su cadera es de 42 pulgadas y su cintura es 38 pulgadas, su relación es de 0,90.

Si su cadera es de 46 pulgadas y su cintura es de 40 pulgadas, su relación es de 0,87.

¿Cuál sería una relación saludable? Para los hombres, debe estar por debajo de 0,94; y para las mujeres, debe ser inferior a 0,82. Cifras más altas indican peligro.

¿Qué medida debe usar?
Ni el índice de masa corporal, ni la relación cintura-cadera son un indicador perfecto para medir la salud o la enfermedad, así

que es mejor usar los dos. Si los resultados de cualquiera de las pruebas se encuentran en zona de peligro, hable con su médico acerca de su dieta y regímenes de ejercicio.

¡Buenas Noticias!

Hay algunas buenas noticias en medio de toda esta discusión de inactividad, peso y enfermedad: Mantener su peso bajo control le ayudará a reducir su riesgo de desarrollar muchas de las principales enfermedades de nuestro tiempo. Eso también puede jugar su papel para mantener su dolor bajo control. El temor de volver a lesionarse es un enemigo muy vencible. Una vez que supere el miedo, usted se sorprenderá de lo que puede hacer. Con la educación adecuada, el conocimiento de sus limitaciones, y el entendimiento del lugar en el que residen sus temores innecesarios, usted podrá superar sus limitaciones y barreras pasadas. Las personas que son capaces de hacer esto a menudo disfrutan de enormes ganancias físicas. Los que alguna vez fueron capaces de levantar y transportar sólo una libra (453 gramos) podrán darse cuenta muy pronto de que ya podrán levantar veinte libras. Aquellos que sólo podían tolerar cinco minutos de caminata sobre una cinta pueden llegar a pasar a veinte minutos en una pendiente. Sus cuerpos se hacen mucho más fuertes, rápidamente. Su perspectiva general sobre la vida y su sensación de control también mejorarán.

Es factible. Lo he visto suceder muchas veces, y he visto a gente cambiar sus vidas completamente una vez que empiezan a "moverlo" de nuevo.

Ahora que usted ha aprendido valiosas verdades y afilado su mente para el éxito, ¡es hora de atreverse a tirarse de cabeza en el proceso de aprendizaje y comenzar la transformación extrema que le ayudará a poner su dolor en su lugar!

PARTE III

ATRÉVASE

CAPÍTULO 10

Siete Pasos Para un Cambio de Imagen Extremo

¿Cuáles son los rasgos fundamentales de la gente exitosa que padece dolor crónico? En otras palabras, ¿cuáles son las diferencias entre aquellos que superan de forma efectiva el dolor crónico y los que no lo hacen? Después de haber trabajado con miles de pacientes, he tenido la oportunidad de presenciar de primera mano resultados tanto positivos como negativos, muchas veces. A través de mi observación e investigación, he encontrado los ingredientes clave para un cambio de imagen del dolor crónico y los voy a compartir con usted aquí. Después de todo, dondequiera que vaya, desde programas de televisión a material impreso, hay una gran cantidad de consejos dedicados a ayudarle a mejorar radicalmente su apariencia. Si los expertos le pueden enseñar a tener un cabello hermoso y una mirada sexy, entonces ¡es hora de que usted también reciba algunos consejos sobre cómo transformar su forma de sentirse!

Supongamos que dos mujeres de cuarenta y cinco años de edad, ambas con un severo dolor de espalda baja acuden a mi centro con problemas similares. Ambas fueron muy activas en su día y disfrutaron de actividades recreativas como el senderismo y el tenis, pero ahora tienen demasiado dolor como para practicar esos deportes. Ambas mujeres tienen familias, pero hablan con brusquedad a sus hijos y cónyuges de una manera nunca vista antes de que el dolor comenzara. El hecho de que sufren para completar las tareas del hogar, les hace sentirse menos necesarias y más deprimidas; esta tristeza a menudo les lleva a las lágrimas. Cada una está tomando una combinación de potentes analgésicos y antidepresivos, pero reportan que van de mal en peor.

Ahora vamos a sacar una bola de cristal para ver a nuestras dos pacientes un año a partir de entonces. Una mujer será más o menos la misma. A pesar de que probó diversos tratamientos durante el último año, su espalda todavía le duele mucho por lo que aún pasa mucho tiempo recostada. Continúa tomando medicamentos fuertes para el dolor y se siente emocionalmente baja. Su relación con su marido es más tensa que nunca, y ambos tienen dificultad para comunicarse entre sí.

Las cosas se ven mucho más brillantes para nuestra otra paciente. Es mucho más activa y alegre. Cuando los amigos le preguntaron sobre su espalda, ella les hizo saber que todavía sentía alguna molestia, pero eso no le impidió acudir a sus encuentros semanales. Suele pasar un par de horas todos los días practicando las cosas que aprendió para cuidar mejor de su espalda, y esto le da un montón de tiempo de calidad que pasar con sus hijos y esposo.

¿Por qué esta discrepancia entre las dos mujeres? Mi conjetura es que nuestra primera paciente absorbió [de haberlo hecho] tan solo unos pocos de los hábitos saludables de los que le voy a hablar en este capítulo. La experiencia indica, sin embargo, que la segunda paciente tuvo en cuenta muchos de estos pasos en su vida diaria y los retuvo.

No nos olvidemos de una de las valiosas lecciones de las dos primeras partes de este libro. El tiempo de contacto, o mejor dicho, cómo usted utilice su tiempo, es un factor crítico. Por supuesto, la utilización de su tiempo de contacto a su mejor provecho es un gran desafío, que requiere de un esfuerzo constante y supremo. Observemos a Lance Armstrong. ¿Se trata de un talento natural con un modelo físico ideal para las carreras de bicicleta? Bueno, sí, pero también lo son bastantes otras criaturas que habitan nuestro planeta, ya sea pedaleando o no. Lo que separó a Armstrong del resto de la manada durante su cadena sin precedentes de siete victorias en el *Tour de Francia*, fue que trabajó más duro. Absolutamente comprometido con el *éxito*, nunca dejó que nadie lo rebasara. Armstrong demuestra que el éxito no ocurre por sí solo. Incluso las personas con talento excepcional no pueden simplemente presentarse a una carrera esperando ganar. Saben que deben entrenar más fuerte que sus competidores. Lo mismo se aplica si usted quiere ser victorioso sobre el dolor crónico: Debe trabajar como ninguno para tomar el control.

Los siguientes siete pasos le ayudarán a crear un régimen de entrenamiento para ganarle la batalla al dolor crónico. No se preocupe por profundizar en los detalles de cada paso en este momento; lo que sigue es un resumen rápido. Voy a pasar más tiempo en los capítulos que siguen hablando de estas y otras cosas útiles que puede hacer para superar su dolor. Y no se preocupe por hacer frente a las partes en orden, eso no es necesario. Usted no tiene que dominar una antes de pasar a la siguiente. Pruébelas todas. Algunas resultarán más cómodas de inmediato, mientras que otras le llevarán más tiempo. No se preocupe por eso; tan sólo siga adelante.

Paso Uno: Usar su respiración

Aprender a usar la respiración es un paso fundamental para lograr el control de su salud. Su respiración es la raíz de la cual brotan todas sus ramas. El dominio de la respiración puede ayudarle a:

- Estirar sus músculos tensados
- Fortalecer las partes del cuerpo sobreprotegidas por el miedo al dolor
- Aumentar su energía y resistencia
- Controlar brotes de dolor
- Reducir el estrés
- Despejar su mente de charlas negativas
- Dormir mejor por la noche

Paso Dos: Crear una mente sana

Los capítulos 7 y 8 nos enseñaron que la mente es una herramienta poderosa para mejorar la salud y el bienestar. Si no tenemos cuidado, podemos fácilmente permitir que los pensamientos disfuncionales echen raíces en nuestras mentes. Actuando a través de la conexión mente / cuerpo, los pensamientos dañinos nos echan fuera de la pista. Crean emociones negativas que "hablan" a nuestros cuerpos, poniendo en marcha los cambios bioquímicos y fisiológicos que pueden empeorar nuestro dolor y hacer que nuestros cuerpos físicos se apaguen. Una nueva investigación ha demostrado que si podemos controlar nuestro cerebro, podemos controlar nuestro dolor. Con el fin de ayudar a lograr esto, los próximos capítulos se centrarán en:

- Ejercicios de respiración y meditación para reducir el estrés, limpiar los pensamientos negativos y emociones, y remplazarlos con alternativas de curación como la gratitud y el aprecio.
- Aprender el valor de la aceptación, no como un camino enfocado a la derrota, sino como un medio para mejorar el bienestar emocional.
- Familiarizarse con las formas en que la parte creativa de su cerebro puede procesar emociones negativas reprimidas que deben ser liberadas.
- Reconocer cómo la adicción a las píldoras de receta, al alcohol y a las drogas pueden controlar su toma de decisiones y bloquear sus pensamientos positivos.
- La comprensión de cómo ciertas dependencias difíciles de ver, tales como las adicciones emocionales a la ira o el miedo, pueden ser igualmente peligrosas.

Paso Tres: Conectar

Algunos de mis pacientes más felices son aquellos a los que considero los más "conectados". Las conexiones son los vínculos que establecemos con el mundo que nos rodea. Por ejemplo, veo a muchos pacientes que se lesionaron en el trabajo y necesitaron de una baja laboral mientras buscaban tratamiento. Este tiempo libre puede ser necesario, pero también puede ser perjudicial ya que permite que se debilite su conexión con el trabajo. Una conexión de trabajo puede proporcionar valiosos activos intangibles a la vida, incluyendo vínculos sociales y una sensación de propósito. Romper este vínculo puede enviar a muchas personas a caer en picado. Pero los que establecen nuevas conexiones más adelante, ya sea por volver a trabajar o encontrar algo que sustituya al trabajo, como el voluntariado, parecen controlar el dolor mucho mejor.

Muchas personas reaccionan a su experiencia de dolor crónico retirándose de algo más que del trabajo. Puede que disminuyan o eviten contactos sociales, como visitar amigos o ir a la iglesia. *Sin embargo, cada interacción que se pierda eliminará una conexión con su vida.* A medida que las conexiones se hacen cada vez más escasas, el mundo que le rodea a uno se convierte en más y más pequeño. Preservar las conexiones, o crear otras nuevas, mejorará significativamente la calidad de su vida.

A medida que se desconecte, procure crear uniones saludables. Busque amigos a quienes les guste salir a caminar o hacer ejercicio. Involúcrese en actividades en las que pueda compartir su amor y bondad con los demás. Esto traerá más curación en su vida de lo que nunca se pueda imaginar.

La información contenida en los próximos capítulos sobre el ejercicio, la vida en casa, el envejecimiento saludable, afrontar la adicción, y la obtención de aceptación, le ayudará a eliminar las barreras físicas y emocionales de sus conexiones.

Paso Cuatro: Ingesta de calidad

Nuestros cuerpos son totalmente dependientes del aire que respiramos y los alimentos que comemos para funcionar correctamente. Pero cada día exponemos a nuestros cuerpos a los productos químicos de los alimentos que consumimos y a los medicamentos que tomamos. A menudo perdemos de vista el hecho de que nuestra salud está conectada a cada respiración y deglución que se produce.

Considere su cuerpo como un templo y aprecie todo lo que puso en él. Considere cuidadosamente los medicamentos a los que lo exponga. Para mantenerlo en plena forma, usted debe estar comprometido únicamente con la ingestión de sustancias de calidad. Siempre que le sea posible, adhiérase a los principios de la Dieta Anti-inflamatoria de la que le hablaré en el capítulo 15. Los capítulos 14 y 21 le ayudarán a tomar decisiones acerca de sus objetivos de medicación a largo plazo.

Paso Cinco: Añadir equilibrio

Tan sólo hay unas pocas horas en un día y, como verá, usted necesitará pasar un tercio del mismo durmiendo. Si desea hacerse cargo de su dolor, es necesario que encuentre el equilibrio adecuado en su vida. Debe sacar tiempo para cuidar de todo: mente, cuerpo y espíritu. Trate de gastar menos de ese tiempo precioso en el papel de enfermo, yendo de médico en médico y de tratamiento en tratamiento, y más del mismo explorando prácticas y ejercicios que aumenten la vitalidad y el bienestar.

Mis pacientes más exitosos son aquellos que pueden encontrar un buen equilibrio entre cosas como el trabajo, la vida familiar y las relaciones, por un lado, y el cuidado de sus propias necesidades, por el otro. Recuerde: Usted no podrá realmente hacerse cargo con éxito de los demás si primero no tiene mucho cuidado de si mismo. La situación de cada persona es única y siempre cambiante, por lo que le sugiero que no pierda de vista el equilibrio en su vida y haga ajustes a medida que avanza. Recuerde: La vida es un viaje, de preferencia largo y satisfactorio.

Paso Seis: Modificar el entorno

Una valiosa lección que he aprendido del tratamiento del dolor crónico es la importancia de un ambiente de apoyo. He comprobado que la creación de un entorno de cuidado y de sanación para los pacientes de mi centro les ayuda a tomar el control de su dolor y de sus vidas. Lamentablemente, cuando salen de ese entorno y vuelven a casa, las cosas pueden irse al traste si su ambiente de casa no tiene el mismo apoyo. La vida del hogar tiene el potencial de ayudar realmente a que encajen las cosas—o de desempeñar el papel de destructora.

El capítulo 20 ofrece consejos útiles para la creación de un entorno familiar que pueda mantener todas las partes maravillosas de su cambio de imagen. Esto puede ser un proceso de toma y daca, y una cosa que quizá tenga que cambiar es usted mismo, incluyendo la forma en que se comunica. Todos los que le rodeen en casa tienen un papel que desempeñar para crear el mejor ambiente.

Paso Siete: Tener una perspectiva

Como habrá adivinado por ahora, nuestro moderno sistema de atención de la salud es a menudo una herramienta menos que ideal para controlar los problemas de dolor crónico. De hecho, como he señalado anteriormente, a veces puede ser parte del problema. Sea como fuere, la medicina moderna sigue siendo una parte inherente de nuestra vida, y no va a desaparecer a corto plazo. Como una cuestión de practicidad, le recomiendo dar periódicamente un paso atrás y volver a evaluar los tratamientos. ¿Están en sintonía con sus metas a largo plazo? ¿Le ayudan a llegar a donde quiere estar, o están impidiendo su progreso?

Me doy cuenta de que el aprendizaje de cómo hacer que el medicamento funcione para usted y no en contra de usted puede ser difícil, especialmente si usted no tiene experiencia en el cuidado de la salud. Es por eso que le estoy presentando hechos importantes y diferentes perspectivas que ayuden a educarle sobre todas sus opciones. Creo que cuando termine este libro muchas de sus preguntas habrán sido contestadas—pero también le surgirán nuevas preguntas. ¡Esto es precisamente lo que quiero que suceda! Después de todo, esto podría ser sólo el inicio de un proceso para usted. No dude en comunicar sus pensamientos y preguntas a sus doctores. Ellos necesitan su colaboración para que le puedan servir mejor. Como siempre, le recomiendo consultar con ellos antes de hacer cambios al por mayor en la forma de controlar su salud.

Seamos realistas: teniendo en cuenta todos los problemas de nuestro moderno sistema de atención de la salud, y a pesar de las muchas veces que no haya podido ayudar adecuadamente a los afectados con dolor crónico, sigue siendo el sistema con el que debemos convivir, por lo que necesitamos sacar del mismo el mejor partido posible.

¡Comencemos!

Sospecho que usted, sin siquiera pensar en ello, tomó unos pocos cientos de respiraciones mientras que leía este capítulo. Ahora es el momento para aprender a usar la respiración, como primer paso en su cambio de imagen del dolor crónico.

CAPÍTULO 11

Respiración

Una de las mejores herramientas de todos y cada uno de nosotros para el control del dolor es la *respiración*. El acto sencillo, pero potente, de la respiración, que normalmente realizamos más de mil setecientas veces al día sin siquiera pensar en ello, puede ser un arma potente para trabajar más allá del dolor y recuperar el control de su vida. Me doy cuenta de que lo que estoy diciendo aquí puede hacer que usted se sienta como alguien que acaba de comprar un libro de cocina popular, que lo abre con entusiasmo, y que se da cuenta que el mejor consejo culinario es utilizar algo tan ubicuo como el agua del grifo. Pero tómelo de a alguien que ha tratado a miles de pacientes y ha hecho un seguimiento de los efectos a largo plazo de casi todos los tratamientos que se pueda imaginar: No hay pociones mágicas ni cacharros súper sofisticados que le ofrezcan un servicio tan admirable como su respiración.

Tome el Control Respiro a Respiro
El tema de la respiración puede, a primera vista, parecer simple, pero les insto a resistir la tentación de pasar por alto el mismo. Pasar de "aprendiz en respiración" a un "experto en respiración" requiere práctica y destreza. Aunque puede parecer aburrido y trivial, le puedo asegurar que las técnicas del dominio de la respiración y su aplicación le traerán una de las mayores recompensas imaginables: el don del control. Hacerse cargo de esta acción tan simple que le hará convertirse en capitán de su barco, una vez más.

Muchos de nosotros nos hemos encontrado atrapados en un atasco de tráfico en algún momento, y algunos de nosotros sudamos la gota gorda para ir de casa al trabajo y viceversa cinco días a la semana. Este tipo de conducción puede provocar tensión y estrés, que puede manifestarse como un dolor en el cuello, hombros agarrotados, y una frecuencia cardíaca rápida. También nos ponemos "emocionalmente tensos" y nos agitamos, a veces, por pura inicia-

144

tiva, increpando con palabrotas al coche que se cruzó bruscamente en frente nuestra. Por lo general, asumimos que nuestras respuestas físicas y emocionales son inevitables e ineludibles, pero la próxima vez que usted se encuentre en medio de un terrible tráfico, pruebe a desactivar la charla de turno que pasen por la radio y concéntrese en su respiración. Preste atención a la subida y a la caída lenta de su vientre mientras respira hacia dentro y hacia fuera, reajustando todos los pensamientos acerca de lo que está pasando en el camino. Usted se verá sorprendido, y sin duda estará encantado al descubrir que no sólo sus músculos comienzan a relajarse y su corazón deja de golpear con fuerza; también obtendrá el control de sí mismo, en lugar de permitir que la situación dicte la forma en que se sientan y reaccionen su cuerpo y su mente.

Recuerde que usted tiene control sobre la forma en que respira, y que la forma en que respira le afecta físicamente y emocionalmente. Esto significa que siempre tendrá una "medicina" del control del dolor a su disposición, y nada ni nadie, incluyendo el dolor, podrá arrebatársela a menos que usted lo permita.

El Ritmo de un Diafragma que Late

Vamos a repasar algunos de los fundamentos sobre la respiración. Para empezar, la acción segundo a segundo de inhalar y exhalar el aire está dirigida por una porción muy vigilante del cerebro conocida como el tronco del encéfalo, que se ocupa de las actividades involuntarias. Actuando en base a información recibida de otras partes del sistema nervioso y el cerebro, el tronco del encéfalo establece un ritmo a seguir por parte del sistema respiratorio.

El cerebro utiliza un nervio específico, el *nervio frénico*, como una línea telefónica para instruir al diafragma que se contraiga. Cada vez que recibe "la llamada", el diafragma se reduce, empujando los músculos abdominales hacia fuera y permitiendo que los pulmones se expandan y se llenen de aire. A continuación, el diafragma se relaja, volviendo a su posición inicial. Esto permite que los músculos abdominales se trasladen a su lugar de origen, forzando a los pulmones a expulsar aire. Existen también músculos accesorios alrededor de las costillas y el abdomen que ayudan a los pulmones a expandirse aún más y a exprimir más aire al exhalar. Con cada inhalación, los pulmones cargan oxígeno, el cual pasa a la sangre para que el corazón pueda bombearla a todos los tejidos que la necesitan para obtener energía. Con cada inhalación, los pulmones eliminan

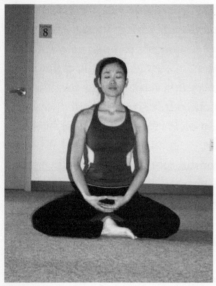

el dióxido de carbono, un producto de desecho en la sangre que se produce cuando nuestro cuerpo quema combustible.

Piense en el diafragma como una gran cúpula flexible asentada en la parte inferior de la caja torácica. Se trata de músculo grande que ayuda a separar al corazón y a los pulmones en la parte de arriba, del tórax (cavidad torácica), de los intestinos, del hígado y de otros órganos inferiores en la cavidad abdominal. Cuando el diafragma se contrae, se inclina hacia abajo sobre el abdomen. Esta acción abre más espacio alrededor de los pulmones. La expansión resultante del pecho crea una presión negativa en los pulmones, lo que permite que el aire fluya desde el exterior. Seguidamente, el diafragma se vuelve a mover hacia el pecho mientras se relaja. Esta situación ejerce una presión positiva sobre los pulmones y el aire es empujado hacia afuera.

Este movimiento hacia adelante y hacia atrás de aire es *rítmico*, lo que significa que se repite a intervalos regulares, como el golpe rítmico de la música. Con música, el sonido se lleva a través de la materia en forma de ondas. Las ondas transmiten energía a través de partículas de aire hasta nuestros oídos, cerebro, y, si nos levantamos a bailar, los dedos de manos y pies. La energía liberada por un instrumento musical puede pasar por nosotros y volver a crear el mismo ritmo palpitante dentro de nuestros huesos, lo que nos conecta con el instrumento. Del mismo modo, el ritmo de la respiración consiste en la transferencia de energía de ida y vuelta desde dentro de nosotros hacia nuestro entorno externo.

¿Alguna vez ha caminado por la calle y escuchado a un músico talentoso de la calle tocar un instrumento? Si usted es como yo, sentirá una sensación de alegría mientras la armonía resuena por dentro. Los seres humanos disfrutamos de la calma de movimientos armónicos, ya sea con la forma de las olas chocando en la playa o mediante una hermosa melodía. Un ritmo de la respiración calmante tiene el poder de mejorar el pronóstico de una manera similar a la música. Cuando uno aprende a utilizar la respiración como una forma de movimiento armónico de calma, uno puede disipar la tensión física y el estrés emocional en forma de energía y liberarlo a través de la respiración.

Sabemos que el estrés, a través de la respuesta de lucha o huida, cambia nuestra forma de respirar; se convierte en más rápida y menos profunda. Si respiramos demasiado rápido, o en caso de hiperventilación, nos mareamos porque estamos liberando dióxido de carbono en exceso. La respiración rápida también puede generar una sensación de falta de aire, lo cual crea aún más ansiedad, nos hace respirar cada vez más rápido y menos profundo, nos provoca más ansiedad, y así sucesivamente. También sabemos que el tallo cerebral es parte de la matriz del dolor dentro del cerebro, de modo que el envío deliberado de opiniones positivas sobre la respiración al cerebro influirá en lo que "se geste" dentro de esta matriz. Usted puede hacer esto a través del sistema nervioso parasimpático (SNP). Cuando el SNP se vuelve más activo, usted está en mejores condiciones para relajarse (véase el capítulo 6). La ralentización consciente de un ritmo respiratorio acelerado por el estrés "activa el SNP" y usted comienza a calmarse.

Como puede ver, la respiración puede conectar el cuerpo con la mente, uniendo instantáneamente la mente involuntaria, inconsciente con pensamientos activos y conscientes. Debido a que nuestros pensamientos juegan un papel integral en las emociones que experimentamos, usted puede utilizar la respiración para reducir los pensamientos negativos a su paso antes de darles la oportunidad de apropiarse de sus emociones. Antes de que usted lo sepa, su respiración podrá ayudarle a causar un cortocircuito en el ciclo de dolor crónico. (Su respiración también puede ayudarle a abandonar sus hábitos de picarse en la carretera, haciendo que usted llegue a su destino en un estado físico y mental mucho mejor.)

Hora de Dedicar Tiempo a su Yo

En mi centro, los pacientes pasan tiempo en una sala especial llamada Sala del Bienestar, donde mi personal les entrena en meditación, relajación y ejercicios de respiración. Quizás se le pase por la cabeza que soy un cielo de médico al animar a mis pacientes a que dediquen algo de tiempo cada día a relajarse. Resulta que esa es a menudo la clase más difícil para mis pacientes. Despejar la mente del resto de pensamientos y centrarse en la respiración es sorprendentemente difícil. Al cerebro le gusta evadirse, incluso hacia pensamientos negativos o disfuncionales. Puede ser muy difícil quedarse quieto y estar tranquilo si sus pensamientos siguen a la deriva. Usted corre el riesgo de tener miedo de pasar tiempo solo consigo mismo, y que eso le prive de la oportunidad de tomar ventaja de la curación que la respiración y la meditación o la oración tienen para ofrecerle.

Debido a que estamos tan acostumbrados a la estimulación de los teléfonos celulares, computadoras, televisores, radios, y otras fuentes, rara vez nos encontramos solos rodeados de tiempo de silencio. Creo que el sistema nervioso central se acostumbra de tal manera al ruido que se convierte en una adicción. De pronto, comienza a ansiar una estimulación ruidosa; la necesita para sentirse "normal". Nuestras mentes parecen buscar constantemente información de e-mails, mensajes de texto y programas de televisión. Esto hace que sea aún más importante disciplinarse acerca de la interrupción de estas distracciones tentadoras y dar a su cerebro el tiempo que necesita para ayudar a sanar la mente y el cuerpo. Les digo a mis pacientes que hay muchas maneras de hacer esto, incluyendo la desconexión del teléfono celular y dar un paseo corto, apagar la televisión y leer un buen libro, o participar en juegos de mesa con sus hijos o nietos. La tecnología no va a desaparecer y no es inherentemente mala para nosotros, pero es necesario dosificarla con el fin de optimizar el estado físico y bienestar emocional.

En el capítulo 5, compartí un concepto valioso con usted cuando me referí a la importancia del tiempo de contacto, que es la cantidad de tiempo que los pacientes pasan en los programas integrales de tratamiento. La evidencia nos dice que los programas intensivos con un montón de tiempo de contacto proporcionan numerosos resultados que son valiosos y duraderos. Si usted recuerda, conecté ese punto de inflexión de tiempo de contacto a usted, como lector, implorándole que decidiera cuidadosamente cómo pasa su tiempo cada día.

Dominar el arte de la respiración terapéutica requiere un montón de tiempo de contacto, lo que significa que tiene que dedicar tiempo para dominarlo. Mis pacientes no sólo caminan por la Sala del Bienestar, o realizan dos minutos de ejercicios de respiración, y luego salen. Pasan alrededor de una hora por sesión con uno de nuestros instructores de bienestar realizando algunos de los ejercicios sobre los que va a leer aquí. Tome un momento para considerar qué práctica de respiración y meditación encajaría mejor en su día y comprométase con ella. No importa si la practica por la mañana, por la tarde, en la tarde-noche, o por la noche, siempre y cuando se guarde un espacio en su día, todos los días, para permitir que la respiración le alimente de una mayor vitalidad.

Empecemos

Un enfoque de la respiración bien fundado, de larga tradición, llamado respiración diafragmática, consiste en relajar el estómago durante la inhalación. El primer paso en la respiración diafragmática consiste en pensar en el vientre durante la respiración. Acuéstese sobre su espalda y observe cómo se eleva durante la inhalación hasta caer de forma natural durante la exhalación. Notará lo fácil que es respirar cuando el estómago está relajado. Trate de tensarlo y vea cómo es mucho más difícil sacar aire de los pulmones. Cuanto más suave se pone el abdomen, más aire reciben los pulmones y la respi-

ración pasa de poco profunda a profunda. Este cambio es más fácil
de apreciar si usted pone su mano sobre su vientre y siente como se
mueve hacia adelante y hacia atrás.

Pruebe estos sencillos pasos para familiarizarse con la respiración diafragmática:

1. Siéntese o acuéstese sobre su espalda en un lugar tranquilo.
2. Cierre los ojos.
3. Concéntrese en el movimiento del vientre.
4. Si su mente divaga—que lo hará—vuelva a conectar con el
   movimiento del vientre y el movimiento de la respiración.
5. Trate de hacer esto por lo menos cinco minutos.

Ahora aplique este concepto a su vida diaria. Cuando usted se
sienta cada vez más tenso o enojado, dese un momento. Coloque
su mano en su vientre y tome conciencia de su movimiento. Concéntrese en este movimiento durante varias respiraciones, y luego
pregúntese cómo se siente. Las emociones negativas que acaba de
tener se deben sobre todo a que se ha ido relajando más.

Puede utilizar estos ejercicios de respiración para hacer que su
mente esté más tranquila. También son capaces de estimular la mente y aumentar la claridad mental. ¡No tiene por qué depender de un
doble, extra caliente de vainilla latte para llegar a ese punto! Pruebe
el siguiente ejercicio cuando se despierte por la mañana:

1. Siéntese erguido, con los ojos cerrados y la lengua contra el
   paladar de su boca.
2. Inhale y exhale muy rápidamente a través de su nariz con la
   boca cerrada.
3. Note la sensación de bombeo que tendrá lugar en el abdomen mientras lo hace respirar. Esto significa que algunos de los
   músculos accesorios están activos.
4. Usted escuchará el ruido a medida que el aire es rápidamente
   empujado hacia dentro y hacia fuera.
5. Al principio puede que no sea capaz de respirar de esta manera por
   más de unos quince segundos, pero será más fácil con la práctica.
   Practique este ejercicio durante unos minutos cada mañana.

Personalmente considero que este ejercicio me ayuda cuando me levanto ansioso por empezar el día y me entra la necesidad de calmarme para poder centrarme en lo importante y reducir la tensión nerviosa excesiva. No solamente trabajo a tiempo completo en una consulta médica muy ocupada, sino que también soy propietario autónomo de una pequeña empresa responsable de cosas como el alquiler y la nómina. Este ejercicio de respiración especial es una herramienta que me ayuda a prevenir los factores de estrés diarios típicos que todos afrontamos, producto de la sobrecarga de mis circuitos, de manera que aún pueda centrar mi atención en mis pacientes, o incluso familiares, cuando me necesiten.

Debido a que el diafragma es un músculo grande, es beneficioso hacer un calentamiento del mismo antes de hacer ejercicio, tal y como hacemos con otros músculos. Recuerdo mi participación en un taller que defendía con firmeza la necesidad de hacer precisamente eso. Pusieron a un grupo de entre nosotros en una habitación y nos hicieron cantar a todos una serie de "oe, oe, oe. ." Pruébelo; le permitirá calentar su diafragma y dar a los tímpanos de sus vecinos un buen entrenamiento a las 6:00 de la mañana.

Ejercitar la Respiración

Permítame compartir con usted algunos de los ejercicios de respiración que mis pacientes aprenden en su Sala de Bienestar. La mayoría de estos provienen de las prácticas orientales, incluyendo yoga, algo de lo que usted aprenderá más en el capítulo 17. A menudo usamos música rítmica relajante durante estas sesiones. Tómese la libertad de elegir la música que funcione para usted; todos tenemos gustos diferentes.

Respiración de Sol y Luna

Este ejercicio consiste en alternar respiraciones entre las fosas nasales. Utilice una mano para cerrar suavemente su fosa nasal derecha. Exhale por la fosa izquierda, y luego inhale. Ahora, con la misma mano, suelte su fosa derecha y selle suavemente su fosa nasal izquierda. Exhale y luego inhale a través de la derecha. Ahora, de vuelta al otro lado. Puede continuar este ejercicio durante cinco minutos o más. En la tradición yoguita, el lado izquierdo representa la energía de la luna, mientras que el lado derecho es la energía del sol. Considere el uso de esto para obtener ayuda contra el estrés, la ansiedad, ansiedades no deseadas, e incluso dolores de cabeza.

La Exploración del Cuerpo

Esta técnica de respiración también involucrará a su mente en alguna meditación reflexiva. Cuando usted se sienta abrumado por el dolor, utilícela como una herramienta para tratar de poner su dolor en una "caja". En otras palabras, no permita que su dolor se identifique con su verdadero yo. He aquí cómo hacerlo:

1. Acuéstese sobre su espalda con los brazos y las piernas extendidas.
2. Cierre sus ojos y tome conciencia de los movimientos de su vientre con cada inhalación y exhalación.
3. Dirija su atención primero al pie izquierdo. Respire hacia el mismo y hacia afuera del mismo por unos momentos. Visualice el aire moviéndose hacia abajo y expandiéndose hacia su pie mientras inhala; después imagínese que su pie se relaja cada vez que fluye aire del mismo.
4. Poco a poco recorra su cuerpo hacia arriba, "respirando" sobre cada parte de su cuerpo sucesivamente.
5. Al ir dejando cada parte o sección de su cuerpo, retírela de su mente y redirija su atención a la siguiente parte.
6. Cuando su atención se dirija a una parte dolorosa del cuerpo, evite convertirse en crítico. En lugar de formarse una opinión sobre el dolor, tan sólo tiene que reconocer su presencia, mientras usted respira.

Natalie, de treinta y cinco años de edad, sufrió durante años una gran cantidad de dolor en el cuello, incluso después de probar muchos tratamientos, medicamentos, y una extensa fusión cervical de cuatro niveles. Por desgracia, incluso después de todo esto, el dolor continuó y su cuello se puso tan rígido como una tabla. De hecho, su cuello se quedó tan inmóvil que era incapaz de aplicar champú a su propio cabello, y no podía ni peinarse; y conducir su vehículo se convirtió en algo imposible. Después de haber sufrido muchos tratamientos fallidos, se sorprendió al ver cuánto la ayudó la exploración del cuerpo en su situación. Tardó un par de semanas en sentirse cómoda haciendo de ese ejercicio una parte de su rutina habitual, pero acabó por convertirse en una gran herramienta para relajar los músculos tensos del cuello y de los hombros, pudiendo así mover el cuello más libremente y con menos dolor. La exploración del cuerpo también hizo que le resultara más fácil quedarse dormida antes de acostarse, así como volver a dormir, en lugar de ambular en medio de la noche.

Exhale primero

Exhalar antes de comenzar un ejercicio de respiración obliga a activar los músculos accesorios alrededor de las costillas y el abdomen a medida que se sopla aire. (Expulse el aire de una pelota de playa inflable, e imagínese que esos músculos son sus dedos presionando sobre la pelota de playa.) La inversión de su patrón de respiración al exhalar primero también hace que usted sea mucho más consciente de su respiración. Esto debería aumentar la cantidad de aire que entra y sale de los pulmones y restaurar la calma. Intente este ejercicio durante unos minutos cada día.

El Despertar del SNP

He ensalzado las virtudes de la inducción del sistema nervioso parasimpático (SNP) como una manera de reducir el estrés y la ansiedad y controlar el dolor. Este ejercicio de respiración le ayudará a aumentar el tono parasimpático (del que le hablé en el capítulo 6):

1. Inhale por la nariz con la boca cerrada y la lengua contra la parte superior de su boca.
2. Después de una inspiración completa, contenga la respiración contando hasta cinco, o elija la longitud de tiempo que le parezca bien.

3. Exhale profundamente por la boca. Esto normalmente creará un ruido a medida que el aire es expulsado. . . hhhhhaaaaahhhhh.

Trate de hacer esto de tres a cinco minutos cada vez. No se sienta obligado a completar los cinco minutos. Haga el tiempo que pueda. Algunas personas tienen problemas para empezar con este ejercicio, e incluso se sienten un poco mareadas al principio. Así que empiece lentamente, y asegúrese de estar sentado al empezar.

El Seguimiento de su Cuerpo y Mente

Mis instructores de bienestar también consideran este ejercicio una herramienta útil para despejar la mente de las emociones y de los pensamientos negativos. Me resulta especialmente útil en momentos de estrés.

1. Póngase en una postura cómoda, erguida, con los ojos cerrados. En silencio, pregúntese qué pensamientos y sentimientos está experimentando. Reconozca esos sentimientos; el dolor puede ser uno de ellos.
2. Tome conciencia de su respiración, incluyendo el flujo de aire hacia dentro y fuera de su cuerpo. Trate de adoptar un estado de quietud.
3. Ahora expanda su conciencia para que incluya todas las partes del cuerpo—hombros, pelvis, espalda, mandíbula—, y así sucesivamente. ¿Qué está presente en todo su cuerpo en ese momento? ¿Dolor? ¿Opresión? ¿Hormigueo?
4. ¿Qué emociones ocultas reconoce usted?
5. Puede llevarle de cinco a diez minutos dar todos los pasos.

"Respirar" el Dolor

Cuando tenemos dolor, tenemos una tendencia a respirar con fuerza, pero al hacerlo no sólo hacemos que el dolor sea más intenso sino que el movimiento de la respiración es más difícil de realizar. A medida que comience a participar de su cuerpo más, señale a su mente en este proceso mediante la vinculación de los dos juntos con el poder de la respiración. Si el dolor comienza a empeorar o se intensifica, deje que sus pensamientos graviten hacia la respiración y practique algunos de los sencillos ejercicios anteriores. Aprenda de lo que acaba de ocurrir. ¿Intentó usted hacer demasiadas cosas demasiado rápido? ¿Podría haber evitado el brote de dolor dándose un mejor ritmo a sí mismo? ¿Encontró partes de su cuerpo excesivamente tensas? La próxima vez que realice la actividad que le provocó el dolor, pruebe a utilizar la respiración como una forma de relajarse y ver si se le hace más fácil.

Tenga Paciencia

Ser consciente de la respiración no es sólo un ejercicio a practicar en momentos aislados en su propia Habitación del Bienestar. La clave es traer la respiración consciente a su vida diaria, haciendo de la misma una parte de lo que usted hace cuando usted esté hablando con un cliente enojado, o a la espera en la cola de facturación de equipajes, o preparando la cena, o haciendo ejercicios en el gimnasio. (Una respiración apropiada durante el ejercicio puede marcar una gran diferencia. Exhale durante el movimiento e inhale mientras descansa. Trate de hacer el mismo ejercicio mientras contiene su respiración y verá lo difícil que es.)

La práctica de los ejercicios de respiración que le he descrito aquí, y convertir aquellos en parte de la rutina de la vida diaria, proporciona beneficios inmediatos para muchas personas. Aprenden a usar la respiración para controlar sus emociones, controlan sus brotes de dolor, y realizan ejercicios con mayor comodidad. Lamentablemente, algunas personas tendrán que esforzarse más que otras para llegar a dominar la respiración. Esto no quiere decir que estén haciendo algo "malo" o "equivocado", ya que mantener la mente enfocada en la respiración no es algo natural en la mayoría de nosotros. Puede tomar algún tiempo antes de que algunos puedan sentir que la respiración consciente sea la causa de la reducción de brotes de dolor o emociones negativas. Recuerde: Mis pacientes pasan muchas horas mejorando en sus ejercicios de respiración y de bienestar, y también pasan tiempo con mis empleados para conseguir más educación práctica a medida que aprenden a usar la respiración al realizar las actividades funcionales, como el ejercicio. Le puedo decir que, mientras la mayoría lucha con este proceso, con el tiempo a la mayoría le resulta sumamente útil, y a usted le ocurrirá lo mismo, si usted es capaz de aferrarse al mismo.

Entiendo que puede resultar difícil e incómodo aprender a usar la respiración; sin duda lleva un poco de tiempo acostumbrarse. Pero si usted lo practica todos los días durante unas pocas semanas, se convertirá en su segunda naturaleza. Y una vez que desarrolle una respiración consciente y adopte hábitos de meditación, usted se encontrará capacitado para la liberación de pensamientos y sentimientos negativos. Esto es importante a medida que avanzamos hacia el tema de la aceptación.

CAPÍTULO 12

Aceptación—Su camino hacia la felicidad

Cuando Melanie era sólo una niña, los médicos descubrieron que tenía escoliosis, una curvatura congénita de la columna que puede causar dolor, daño por fatiga, nervios, artritis y otros problemas. Sus padres la sometieron a una cirugía correctiva cuando era joven, y se las arregló para funcionar relativamente bien en edad adulta, aunque todavía tenía un poco de dolor. Desafortunadamente Melanie no podía aceptar el hecho de que su columna vertebral no se viera ni se sintiera "normal". Y en lo que a ella se refería, lidiar con el dolor todos los días no era una opción. Por eso, cuando Melanie se convirtió en un adulto, se sometió a una serie de cirugías con la esperanza de "arreglar" su columna vertebral. Por desgracia cada intervención no hacía más que desencadenar nuevos problemas. La gran cantidad de horas que pasó en una posición fija durante estas cirugías causó nuevas lesiones a otras partes de su cuerpo. Todos esos cortes y exposición a sondas le provocaron tejido cicatrizal alrededor de los nervios y de la columna vertebral, produciendo inflamación y dolor; lo que, literalmente, le hizo encoger de tamaño. Lo único que le puedo decir es que todo este tratamiento no hizo más que empeorar las cosas, y, por si fuera poco, sus medicamentos para el dolor dejaron de funcionar en su sistema (otro caso de hiperalgesia inducida por opioides).

Melanie es una mujer hermosa y una madre dedicada, con mucho que ofrecer. Ella es siempre amable y alegre con los demás, sin maldad ni enojo. Por desgracia no creo que ella nunca apreciase adecuadamente sus muchos dones, porque se obcecó en sus imperfecciones. Su dificultad en aceptar un problema de salud que heredó y que no se pudo prevenir le produjo más sufrimiento de lo que nunca había esperado.

Este libro es acerca de hacerse cargo y recuperar el control, por lo que puede parecer extraño que esté dedicando un capítulo entero al tema de la *aceptación*. La aceptación es prácticamente una mala

157

palabra. Cuando muchos de mis pacientes oyen la palabra, se ponen a temblar porque piensan que significa darse por vencido y perder la batalla contra el dolor crónico. Se preguntan cómo es posible tener su control bajo control y de sus vidas si aceptan la misma cosa que está causando tanto dolor, literalmente y de forma figurada. Es un concepto contrario a la intuición; sin embargo, he visto cómo resistirse al dolor puede causar un sufrimiento y un tormento aún mayores, añadiendo nuevas capas de sufrimiento. La realidad es que aquellos que se niegan a aceptar el dolor pueden darse cuenta de que sigue creciendo. Las personas que veo en mi oficina que no han aceptado la situación son como volcanes a punto de explotar, y sus emociones están constantemente ardiendo debajo de la superficie, a punto de estallar. Cuando las emociones se alzan al vuelo, estamos hablando de aquellos tipos de emociones que no hacen más que empeorar el dolor—rabia, agitación y remordimiento.

Las Cinco Etapas del Duelo

Elizabeth Kubler-Ross, MD, fue una doctora suiza que dedicó su carrera al cuidado de los enfermos terminales. En su libro, *On Death and Dying*, explicó sus teorías sobre el ciclo del duelo. Cuando las personas se enteran de que están muriendo, pasan por cinco etapas básicas del duelo:

1. *Negación*: "Esto no me puede estar pasando a mí."
2. *Ira*: "¡Estoy realmente asqueado!"
3. *Negociación*: "Haré cualquier cosa para deshacerme de este problema".
4. *Depresión*: "No quiero salir de mi habitación."
5. *Aceptación*: "Puedo lidiar con esto."

Estas cinco etapas del duelo se pueden aplicar a otras pérdidas catastróficas, incluyendo el divorcio, el desempleo y la pérdida de un ser querido, así como la experiencia del dolor crónico. Sí, desarrollar dolor crónico es sufrir la pérdida: Usted puede perder la capacidad de dormir toda la noche, la de trabajar, la de jugar, y la de mantener relaciones. Perderá la fe en su cuerpo y tal vez en usted mismo. Se pierde la sensación de bienestar, tanto física como emocionalmente.

Se pierde la sensación de que uno tiene el control de su vida y de que uno nunca será una carga para su familia. Se pierde la sensación de que todo está bien en el mundo. Estas son terribles pérdidas que deben ser tratadas.

Kübler-Ross sintió que la gente tenía que procesar, o moverse a través de cada fase según surgiera, ya que de lo contrario podría llegar a estar atrapada e incapaz de avanzar hacia la aceptación.

Lamentablemente, no hay procesos sociales o religiosos que nos ayuden a llorar las pérdidas que vienen con el dolor crónico. Es por eso que he visto a pacientes de dolor crónico tan sumidos en su dolor, incapaces de aceptarlo y dejarlo ir.

Obstáculos al Duelo del Dolor Crónico

Mi equipo de salud conductual, por lo general, puede ayudar a averiguar cuál de las cinco etapas parece estar retrasando el progreso de alguien. Para cuando los pacientes cruzan el umbral de mi puerta, por lo general están atrapados en la ira o la depresión.

Uno de estos pacientes fue Jack, un contable de cuarenta y dos años de edad, que parecía enojarse por prácticamente todo. Siguió recibiendo tratamiento tras tratamiento, pero nunca sintió que era suficiente y desde luego no tanto como se merecía. Tenía problemas con todo el mundo y con todo. En cada cita aportaba quejas sobre algo que no había recibido, pero sabía que merecía. Siempre empezaba de la misma manera: "No puedo creer que no me dieran." Finalmente, con el correr de los años, vino un día y dijo: "¡No puedo creer que mi esposa me echara de casa!"

En efecto, su pobre mujer se había hartado de tantas quejas, las cuales provenían de su ira. Jack permaneció enojado durante años porque estaba centrado en conseguir más y más tratamiento y en no aceptar la situación como tal. Nunca trató de encontrar la manera de sacar lo mejor de las cosas, lo que significa que nada podía satisfacer ni aliviar su enojo.

Incapaces de avanzar por de las etapas del duelo, muchas personas nunca alcanzan la aceptación que necesitan para controlar su dolor y mejorar la calidad de sus vidas. Esta negativa a aceptar la realidad del dolor crónico puede tomar muchas formas. Por ejemplo, las personas pueden tener dificultades con lo siguiente:

- *Aceptar que una lesión haya tenido lugar.* Tal vez un nervio de la mano fue dañado en un accidente, por lo que las actividades de motricidad fina se convierten en una lucha. La negativa a reconocer que se han producido daños puede implicar la denegación de la rehabilitación de los músculos y nervios.

- *Reconocer la necesidad de un cambio en las actividades diarias.* Esto podría significar insistir en hacer todas las cosas que uno venía haciendo, como levantar objetos pesados o jugar un intenso fin de semana de baloncesto, a pesar de un gran dolor.

- *Comprender que sus vidas tendrán que experimentar un cambio importante.* Esto podría tomar la forma de no aceptar que el dolor les impide seguir trabajando en su posición actual, evitando el reciclaje profesional, y dejar de lado la búsqueda de un nuevo empleo. También podría significar negarse a aceptar el tratamiento o la ayuda con sus actividades de amigos y familiares.

- *Aceptar que el dolor es un problema crónico.* Pueden estar totalmente comprometidos con la búsqueda de una "cura" que hará que todo su dolor desaparezca. Muchos problemas se pueden crear a través de la creencia de que algo o alguien, en algún lugar, a la larga va a resolverlos mientras uno siga buscando. Esta búsqueda desesperada y su voluntad de someterse a todas y cada una de las "curas", puede conducir a problemas terribles. Recuerde: Uno de los mayores contribuyentes al dolor que trato cada día es el tratamiento de las secuelas de tratamientos médicos que terminaron haciendo las cosas peor, y no mejor. Innumerables personas ponen el grito en las nubes porque no están dispuestas a aceptar que su dolor no se pueda arreglar. Del mismo modo, no pueden aceptar que deben asumir la responsabilidad y controlar su propio dolor. Dicen cosas como, "No es mi culpa; me golpeó el otro carro. Yo no debería tener que hacer frente a todo este dolor. ¡Seguro que tiene que haber alguien que me pueda arreglar!"

Demasiado a menudo veo que las personas que resultaron lastimadas en su trabajo piden beneficios por discapacidad y, finalmente, pierden su trabajo porque simplemente no pueden volver realizarlo, o el trabajo se le dio a otra persona. Pero esta gente tampoco progresa en el aspecto mental; y nunca dirán: "Bueno, como ya no tengo ese trabajo, habrá que encontrar un nuevo empleo o entrar en una nueva línea de trabajo". Están atrapadas y permanecen atrapadas; no pueden afrontar una transición. Entienden la situación intelectualmente cuando me dicen "Ya no tengo trabajo." Pero no la aceptan.

Los pacientes que nunca llegan a la etapa de aceptación a menudo terminan llenos de puntos de sutura, tornillos y placas, que causan más formación de tejido cicatricial, a veces en lugares donde otros tejidos son más vulnerables. Hay vidas que pueden quedar en suspenso durante semanas, meses o incluso años, mientras que los pacientes tratan de recuperarse o esperan el resultado deseado. Muchos de los medicamentos pueden causar estreñimiento, sedación, falta de memoria, y en algunos casos aumento de los niveles de dolor. Estos efectos secundarios llevan a muchos a buscar más de la misma clase de ayuda, y los propios pacientes se entierran en agujeros más y más profundos. Mientras tanto, a menudo se dañan económicamente y, sea o no el dinero duradero, sus familias, inevitablemente, sufren.

Aunque muchas personas temen que la aceptación signifique renunciar; en realidad puede ser la falta de aceptación la que retenga todo. La falta de aceptación consume gran cantidad de energía, no aportando ningún progreso hacia adelante, y puede hacer que la gente se obsesione con ciertos métodos de acción que nunca considerará inútiles.

Eliminación de la Resistencia

Aceptar el hecho de que usted experimenta dolor no es lo mismo que aceptar el hecho de que usted va a seguir sufriendo. Aceptar no es el problema; resistirse, sí. El acto de la resistencia provoca los sentimientos más negativos, lo que crea turbulencias en el flujo de la naturaleza. Este tipo de natación contra corriente es imponente y le llevará tan lejos como quiera ir. Le mantendrá en la estela de buscar tratamientos que siempre serán ineficaces.

Una postura de yoga llamada Pose de Paloma ayuda a ilustrar cómo responde el cuerpo cuando está resistiéndose al dolor. Para entrar en esta postura, hay que hacer algo de malabarismo con la pierna doblada por la rodilla y colocada debajo de usted; entonces usted se acuesta hacia delante sobre la pierna doblada, mientras que la otra pierna apunta hacia atrás, detrás de usted. La presión ejercida por el estiramiento de los músculos y los tendones en la parte externa de la cadera y el muslo, puede ser intensa, y cuanto más resiste el cuerpo el estiramiento, más rígidos se ponen los músculos. Pero cuando usted respira y "suelta" esos mismos músculos, el cuerpo se dobla más en el estiramiento, liberando la tensión acumulada en estos músculos.

Cuando el cuerpo es desafiado o estresado—y el dolor es un poderoso factor de estrés—, naturalmente, quiere tensarse y resistirse al movimiento. Ese es exactamente el momento en que la mente consciente debe reconocer lo que está pasando y pedir al cuerpo que se relaje, lo que permitirá un estiramiento mucho mejor.

Aceptar Siendo Agradecido

Me he dado cuenta de que una de las mejores maneras para llegar a la aceptación es desviar la atención de su dolor y enfocarla hacia todas las cosas buenas de su vida. Les digo a mis pacientes:

- Tómese su tiempo para pensar en aquello sobre lo que tiene que estar agradecido: sus maravillosos hijos, su cónyuge / pareja, sus amigos, las grandes experiencias que haya tenido, sus aficiones, su religión, y todo lo demás que sea bueno en su vida. Guárdese un poco de tiempo cada día para pensar en aquello por lo que tiene que estar agradecido.
- Aprecie por sí mismo lo que haya conseguido cuando trabaje con sus problemas de dolor crónico. Dese unas palmaditas en la espalda y felicítese por el gran progreso que haya logrado.
- Sea feliz consigo mismo. Ámese a sí mismo.

Es muy útil llevar la cuenta de las cosas buenas de su vida por medio de un diario. Escriba algo en el diario todos los días; anote algo sobre lo que tenga que estar agradecido; no pierda de vista aquellas cosas que hizo durante un determinado día por las que pueda felicitarse a sí mismo. Tal vez usted fue capaz de preparar una cena especial por primera vez en seis meses, o quizás hizo reír a alguien más. Tome nota de su progreso, y felicítese a sí mismo por todos y cada uno de los pasos positivos en su camino.

Veamos algunos ejemplos de afirmaciones que ayudan a la aceptación por parte de algunas de las personas con las que he trabajado:

- Dicho por un programador de computadoras: "Sé que no puedo hacer uso del teclado tanto como solía hacerlo, pero con mis conocimientos y experiencia, y con los ajustes necesarios, tengo mucho que ofrecer a mi empresa."
- Dicho por un triatleta competitivo: "Aunque mi cuerpo no puede recibir más golpes, estoy agradecido por participar en algunas competiciones cada año, no para ganar, sino para verme con los buenos amigos que hice en el camino."
- Dicho por un padre que se gana el pan: "Yo solía sentirme siempre culpable por no ser capaz de jugar a la pelota con mis hijos, pero ahora sé lo importante es que pasar tiempo con ellos."
- Según un vicepresidente de mercadotecnia: "Sé que puedo controlar el dolor que tengo, aunque no desaparezca."
- Dicho por una madre a tiempo completo: "Es duro, pero hago todo lo posible por equilibrar mi tiempo con cuidado para poder disponer de tiempo de sobra y ocuparme."
- Según una señora que está buscando trabajo: "Estoy muy orgullosa de mi misma. Voy paso a paso, pero aun así terminé la caminata de caridad contra el cáncer de mama. "

Aceptación y Despegue

Así como el reconocimiento y el abandono de la resistencia son un paso clave para lograr un mejor estiramiento, también son un paso clave para lograr el alivio del dolor. Y debido a que el acto de resistencia es generalmente inconsciente, usted tiene que pensar conscientemente acerca de aparcarla de lado o podría continuar conteniendo sus deseos sin darse cuenta.

Cuando los pacientes con problemas de dolor crónico debilitante finalmente llegan a la aceptación, la transformación que experimentan es tan poderosa que es obvio para todos. Un día se ven con problemas y atormentados, pero el próximo se puede presentar como un halo de calma y paz, porque saben que van a estar bien. El dolor no habrá desaparecido por arte de magia, pero sí el tormento. La preocupación habrá sido sustituida por la confianza en uno mismo y por la capacidad para controlar el dolor.

Si usted no siente esa sensación de confianza y tranquilidad interior, podría no estar aceptando el dolor. El tiempo suele ser clave: He visto a gente aferrada a la resistencia durante meses o incluso años. Pero una vez que estuvieron listos, la transformación que experimentaron fue poco menos que milagrosa. Del mismo modo, lo que usted saque en limpio de este libro dependerá de su nivel de preparación. Y lo que haya deducido hoy puede ser diferente de lo que deduzca en el futuro cuando se vuelva a poner con el mismo, porque todos somos seres en constante evolución.

Una anciana llamada María aprendió a aceptar su dolor después de someterse a siete cirugías en la columna. Se lesionó la espalda mientras hacía el servicio militar y ahora está jubilada. En el momento en que la vi, ella ya había llegado a la etapa de aceptación. Acude a mi oficina periódicamente para una "toma de contacto", siempre relajada y feliz. A pesar de que todavía tiene muchos de problemas físicos, nunca me presiona para que la "arregle. "Es más, ¡me da consejos sobre cómo criar a mis hijos! Si le digo la verdad, anhelo sus visitas, porque ella me hace sentir mejor acerca de la vida.

Así que, continúe alimentando a su cuerpo, mente y espíritu con cosas sanas, y cuando llegue su hora de volar, saldrá disparado. En el próximo capítulo, vamos a aprender cómo involucrar a la parte creativa del cerebro puede ayudar a los sentimientos de liberación embotellados en el interior, y que le pueden estar impidiendo llegar a las etapas importantes como la aceptación.

CAPÍTULO 13

El Arte Imitador del Dolor

El cerebro es un órgano adaptable, listo y dispuesto a cambiar y crecer cuando se le solicite. Sus millones de pequeñas células están constantemente en alerta respecto a los mensajes del sistema nervioso, listas para reaccionar ante los mismos. Imagínese estar en una fiesta llena de borrachos, traqueteo y, mariposas sociales. Tan pronto como una persona en la fiesta le comenta a otra acerca de un rumor escandaloso, la historia se extiende como un reguero de pólvora a través de la habitación hasta que prácticamente todo el mundo está hablando de ello. Nuestras neuronas son como los asistentes a la fiesta, siempre en busca de una buena historia, y una vez que se apoderan de la misma, se aseguran de que el cerebro lo sepa.

Anteriormente aprendimos que las células nerviosas del cerebro pueden crecer y desarrollarse en presencia del tipo de estimulación adecuado, incluso en edades avanzadas. El hipocampo, un área del cerebro que juega un papel importante en el aprendizaje y la memoria, puede ampliar sus recursos neurológicos (crear nuevas neuronas, o células nerviosas) para ayudarle a usted a aprender cosas nuevas, pero sólo si usted lo reta a hacerlo. Llamamos a este proceso brotación de neurogénesis de nuevas neuronas. La exposición de la mente a actividades nuevas y provocadoras ayuda a estimular la *neurogénesis*. Por otro lado, las hormonas del estrés como el cortisol, pondrán en peligro el proceso.

Anteriormente he sugerido que se puede utilizar la mente como una herramienta para promover la curación y la recuperación. Este capítulo analiza una manera interesante de aprovechar los recursos creativos del cerebro para ayudar a sanar las heridas del dolor crónico.

Cuando me convertí en médico del dolor de nuevo cuño, asistí a una presentación sobre la terapia del arte en un centro oncológico de prestigio. (Casualmente fue el mismo centro donde me habían enseñado años antes a despertar a la gente de su cirugía sin dolor.)

Sus terapeutas, especialmente entrenados, nos enseñaron a utilizar el arte para ayudar a los niños afligidos que habían perdido a miembros de su familia por causa del cáncer. Me quedé sorprendido por los sentimientos que estos jóvenes expresaron a través de las imágenes que crearon. Mediante el uso de colores y formas aplicadas al papel, fueron capaces de revelar emociones que nunca habrían salido a través de meras palabras. Recordé que, durante mis años de adolescencia y juventud, cuando estaba atrapado en los momentos de torpeza y timidez, me gustaba la libertad creativa del dibujo y la pintura.

Si la terapia de arte es una forma útil de ayudar a los niños y adultos a superar catástrofes, como la muerte, la adicción y el abuso, me pareció que debería ser capaz de ayudar a la gente que lucha por superar los estragos del dolor crónico. Sorprendentemente, casi nada se había publicado sobre el uso de la terapia del arte aplicada al dolor crónico. Sin embargo, cuando mi compañero y yo dimos comienzo a nuestro primer programa integral del dolor, no dejamos pasar la oportunidad de contratar a un terapeuta del arte. Sabíamos que no podíamos recuperar los cuerpos dolorosos sin sanar las mentes y espíritus afligidos, y queríamos dar a nuestros pacientes todas las oportunidades para tener éxito.

Por favor, tenga en cuenta que muchos de mis pacientes son obreros que se lesionaron por primera vez levantando una tonelada de ladrillos o conduciendo un camión. A la mayoría de ellos no se les ha pedido hacer algo "creativo" desde que fueron a la escuela primaria. Nuestro típico paciente no entra en su primer período de sesiones de terapia del arte diciendo: "¡Qué chévere, qué ganas tengo de empezar! "Créame, muchos de nuestros pacientes comienzan con el mismo escepticismo que usted probablemente esté experimentando en estos momentos. Usted no va a ser la primera persona en decir: "Pero si yo no tengo nada de artista, así que cómo me va a ayudar esto."

Curanderos Creativos

Recuerdo lo mucho que John sufrió con la terapia de arte durante sus primeras dos semanas. Era un mecánico de autos bastante grandote, que pesaba cerca de 300 libras y que se lesionó la espalda en el trabajo y había estado de baja por discapacidad hacía unos pocos años. Durante una de sus primeras clases de terapia del arte, nuestro paciente grandote se puso rojo, saltó de su asiento, irrumpió en el cuarto de baño, y se negó a salir. Más tarde supimos que nunca había estado en contacto con sus sentimientos, incluso allá por su infancia. Siempre había calmado su estrés bebiendo cerveza y despachaba sus conflictos con los demás partiéndoles la cara. Era la primera vez en su vida que había tratado de conectar con sus emociones, y le resultó tan temible la primera vez que ¡corrió al cuarto de baño para ponerse a cubierto!

No sólo mi paciente aterrorizado finalmente se decidió a participar plenamente en la terapia del arte, sino que cambió toda su personalidad. Con el tiempo John cambió notablemente a más tranquilo y más alegre, y recobró la fuerza suficiente para volver a trabajar de nuevo. Es imposible, por supuesto, determinar exactamente la cantidad de terapia del arte contribuyó a su recuperación, pero estoy seguro de que desempeñó un papel importante en ayudarle a procesar emociones como la depresión y la ansiedad. Al final, John se mostró muy orgulloso de los cambios que vio en sí mismo; cambios que sólo se produjeron porque abrió su mente y la desafió.

La razón por la que pacientes como John se benefician de la terapia del arte, sean o no "buenos artistas", es *que es precisamente el proceso de creación lo que importa* a fin de cuentas, y no aquello a lo que se parece el producto final. La mente creativa necesita concentrarse y filtrar el ruido de fondo. El proceso creativo de la terapia del arte activa el sistema nervioso parasimpático, lo cual ayuda a reducir el dolor y el estrés, y también ayuda a procesar los conflictos ocultos en la mente inconsciente. Las emociones también pueden permanecer escondidas en diversas partes del cuerpo, causando dolor adicional. No siempre podemos descubrirlas simplemente hablando. A veces tenemos que descubrirlas a través de procesos como la terapia de arte que promueven la exploración emocional.

Las personas se comunican de diferentes maneras. Hay quienes son muy verbales y pueden expresar sus sentimientos. Otros, que prefieren leer o escuchar, puede que no se comuniquen tan bien. Para muchos, la participación en un proceso creativo, como la terapia de arte, puede ser un medio de entrar en contacto con sentimientos que, de lo contrario, nos perderíamos. Los pacientes a menudo comentan sobre lo difícil que es describir su experiencia de dolor crónico con palabras. Con frecuencia encuentran que se sienten aislados y solos porque no han sido capaces de expresar sus verdaderos sentimientos a sus amigos y familiares. Cuanto mayor sea la variedad de herramientas para la expresión a su disposición, más fácil será para ellos abrirse paso a través de las áreas de peligro.

En 1925 una joven llamada Frida Kahlo resultó gravemente herida en un accidente de autobús que la dejó con dolor crónico para el resto de su vida. Durante su estancia en el hospital, aprendió a pintar y utilizó el arte como una forma de expresar sus sentimientos de dolor. Kahlo, con el tiempo, se convirtió en una famosa artista de principios del siglo XX. Algunas de sus obras más conocidas son autorretratos que muestran expresiones simbólicas de su dolor.

De Izquierda a Derecha; de Abierto a Cerrado

El cerebro está dividido en dos mitades: los hemisferios derecho e izquierdo. Las diferentes secciones del cerebro (por ejemplo, la corteza y el tronco cerebral) ocupan ambos hemisferios. Los dos hemisferios están conectados y se comunican a través de una estructura conocida como el *cuerpo calloso*. Hay algunas diferencias básicas entre los dos hemisferios que vale la pena destacar. Usted probablemente ya sepa que el que sea diestro utilizará la parte izquierda de su cerebro. Esto se debe a actividades que implican un lado del cuerpo y que están predominantemente diseñadas en el lado opuesto del cerebro. Así que si usted confía más en su mano derecha, también utilizará más el lado izquierdo de su cerebro para todo tipo de actividades, incluyendo la escritura, abrir puertas, y cepillarse los dientes.

Independientemente de la mano que prefiera utilizar, los dos hemisferios parecen especializarse en ciertas áreas. El lenguaje, por ejemplo, es más una función del cerebro izquierdo. Es por eso que los accidentes cerebrovasculares y otras lesiones en el lado izquierdo del cerebro son más propensos a afectar el habla que las lesiones del lado derecho. El lado izquierdo también se centra en funciones más analíticas al igual que los cálculos y la lógica. El hemisferio derecho, sin embargo, está más involucrado en actividades artísticas. El lado derecho presta más atención a cosas como la prosodia (ritmo y tono) del habla o la música, la intuición, las comparaciones, y el procesamiento visual.

Un hombre llamado David llegó a mi centro con un historial de quince años de dolor crónico de espalda baja. Durante ese tiempo, fue sometido a un total de tres cirugías de columna, y su última fusión incluyó implantes de aparatos. Era un ejemplo clásico de un paciente a quien se le dijo que si no tenía cirugía, podría terminar en una silla de ruedas. Desafortunadamente el dolor de David nunca se fue, y cayó en una profunda depresión. Tratar de trabajar llegó a ser tan agotador física y emocionalmente que tuvo que parar y pedir ayuda.

David era un ingeniero, y muy analítico y demás. Su mente estaba ocupada siempre con fórmulas y cálculos. En otras palabras, era un sujeto que empleaba la parte izquierda de su cerebro como pocos. Estaba acostumbrado a empujar sus emociones a un lado y a "simplemente vivir por encima de las cosas", pero su dolor y su depresión se convirtieron en demasiado fuertes para poder ser controlados de esta manera.

Cuando David llegó a su primera sesión de terapia de arte, de inmediato anunció: "¡No puedo dibujar!" Su primer proyecto fue el de encontrar fotos en revistas que expresaran los aspectos de aquello por lo que estaba pasando. A regañadientes al principio, David encontró unas fotos que simbolizaban aspectos emocionales de su dolor, incluyendo la ira y la depresión. Estas fueron sus emociones dominantes, y nunca había sido capaz de hablar de ellas en el pasado. David señaló: "Conforme pasó el tiempo, me convertí en más expresivo. Comencé a conectar diferentes imágenes en formas que reflejaban la forma en que mi vida estaba conectada, mi esposa, la carrera, el dolor de espalda, y así sucesivamente—en los momentos malos—".

A medida que avanzaban las semanas, David comenzó a sentirse "abierto". Hablar de sus proyectos de arte con otros pacientes era muy terapéutico, mientras que hablar directamente sobre temas como el dolor y la ira había sido demasiado extraño y difícil antes. "Su programa entero fue excelente", dijo más tarde, "pero el arte fue mi momento decisivo. Ayudó a que me deshiciera de mis demonios. Siempre he sido muy analítico, pero nunca creativo, a pesar de que disfrutaba observando bonitas obras de arte. Abandonar mi lado analítico me ayudó a tocar mi mente creativa oculta".

Con los años incontables pacientes me han contando acerca de problemas cognitivos, como los lapsos de memoria, que se habían convertido en una parte de su experiencia de dolor crónico. Muchos me describieron una sensación de neblina mental que contrastaba con los pensamientos agudo a los que estaban acostumbrados. Le pregunté a David si había tenido una experiencia similar, y resultó que sí. Me describió una sensación como de "llevar puestas lentes nubladas desenfocadas" una vez que su dolor había comenzado. Me imaginaba esto sería angustiante para un ingeniero inteligente. De hecho se había avergonzado con frecuencia por perderse u olvidarse de compromisos sociales y cosas que sus amigos le habían contado. Tenía curiosidad por saber cómo haciendo participar el lado creativo intocable de su cerebro podría afectar a su claridad mental. Varios meses después de que David comenzase su terapia de arte, comprobó que su memoria había mejorado definitivamente. Su mente aún no estaba tan aguda como lo fue en su día, y todavía olvidaba cosas como citas de vez en cuando, pero se mostró muy contento con la mejora.

David tuvo la gentileza de compartir algunas de sus creaciones personales para ayudar a ilustrar qué tipo de proyectos se pueden hacer en casa.

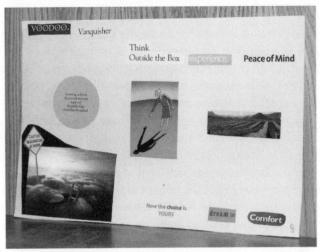

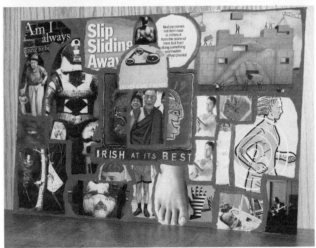

El Efecto Mozart

El dibujo no es la única forma de arte que se cree ayude a mejorar la cognición. La terapia musical, por ejemplo, se utiliza con éxito en la recuperación de accidentes cerebrovasculares. En 1991, el investigador francés Alfred Tomatis, A., MD, afirmó que escuchar a Mozart contribuía al desarrollo del cerebro, y consideró el fenómeno del Efecto Mozart. Esto condujo a la noción controvertida que la música de Mozart, en realidad podría mejorar la inteligencia y el coeficiente intelectual, una idea que muchos científicos creen hoy día que se ha exagerado. Pero eso no impidió que Zell Miller, gobernador de Georgia, solicitara un presupuesto anual de 105.000 dólares en 1998 para comprar un CD de música clásica a todos los bebés nacidos en el estado. ¡Oda a la Alegría!

Su Tarea para Casa

Christine Hirabayashi, que ha sido la terapeuta de arte en mi centro durante los últimos cinco años, ha confeccionado literalmente miles de proyectos de arte con enfermos de dolor crónico. Ella señala: "Es difícil filtrar emociones a través del arte." Se pueden destapar sentimientos reprimidos si nos saltamos nuestras defensas habituales. Por ejemplo, el proceso creativo de la recopilación de imágenes que se identifican con emociones como la depresión puede exteriorizar los aspectos de la depresión que no se considerarían ni se expresarían de otra manera. Es una manera de conseguir esquivar los obstáculos que nuestro cerebro instala para protegernos de ciertos sentimientos que son difíciles de procesar.

Según Hirabayashi, el arte crea un vínculo directo entre las emociones y la mente inconsciente. Si tenemos dificultades en reconocer ciertos sentimientos y en exteriorizarlos, entonces los proyectos de arte destinados a facilitar esta liberación deben realizarse en un ambiente muy seguro y reconfortante. Ella recomienda que este proceso tenga lugar bajo la supervisión de un terapeuta del arte que pueda mantener un ambiente de apoyo. Ella también considera que el trabajo en grupo ofrece un apoyo especial, permitiendo que personas que tienen problemas similares compartan sus experiencias, en lugar de comunicarse únicamente con amigos o familiares que no tengan dolor. Hirabayashi dice:

"Los pacientes a menudo conectan con las imágenes de obras de arte de otras personas. Esto les ayuda a darse cuenta de que ellos no son los únicos que experimentan tristeza, miedo y ansiedad."

A pesar de que un ambiente de grupo es lo mejor, si usted no tiene acceso a uno, puede trabajar por su cuenta. Veamos algunas cosas que usted puede hacer de forma independiente, en casa, para aprovechar su mente de curación creativa:

- Cree un entorno en el que usted se sienta seguro pensando y trabajando. Su área de terapia de arte debe ser un lugar donde no haya juicio y nada de crítica de su arte. Si usted tiene acceso a una sala tranquila, una oficina en casa, o un espacio de carácter personal suyo, a su gusto, pida a los miembros de su familia que no entren en el mismo. Si tiene que utilizar un área común como un rincón de la cocina, pida a los miembros de la familia que respeten su privacidad y que eviten emitir juicios sobre aquello que usted cree.

- Reúna todas sus herramientas. Hay muchos medios diferentes que puede utilizar, incluyendo todo tipo de pinturas, rotuladores, lápices de colores y marcadores. Busque revistas que contengan imágenes que se puedan colgar de un clip para ilustrar sus estados emocionales. Asegúrese de tener un montón de papel, pegamento y otros materiales de arte.

- Considere la posibilidad de trabajar con acuarelas. Las acuarelas son más difíciles de controlar que otros tipos de medios; sus colores tienen una tendencia a moverse y sangrar sobre el papel. Permitir que el flujo de esta pintura se expanda puede ayudarle a dejar de lado las emociones reprimidas.

- Ajuste el tono. Cuando usted trabaje, cree un ambiente de paz a su alrededor por medio de música relajante.

- Prepare un símbolo de equilibrio en su vida. Utilice los medios de su elección para mostrar lo que le motive. Esto podría ser una imagen de un lugar de relajación como la playa o un bosque, las fotos de sus hijos, o algo más simbólico, como un icono espiritual.

- Cree un símbolo de fuerza. Esto puede incluir tanto su fuerza física como emocional. Su símbolo puede incluir citas que le motiven, imágenes de personas heroicas e iconos espirituales. Obsérvelos a menudo para reforzar su sentido de la fuerza.
- Mantenga un diario de arte en el que pueda dibujar, garabatear, o hacer collages de forma regular como una forma de liberación.
- Cree un Proyecto Puente: Cree una imagen que simbolice el momento en el que se encuentre ahora y otra que simbolice hacia donde va.
- Evite juzgar el aspecto de sus imágenes; eso le ayudará a aprender a eliminar el ruido de su mente y a vivir el momento.

Si a usted le gustaría que un terapeuta de arte le guiará en el proceso, eche un vistazo a la página de Terapia Completa del Arte en mi sitio Web: *www.bapwc.com/sub/index.jsp?contentid=zannQ4K1P uETbQmb3NSSW1sH*. También encontrará enlaces a organizaciones de terapia del arte que pueden ser capaces de ayudarle.

Siempre recuerde que es el proceso, y no el producto final, lo que importa. Su objetivo es explorar y expresar sus emociones, no crear algo que agrade a un profesor de arte. Si el arte abre su mente y le ayuda a acceder y procesar las emociones negativas, habrá creado una obra maestra.

Capítulo 14

Plantarle Cara a las Adicciones

"Haz las cosas difíciles mientras sean fáciles y haz cosas grandes mientras sean pequeñas. Un viaje de mil millas comienza con un solo paso."

-Lao Tzu, antiguo filósofo chino

Parece que la lista de sustancias adictivas crece cada año. Cuando era niño, el tabaquismo era la gran pesadilla, porque era a la vez adictivo y la causa de enfermedades mortales como el cáncer de pulmón. El consumo excesivo de alcohol se consideraba peligroso, al igual que los medicamentos populares de la época, como la heroína. Había unas cuantas cosas más en la lista de la adicciones, pero eran bastante pequeñas para los estándares actuales, en los que la gente dice que es adicta a todo tipo de cosas, como a las compras, a comer, a los juegos de azar, al robo, al sexo, a los videojuegos, al ejercicio, a la cafeína, a navegar por Internet y a la pornografía.

¿Por qué una persona que se ejercita sin cesar, se pone de café hasta las cejas, o juega al póquer online durante horas se considera un adicto, mientras que otra persona con exactamente los mismos "hobbies" está bien? ¿Cuáles son las características definitorias de una adicción?

Una adicción es una obsesión incontrolable que resulta, de alguna manera, perjudicial. Fumar (que es en realidad la adicción a la nicotina) puede fácilmente convertirse en una obsesión peligrosa que puede dañar los sistemas respiratorios y cardiovasculares. El juego compulsivo puede causar la ruina financiera. El alcoholismo y la dependencia de las drogas pueden destruir relaciones, carreras, y la propia vida.

Otra característica definitoria de la adicción es el mono, que ocurre cuando el acceso a la sustancia o actividad adictiva se ve interrumpido. Los síntomas de la abstinencia suelen incluir agitación y angustia, sentimientos que pueden ser tan inquietantes que obligan a los adictos a buscar de forma activa e incluso agresiva lo que haga falta para sentirse normal otra vez. Una adicción puede engañarle haciéndole creer que la sustancia o actividad es "una parte de su identidad", mientras que la abstinencia puede provocar una intensa angustia física y mental.

Por supuesto que no todas las adicciones producen consecuencias tan dramáticas como la enfermedad terminal o la ruina financiera. Veo a personas todos los días que tienen adicciones emocionales, lo cual puede manifestarse como un constante estado de depresión, búsqueda de drama, o un apego a los temores y ansiedades. Por desgracia, por más que intente razonar con las personas atrapadas en las garras de una adicción emocional, sin importar cuántas veces me expliquen que sus pensamientos disfuncionales están causándoles emociones negativas, tienen dificultades para liberarse. Al igual que la genética puede predisponer a algunas personas hacia al desarrollo de dependencias químicas, una predisposición emocional puede contagiar a otros con adicciones emocionales, especialmente si no están atentos a sus pensamientos.

Marla, una ejecutiva de cuentas de cincuenta y tres años de edad, vino a mi oficina quejándose de depresión persistente y dolores de espalda siempre presentes. Después de haber hablado durante un tiempo, me confesó que estaba furiosa por una observación insultante de uno de sus compañeros de trabajo acerca de sus hábitos de trabajo unos *cinco años antes*. Marla me dijo que seguía tan molesta por el incidente como el día en que ocurrió. Su cerebro estaba tan acostumbrado a pensar en lo enfadada que estaba que ya no podía apagar ese pensamiento. Para Marla, sentirse enojada se había convertido en una parte de sus sensaciones de normalidad, al igual que el efecto de una inyección de heroína es algo normal para un adicto a la heroína. E incluso una vez que Marla entendió el impacto negativo que la ira estaba teniendo en su mente y cuerpo, no pudo dejarlo, justo igual que le pasa a un fumador al tratar de dejar de fumar cigarrillos de golpe. Era una adicta a su sentimiento negativo. Para algunos, eliminar completamente esos pensamientos arraigados puede requerir la ayuda de un terapeuta o un consejero especializado.

Adicción y Dolor Crónico—La Historia de Randal—

Me he dado cuenta que para muchos pacientes el proceso de recuperación no comienza hasta que no tocan fondo. Es como si necesitaran ver qué aspecto tiene la parte del fondo antes de que poder empezar a alzar la mirada hacia arriba. La mayor parte de los pacientes que veo en mi centro que están sufriendo una dependencia de sustancias químicas, no tienen antecedentes de abuso de alcohol o drogas. Por lo general, buscan tratamiento médico para su dolor y terminan por convertirse en dependientes de los analgésicos que les recetaron.

Uno de mis pacientes, Randal, ni siquiera había coqueteado con la adicción al alcohol o las drogas antes de que un médico le recetara Norco para su dolor de espalda. De hecho, había trabajado duro para recuperar la salud, pasando de 145 kilos de más a ponerse en gran forma física. Se enamoró, se casó, tuvo dos hijos, y se sintió como si estuviera en la cima del mundo. Luego sufrió una caída y resultó gravemente herido en su espalda baja. Esto le provocó un terrible sentimiento de pérdida, destrozó su auto-estima, y le hizo tener la impresión de decepcionar a su familia cada día.

Randal comenzó a tomar píldoras opioides de receta para el dolor; es el camino más común que toman los médicos y pacientes cuando parece que no pueden tener el dolor bajo control. Al principio, esto le ayudó a suavizar el dolor, pero después de seis meses comenzó a hacerse cargo de Randal. Su estado continuó deteriorándose, y cinco años más tarde tomaba ocho pastillas para el dolor al día. Él me dijo: "Norco me cambió. Me arrebató las emociones, me hizo sentir letárgico por todo, por toda mi vida." Randal perdió la fe en sí mismo y en su futuro; perdió la motivación para cuidar de sí mismo, y comenzó a coger peso.

El descenso de Randal continuó. Perdió el interés en su familia, su trabajo, y sobre sí mismo. Tocó fondo dos años más tarde cuando su dolor de espalda, cada vez más empeorado, le provocó una pérdida de función sexual y la sensibilidad en sus piernas. En ese momento, Randal sintió que su vida había terminado. Se adentró en una concha, y empezó a cenar a solas en su habitación y se iba a dormir inmediatamente después. Para aumentar la distancia emocional entre él y su familia, se enojaba cada vez más. "Quería que todo el mundo me odiara para que se sentirían aliviados cuando me fuera", me dijo.

Cada vez que Randal intentaba vivir sin pastillas para su dolor, su ira no hacía más que crecer sin control. Ahora reconoce que la única persona con la que estaba descontento era él mismo. Debido a que se sentía tan indigno como esposo y como padre, se escondió detrás de la torpeza emocional creada por sus analgésicos Plantarle Cara a las Adicciones, y cada vez que alguien trataba de entrar, él les expulsaba gruñéndoles.

A pesar de que estaba tomando cuatro o cinco analgésicos al despertar cada mañana, y una dosis igual de grande en la noche, el cuerpo entero de Randall estaba dolorido. Le extirparon su vesícula, debido a sus frecuentes dolores de estómago, pero eso no resolvió el problema. Sus ataques de pánico comenzaron a despertarlo a las 4:00 de la madrugada, justo en el momento en que su nivel de medicamentos en la sangre se encontraba bajo. Cuando conocí a Randal, su esposa le acababa de pedir que se marchara y él estaba viviendo en casa de su hermano, durmiendo en el sofá.

Una vez que "desteté" a Randal de su Norco, cambió ante mis propios ojos. "Despertó" sus emociones y comenzó a pulir los sentimientos reprimidos relacionados con su lesión que habían sido silenciados durante varios años. Su motivación regresó, y comenzó a ejercitarse y a bajar de peso. Lo mejor de todo fue que empezó a gustarse a sí mismo. Randal ha vuelto a trabajar a tiempo completo y está avanzando en su profesión. Su problema original, su dolor de espalda, aún se encuentra presente, pero es más suave y más fácil de controlar. Randal controla su dolor mediante el ejercicio, respirando, caminando, y comunicando sus sentimientos con eficacia. En otras palabras, él controla al dolor—y no a la inversa.

Desafortunadamente, Randal aún está dolido por la disolución de su matrimonio y el hecho de que ya no puede ver a sus hijos todos los días. Se ha convertido en alguien mucho más saludable físicamente, pero las cicatrices de su pasado siguen existiendo. Sabía que su dependencia de los medicamentos para el dolor le haría daño de muchas maneras diferentes, pero siguió tomándolos durante años porque desconocía cualquier otra forma de controlar su dolor emocional. A pesar de sentir el aguijón de lo que perdió, Randal mantuvo el control de sí mismo y de su vida, y se esforzó por ser el mejor padre posible. Su historia ilustra un punto importante: Ni la química ni las adicciones emocionales definen lo que realmente somos por dentro.

Otra Cosa

Nadie quiere que le dejen desnudo en el frío. Entonces, ¿qué ropa especial necesitó Randal para mantenerse en calor durante su viaje? Lo que da a la gente como Randal el empuje para hacer frente a sus adicciones y hacer cambios es *otra cosa*. Aquellos que dependen de sustancias rara vez pueden, si acaso, dejar la adicción como si nada sin sustituirla por otra cosa. Randal remplazó su adicción con firmes compromisos con su salud y sus hijos. Sin duda necesitó y recibió ayuda en forma de educación para el control de su dolor en formas alternativas, rehabilitación física estructurada y asesoramiento emocional; y todos ellos fueron impartidos en un entorno muy seguro por un personal enriquecedor. Otra herramienta importante es un medicamento denominado *buprenorfina*, del que voy a hablar más tarde. Es la actualidad, se vende en Estados Unidos como Suboxone y Subutex. Todas ellas fueron herramientas importantes para Randal, pero habrían sido inútiles sin su compromiso.

A los médicos les han enseñado durante mucho tiempo a utilizar opioides para tratar el dolor debilitante, incluso cuando es más crónico por naturaleza, ya que estos fármacos tenían fama de mejorar la función y la calidad de vida. Pero con el tiempo ha quedado claro que este enfoque no proporciona resultados satisfactorios a largo plazo. Pueden bloquear el dolor durante un tiempo, pero también pueden "bloquear" a la persona y pueden conducir a más dolor a largo plazo. También hemos descubierto que los pacientes que voluntariamente dejan de usar drogas parecen funcionar mejor en general. Están más motivados para volver a trabajar, hacen ejercicio y, por lo general, tienen mejores relaciones. Por supuesto, desengancharse de los narcóticos puede ser difícil, si no imposible, para muchas personas. Y la tasa de recaída es generalmente más alta cuando una adicción se detiene de golpe.

No hace mucho tiempo mi compañero, John Massey, MD, se encontró con algunos artículos acerca de un medicamento llamado buprenorfina para el tratamiento de la adicción a narcóticos (opioides). La buprenorfina se adhiere fuertemente a los receptores opioides del cerebro, evitando que los narcóticos surtan efecto alguno. Esto significa que cuando la buprenorfina se encuentra en el sistema, otros analgésicos narcóticos no tendrán ningún efecto en usted. Además, la buprenorfina es un agonista parcial, lo que significa que ejerce efectos sus propios efectos. Impresionado por lo que leyó, Massey quiso comprobar si la buprenorfina podría ayudar a una paciente llamada Judy que se encontraba en graves apuros.

Cuando Judy rozaba los treinta años, ella se hizo un esguince en la espalda y fue diagnosticada con enfermedad degenerativa discal. Su dolor se volvió crónico, y comenzó a tomar los analgésicos narcóticos a diario. Pasado un tiempo, Judy tuvo un bebé. Un mes después del parto, se sometió a una cirugía de fusión a tres niveles (los discos de su columna vertebral se fusionaron en tres puntos diferentes), porque pensaba que le ayudaría a cuidar mejor de su recién nacido. Lamentablemente, Judy se sentía tan miserable después de la cirugía que apenas podía levantarse de la cama. Le recetaron altas dosis del narcótico conocido como OxyContin para ayudar a suavizar su dolor sordo y poder caminar.

Cuando Massey vio a Judy dos años más tarde, todavía estaba sumida en un terrible dolor y tomando grandes dosis de Oxycontin. Su marido la había abandonado, y estaba deprimida hasta el punto de suicidarse. Massey quiso inscribirla en nuestro programa intensivo, pero le preocupa que su uso excesivo de la medicación fuera a frustrar su éxito. Ya que ella era tan frágil emocionalmente, decidió iniciar en ella una transición de Oxycontin a buprenorfina en un hospital donde ella pudiera ser vigilada estrechamente. ¡Y se asombró de lo bien que le fue todo! Sus síntomas de abstinencia ya eran fugaces y fáciles de manejar. Su estado de ánimo se repuso rápidamente, y pasó a tener una mayor agudeza mental. Judy salió del hospital y comenzó a venir a nuestro centro, muy motivada para tener éxito y con la suficiente claridad mental como para aprender y procesar sus propias emociones.

Hoy día, Judy tiene una nueva vida con un nuevo marido, y es dueña de su propia casa. Aún siente dolor, pero ahora controla su destino.

Datos Importantes sobre la Buprenorfina

- Actualmente se encuentra disponible en Estados Unidos sólo en forma sublingual, lo que significa que debe ser absorbida bajo la lengua.
- Los médicos están obligados a tener una licencia especial para prescribir el fármaco.
- Si la dosis es demasiado alta, sus efectos secundarios más comunes incluyen náuseas, estreñimiento y somnolencia.

Buprenorfina Plus

La situación de Judy mejoró tan rápidamente y de una forma tan drástica que Massey y yo comenzamos a recomendar a otros pacientes que sustifuyeran sus estupefacientes por buprenorfina. La mayoría de ellos se mostró muy satisfecha con los resultados, y sentían que estaban más en control de lo que entraba en sus cuerpos, siendo capaces de pensar más claramente.

Una vez que comenzamos a utilizar la buprenorfina de forma rutinaria con pacientes dependientes de opioides, nos quedamos impresionados con los resultados positivos. Desenganchamos a algunos de nuestros casos más complicados de sus medicamentos mediante la buprenorfina, para después someterlos al entorno de apoyo de nuestro programa integral. Al hacer un seguimiento de su progreso, comprobamos que más del 90 por ciento de estos pacientes eran capaces de permanecer alejados de sus antiguos medicamentos. El 60 por ciento regresó a su trabajo, a pesar de que la mayoría había recibido beneficios por discapacidad durante cinco años. Algo increíble, ya que las estadísticas muestran que la mayoría de las personas que no reciben beneficios por discapacidad más de seis meses nunca regresan a su trabajo. ¡Cinco años de discapacidad hacen de esto una misión prácticamente imposible!

No sólo eso, sino que después de que nuestros pacientes habían tomado buprenorfina durante unas pocas semanas, empezaron a salir todo tipo de emociones reprimidas. El bagaje psicológico como la ansiedad, el miedo, la depresión y los traumas del pasado, sumergido por la adicción que producen los medicamentos, de repente empezó a hacer acto de presencia. Un subgrupo de pacientes que vimos que era propenso a la adicción es el de aquellos con un historial médico en su infancia de trastorno por déficit de atención (TDA) o hiperactividad. Durante la mayor parte de sus vidas, estas personas han estado medicadas con medicamentos de receta, alcohol o drogas de la calle en un intento de acallar sus mentes aceleradas y su comportamiento hiperactivo. Los narcóticos recetados parecen tener un efecto similar sobre ellos, lo que significa que si dejaran de tomar uno de estos medicamentos podría desencadenarse tal oleada de emociones desde el interior que no se sentirían cómodos controlando su dolor sin ayuda.

Nos pareció que era muy importante contar con nuestro personal de salud del comportamiento listo para intervenir. Para muchos, esto significa aprender a procesar y lidiar con factores estresantes internos que han permanecido latentes durante muchos años. En el caso de Randal, su autoestima cayó después de su primera lesión de espalda. Cuanto más le molestaba su espalda, más inútil se sentía, y perder parte de su función sexual realmente destruyó su sentido de la auto-estima. Utilizó su adicción a los analgésicos como una forma de ocultar y adormecer el dolor. Se convirtió en adicto a esos pensamientos negativos acerca de sí mismo mucho antes de que perdiera el control de Norco. En retrospectiva, creo que Randal estaría de acuerdo en que habría sido mejor trabajar con el problema de la auto-estima que perder varios años de su vida en la niebla del medicamento.

¿Es un "Cambio de Medicina" lo Mejor para Usted?

Hemos comprobado que el paso de estupefacientes a la buprenorfina ha ayudado a muchos de nuestros pacientes, pero hay algunos casos para los cuales puede que no sean la mejor idea, al menos no en ese momento. Juntos, usted y su médico pueden determinar si es el momento o cuando llegará el momento de desengancharse de sus analgésicos narcóticos y empezar a tomar buprenofina en su lugar.

Estas son las situaciones que he encontrado favorables para hacer este cambio:

- Usted requiere más y más pastillas para el dolor.
- Usted precisa de píldoras adicionales para llevar a cabo actividades sencillas o se queda dormido.
- Usted agota sus medicamentos antes de tiempo.
- Usted pasa más tiempo sentado o acostado que antes.
- Usted tiene problemas para concentrarse o aprender nueva información.

Veamos algunos puntos a considerar *antes* de nada:

- Averigüe cuáles son sus opciones de tratamiento. Busque por Internet y consulte con profesionales médicos que tengan experiencia en el control del dolor, la adicción y el tratamiento con buprenorfina. Los hospitales locales a menudo pueden ofrecer información de referencia.
- Un fuerte equipo de apoyo puede proporcionar una ayuda inestimable en la superación de las adicciones. Encuentre un programa integral con personal altamente cualificado y profesionales bien capacitados.
- Las percepciones previstas en este capítulo están orientadas hacia el tratamiento del dolor crónico que ha generado una adicción. El enfoque para el tratamiento de adicciones prima-

rias (como el juego o la heroína) queda fuera del contexto de esta discusión.

¡Dé un Paso en Positivo!

Mientras permanezca en esta encrucijada en busca de liberarse de su adicción y avanzar hacia una vida más sana y más feliz, aquí hay algunos principios básicos que vale la pena recordar:

- *Todo el mundo* tiene miedo de dejarlo.
- Usted no apreciará el impacto total de sus adicciones hasta que las abandone.
- Las adicciones no reconocidas pueden mantenerle "*atascado*", y por lo tanto, interponerse en el camino hacia la toma del control de su vida.
- Los medicamentos adictivos, como los narcóticos, afectan directamente al centro de la motivación de su cerebro, lo que le impedirá hacer las cosas que debe hacer para seguir adelante.
- Superar una adicción requiere más que un simple cambio de medicamentos. Debe haber un programa integral para apoyar todos los cambios físicos y mentales que debe realizar.
- Cuantas más herramientas desarrolle para controlar el dolor, más fácil será evitar los malos hábitos.
- No todo el mundo tiene éxito la primera vez. Sea persistente.

Hay algo poderoso acerca de hacer un compromiso a renunciar a una dependencia malsana. Es, sobre todo, un acto de fe en usted mismo y en lo que puede lograr, y tenga por seguro que es un paso positivo hacia un futuro más saludable y más feliz.

Incluso a medida que trabaja para librar a su sistema de productos químicos nocivos, usted todavía tendrá que alimentar su mente y su cuerpo con sustancias para mejorar la salud. En el próximo capítulo hablaremos acerca de cómo encontrar los alimentos y nutrientes que ayudarán a su cuerpo a evitar los efectos nocivos del dolor crónico.

CAPÍTULO 15

Alimente Su Salud: Nutrición para Combatir el Dolor

"El médico del futuro no ofrecerá medicinas, sino que inculcará a sus pacientes el interés por el cuidado del cuerpo humano, en la dieta, y en la causa y la prevención de la enfermedad. "
—Thomas Edison

La alimentación, las dietas y el comer reciben más atención en la cultura popular de hoy en día que casi cualquier tema imaginable. Las librerías y revisteros están llenos de publicaciones vendiendo alimentos "mágicos" que hagan que nos veamos y nos sintamos mejor. Con tantas dietas, planes de alimentación, y estrategias de pérdida de peso, ¿cuáles funcionan realmente? *¿Atkins? ¿South Beach? ¿Por Qué Las Francesas No Son Gordas? ¿Zorra Flacucha?* ¿Y qué me dicen de comer para aliviar el dolor crónico? ¿Es tal cosa posible?

No hay alimentos que hayan sido probados para aliviar dolores específicos directamente, al igual que no hay alimentos que curan enfermedades. Pero recuerde: Un aspecto importante de este libro es ayudarle a ser más saludable en general, lo cual es clave para ayudarle a controlar su dolor. La experiencia me ha enseñado que cuanto más saludable esté, menos le limitará el dolor. Mucho de lo que hablo en este libro no trata directamente de aliviar el dolor, pero puede llevarle al punto—el punto sano—en el que su dolor pueda ser controlado mejor en última instancia.

Una nutrición adecuada es uno de los pilares más importantes de una buena salud. Si sus hábitos alimenticios no son óptimos, no podrá estar sano al 100 por ciento, haga lo que haga. Trabajar en el gimnasio cuatro horas todos los días es muy bueno; pero si usted llega a casa y se zampa un bolsón entero de papas fritas mientras se bebe seis latas de cerveza, estará minando su salud en general.

Eso no quiere decir que no haya vínculos entre la alimentación y su dolor. Por ejemplo, la respuesta al estrés y la inflamación aso-

185

ciados con el dolor crónico es perjudicial y dolorosa. Una dieta antinflamatoria puede ayudar a contrarrestar algunos de estos cambios dañinos y proteger el cerebro y el cuerpo.

Una buena nutrición ayuda a volver a equilibrar un cuerpo deteriorado por el estrés. Y una nueva investigación sugiere que el aceite de pescado, que contiene ácidos grasos omega-3 y vitamina D, tiene algunos efectos para aliviar el dolor que pueden ser útiles para reducir el dolor músculo-esquelético, el dolor de la fibromialgia, y otros tipos de problemas de dolor.

Este capítulo trata sobre la alimentación saludable en general, ya que una buena nutrición es un paso necesario en la construcción de una vida más saludable.

La Relación entre el Dolor Crónico y las Dietas

Lo que coma y la cantidad de lo que usted coma puede afectar a sus niveles de dolor. Eso es porque el dolor provoca una respuesta de estrés que produce inflamación, la cual sienta las bases para problemas de salud como enfermedades cardíacas, diabetes, enfermedad de Alzheimer, y en algunos casos, cáncer.(No estoy hablando sólo sobre el tipo de inflamación se puede ver, por ejemplo, en un tobillo hinchado, torcido, sino también el tipo de inflamación "silenciosa" que afecta a su corazón, al cerebro y a los nervios.) Muchas de estas enfermedades generadas por la inflamación pueden aumentar sus niveles de dolor. Lo que coma puede empeorar las cosas, porque algunos alimentos en realidad promueven la respuesta inflamatoria, aumentando tanto sus niveles de dolor y sus probabilidades de desarrollar enfermedades crónicas y debilitantes.

Otro factor en la ecuación del dolor crónico de alimentos es la obesidad. La obesidad es un factor de riesgo conocido para enfermedades cardiovasculares, hipertensión, artritis, algunos tipos de cáncer, diabetes y otras enfermedades crónicas. Alrededor de un tercio de la población adulta es obesa, mientras que otro tercio tiene sobrepeso y el riesgo de convertirse en obeso. Uno de los "subproductos" del dolor es la inactividad, y en mi práctica he encontrado una fuerte asociación entre la obesidad y el dolor crónico. La relación más obvia es que el exceso de peso pone presión en las articulaciones, los músculos y los órganos y hace que sea difícil (si no doloroso) mover el cuerpo. Esto puede crear un círculo vicioso: el dolor promueve la inactividad, lo que lleva al aumento de peso, lo que aumenta el dolor. Un problema menos obvio es el hecho de que el tejido adiposo blanco—el tipo que se acumula en el abdomen—, produce sustancias llamadas adipocinas, las cuales crean inflamación. Esta es una de las razones por las que se considera la grasa abdominal más peligrosa que la grasa que se acumula en otras partes del cuerpo. Por estas razones, mantener el peso corporal hasta un nivel moderado es crucial para controlar o prevenir el dolor crónico.

Por suerte, hay otros alimentos que hacen justo lo contrario y acaban con la inflamación. No sólo los alimentos tienen un impacto sobre cómo responder al dolor y al estrés, sino que pueden ser un factor decisivo en los tipos de enfermedades crónicas que usted desarrolle—-o no desarrolle—a lo largo del camino.

Vámonos de Compras
Debido a que una mala nutrición puede acentuar la inflamación que ya está presente en las áreas lesionadas y al mismo tiempo supone peligros añadidos para la salud, es fundamental elegir cuidadosamente lo que come. La forma más fácil de pensar en los alimentos que pueden crear y mantener su salud y ayudarle a mantener los niveles de dolor crónico a un mínimo, es visualizar la forma en que se organiza una tienda de comestibles. Normalmente, los alimentos más frescos y más saludables están dispuestos a lo largo del perímetro de la tienda. Es ahí donde los alimentos todavía tienen aspecto de comida: frutas y verduras, pollo, pescado, carne y productos lácteos. En general, los alimentos más elaborados y menos nutritivos (como Captain Crunch y Doritos) se encuentran en los pasillos centrales, ¡así que tenga cuidado cuando se pasee junto a ellos!

Paraíso pigmental
Uno de los lugares más seguros para elegir alimentos es la sección de verduras, que es comida sin procesar (ya sea sacada de la tierra o

extraída de una planta) y que contiene la mayoría de sus nutrientes originales y fibra. Las frutas y verduras son generalmente altas en fibra y bajas en calorías, y llenas de vitaminas y minerales. ¿Cuáles son los mejores alimentos? Piense en los alimentos como en el "arco iris"—cuanto más coloridos, mejor. Por ejemplo, los vegetales verdes como la espinaca, el brécol y la col rizada son ricos en ácido fólico, beta caroteno, y vitaminas C, E y K. Las verduras amarillo-anaranjadas y de color naranja, como el calabacín, las zanahorias y la calabaza son muy ricas en beta-caroteno, y han sido relacionadas con un menor riesgo de ciertos tipos de cáncer y enfermedades del corazón. Los alimentos rojos como los tomates y la sandía tienen grandes cantidades de licopeno, que puede reducir la inflamación y reducir dramáticamente el riesgo de desarrollar cáncer de próstata. Los arándanos y otros alimentos de color azul púrpura contienen antocianinas, que ayudan a combatir la inflamación, a fortalecer las paredes de los vasos sanguíneos, a mejorar la función cerebral, a retardar el envejecimiento y a mejorar la circulación.

Todos estos alimentos arco iris son ricos en antioxidantes que pueden ayudar a limpiar los radicales libres que se consideran una causa importante de enfermedades y de envejecimiento. También pueden ayudar a retardar la progresión de las enfermedades crónicas, incluyendo aquellas asociadas con la inflamación.

Las frutas y verduras cultivadas de forma natural tienen también otras ventajas: poseen un alto contenido de fibra, son relativamente bajas en calorías en comparación con otros alimentos, y ayudan a nivelar los azúcares en la sangre. Las dietas ricas en fibra ayudan a reducir el colesterol y los niveles de lípidos, y a mantener los niveles de glucosa más estables en la sangre, pero usted no encontrará mucha fibra en alimentos empacados y procesados. Pronto veremos por qué evitar los repuntes de azúcar en la sangre es algo tan necesario.

Estos son sólo algunos ejemplos de alimentos arco iris en su lista de compras. Elija lo que más le guste, tenga una mente abierta, y no tenga miedo de probar cosas nuevas:

- Manzanas
- Albaricoques

- Brotes de soja
- Bayas (especialmente arándanos)
- Brécol
- Coles de Bruselas
- Col
- Melón
- Zanahorias
- Coliflor
- Cerezas
- Frutas cítricas
- Arándanos rojos
- Col rizada
- Kiwi
- Melocotones
- Pimientos verdes
- Pimientos rojos
- Granadas
- Verduras, como espinacas
- Tomates
- Sandía
- Calabacín

Yo prefiero los alimentos frescos, ya que por lo general tienen mejor sabor, se pueden comer crudos, y tienden a tener más nutrientes que los alimentos precocinados o congelados que tienen que ser cocinados para ser comidos. Sin embargo, los alimentos congelados son alternativas razonables cuando los alimentos frescos no están disponibles.

Vale la pena mencionar también las hierbas y especias, porque muchos de ellos—orégano, albahaca, laurel, eneldo, menta, tomillo, perejil y romero—están cargadas de nutrientes y antioxidantes. Opciones más exóticas como comino, fenogreco, cilantro, canela, jengibre, y cúrcuma se ha usado medicinalmente en las culturas asiáticas y en la India durante siglos. La cúrcuma, uno de los antioxidantes más potentes que existen, ha sido utilizada en la India para las dolencias gastrointestinales, y los científicos modernos han descubierto que tiene el potencial de reducir la inflamación, disminuir el riesgo de cáncer, mejorar la desintoxicación del hígado, proteger la circulación, y mejorar la función cerebral en los ancianos. El jengibre ayuda a tratar las náuseas, mejora la digestión, reduce la presión arterial y reduce la acumulación de placa en las arterias coronarias. También reduce la hinchazón y la inflamación y tiene un compuesto que puede reducir el dolor.

Buenas grasas, malas grasas

Vamos a dejar las verduras y a pasar a la sección de carnicería. La buena noticia es que hay una gran cantidad de proteínas en esta sección, lo cual es importante para la construcción de fuertes músculos y otras funciones importantes del cuerpo. Esta buena noticia se ve atenuada un poco, sin embargo, por el hecho de que algunos de los elementos del carnicero también contienen mucha grasa, lo que significa que usted debe elegir sabiamente para obtener los mejores resultados. Se me ocurrió hacer inventario en una tienda de comestibles cerca de mi casa para preparar este libro.

Vi que todo lo que venía en un paquete en la sección de carnes, ya sea salchichas, tocino, pavo, contenía un conservante llamado nitrito sódico. Si usted consume grandes cantidades de carnes procesadas y aves de corral, tenga en cuenta que el nitrito sódico puede ser un carcinógeno, y que el gobierno regula su uso en los alimentos.

Hay algunas cosas importantes que debe saber sobre las grasas dietéticas. En primer lugar, no toda la grasa es mala. De hecho, consumir grasas saludables, incluidos los ácidos grasos esenciales, es un requisito para la buena salud. Los ácidos grasos esenciales son grasas que el cuerpo y la mente necesitan para una salud óptima, pero no pueden ser producidos por el cuerpo humano; los obtenemos de los alimentos. Las nueces y los aguacates son ejemplos de buenas fuentes de ácidos grasos esenciales, que suelen ser grasas insaturadas. Estas grasas contienen antioxidantes y ayudan a mejorar el funcionamiento del cerebro y los nervios, fortaleciendo la circulación y la lucha contra el cáncer y las enfermedades del corazón. Comer las grasas adecuadas en realidad disminuye la inflamación y reduce el riesgo de sufrir un ataque cardíaco.

Las grasas no saludables son las grasas saturadas y los ácidos grasos trans. Estas grasas son pro inflamatorias, y aumentan el colesterol, promoviendo las enfermedades del corazón. Las grasas saturadas se encuentran generalmente en productos grasos de origen animal como las carnes rojas y el tocino. Las ácidos grasos trans, que ahora son considerados como uno de los productos más perjudiciales en la dieta norteamericana, se encuentran generalmente en los alimentos procesados que coinciden con los pasillos centrales de la tienda de comestibles. Las ácidos grasos trans pueden ser hidrogenados o parcialmente hidrogenados para dar una consistencia más sólida, como en la margarina. Si usted lee las etiquetas, encontrará grasas hidrogenadas en la mayoría de los productos procesados y horneados que se venden en su mercado local.

Una gran fuente de grasa saludable es el salmón, ya que tiene una abundancia de ácidos grasos omega-3. Otros pescados, como sardinas y atún, también ofrecen grandes cantidades de ácidos grasos omega-3, pero el salmón es el que más aporta. Sin embargo, tenga en cuenta el lugar de origen del salmón que compre. El salmón salvaje es preferible al salmón criado en granja, ya que tiende a tener más ácidos grasos omega-3. Los peces criados en granjas son a menudo alimentados con comida que les deja sin los suministros abundantes de ácidos grasos omega-3 encontrados en los peces silvestres. Es más, usted debe tener cuidado de no comer demasiado pescado criado en granja, así como mucho atún enlatado, ya que pueden ser altos en toxinas como el mercurio. Tenga en cuenta, sin embargo, que el cultivo ecológico del salmón puede ser una alternativa razonable al salmón salvaje. Si usted no es un fan del pescado, la linaza puede ser una fuente alternativa de ácidos grasos omega-3. Los frutos secos, como almendras, nueces, pecanas y avellanas también son fuentes de ácidos grasos omega-3.

El aceite de oliva es el mejor aceite para cocinar y condimentar. Tiene una gran trayectoria que se remonta miles de años y es un ingrediente clave en la saludable dieta mediterránea, donde su consumo se acredita con menores tasas de enfermedad cardiovascular. El aceite de oliva es un ácido graso monoinsaturado con una gran cantidad de ácido oleico saludable, que es un ácido graso omega-9. Tenga en cuenta, sin embargo, que algunos fabricantes de aceite de oliva están mezclándolo con en otros aceites, como aceite de cacahuete, para reducir los costos. Asegúrese de comprar sólo aceite puro de oliva. El aceite de canola, también un ácido graso monoinsaturado, es un aceite alternativo a considerar.

No todo en la sección de carnicería es alto en grasas saturadas. Incluso los diferentes cortes de carne roja pueden variar ampliamente en su contenido de grasa. Pechugas de pollo y de pavo, solomillo, filete miñón, y de cordero, son algunos de los elementos de carnicería que son relativamente bajos en grasas saturadas. Por otro lado, los filetes de entrecot 'prime rib', los de estilo 'Nueva York strip', los chuletones de ternera, y las chuletas de cerdo tienen algunas de las mayores cantidades de grasas saturadas y por lo tanto deben consumirse con moderación. Por ejemplo, un filete de solomillo tiene alrededor de dieciocho gramos de grasa, con sólo nueve gramos de la grasa saturada; una pieza de tamaño similar de chuletón tiene el doble de cantidad de grasa total y de grasa saturada, más unas doscientas calorías extra. En cuanto al prime rib, yo lo guardaría para ocasiones muy especiales, ya que una pieza de cuatro cientos cincuenta gramos aporta la friolera de cuatro cientos noventa gramos de grasa—siendo más de la mitad grasa saturada—¡y mil trescientas calorías!

Ya que estamos hablando acerca de las grasas, vayamos a la sección de lácteos. El queso se ha convertido en la principal fuente de grasa saturada de la dieta estadounidense. Los quesos, al igual que las carnes, varian un poco en su contenido de grasa, así que lea las etiquetas. La cantidad de grasa que contienen se basa en el tipo de leche utilizada para hacerlas: entera, semidesnatada, desnatada, o crema. Por ejemplo, debido a que proviene de la crema, el queso crema es rico en grasas. Los quesos elaborados con leche entera son el brie, el emmenthal suizo, y el cheddar; una porción de una onza de queso cheddar contiene catorce gramos de grasa total, en comparación con la mitad de un gramo de grasa en una porción de ciento trece gramos de queso fresco sin grasa. Los productos lácteos bajos en grasas también contienen niveles más bajos de grasas saturadas. Mirando al lado positivo, el queso suele estar bien abastecido con ácidos grasos esenciales más saludables como el ácido linoleico conjugado. Los quesos bajos en grasa y los yogures sin azúcar pueden ser buenas fuentes de proteína. La mantequilla es rica en grasas saturadas, pero la margarina tiene ácidos grasos trans, lo que hace que sea una alternativa pobre.

Si le gusta ese sabor extra en su yogur, le sugiero lo añada por su cuenta. Todos los yogures con sabor y endulzados que se precien en el mercado estadounidense contienen algo llamado jarabe de maíz alto en fructosa. Antes de le explique por qué debe evitarlo, permítame decirle que cada vez que leía los ingredientes de los productos envasados, la mayoría tenían seguramente nitritos de sodio, grasas hidrogenadas, jarabe de maíz alto en fructosa, o alguna combinación de los tres.

Evite el punto dulce

Vamos a pasar a la sección de panadería de la tienda de comestibles para aprender más acerca de los azúcares y los almidones y el jarabe de maíz alto en fructosa. En primer lugar es necesario entender el concepto del índice glucémico, que mide la rapidez con que ciertos alimentos causan un aumento del azúcar (la glucosa) en la sangre una vez ingeridos. Esto es importante, ya que los repuntes de azúcar en la sangre imitan la respuesta del cuerpo frente al estrés, lo que lleva a un aumento de la inflamación. Si se dan repuntes de azúcar de forma continua, la resistencia a la insulina y la diabetes pueden desarrollarse, ya que es como poner el cuerpo en un estado de estrés crónico. Y, como se verá en el capítulo 18, el exceso de glucosa en la circulación se puede acumular en el cartílago, dejando las articulaciones rígidas y más dolorosa para moverse.

Los alimentos que puntúan alto en el índice glucémico se descomponen en azúcar de forma rápida y superan la capacidad del cuerpo para mantener los niveles de azúcar en la sangre en equilibrio. Los alimentos que puntúan más bajo en el índice, tales como los almidones integrales y la mayoría de las frutas y verduras, se digieren más lentamente en los intestinos, debido a que tienen más fibra. Esto significa que no existe un torrente de glucosa inundando el flujo sanguíneo. Existen listas extensas del índice glucémico disponibles en varios libros de dietas y de nutrición. Sea consciente de los siguientes alimentos de consumo habitual, que tienen un puntaje alto:

- Pan blanco y rosquillas
- Arroz blanco y pasta
- Papas
- Frutos secos
- Sandía, maíz y plátano

Debido a que los almidones procesados y pulidos que se encuentran en alimentos como el pan blanco, el arroz blanco, las pastas tienen una puntuación alta en el índice glucémico, le recomiendo busque alternativas que contengan cereales integrales siempre que le sea posible; o simplemente coma menos alimentos ricos en almidón. La sustitución de frutas, verduras, frutos secos, carnes y alimentos ricos en almidón probablemente baje los repuntes estresantes de azúcar en la sangre y disminuya la ingesta calórica diaria, lo que también reduce la grasa corporal. Otras grandes alternativas al almidón que también tienen suministros abundantes de antioxidantes son el trigo sarraceno, las lentejas, la cebada y las judías. Hay veces, sin embargo, en las que es apropiado consumir alimentos con alto índice glucémico. La mejor época para consumirlos es alrededor de los períodos de intensa actividad física, cuando los músculos agotados buscan reponer sus suministros de azúcar.

El problema glucémico es más profundo que la simple harina blanca, sin embargo. El jarabe de maíz de alta fructosa se ha convertido en el edulcorante de elección para la mayoría de los alimentos prefabricados y refrescos. Si se dirige a los pasillos centrales de la tienda de comestibles, verá una gran cantidad de alimentos procesados como galletas, cereales y tortitas a la venta; el jarabe de maíz de alta fructosa aparece en la mayoría de las etiquetas. El jarabe de maíz de alta fructosa es jarabe de maíz que se procesa para aumentar su contenido de fructosa. Un gran porcentaje de las calorías de este país proviene ahora de este edulcorante. El Departamento de Agricultura de EE.UU. estima que el estadounidense medio consume más de sesenta y tres libras cada año. Los nutricionistas se han preocupado desde hace años sobre la correlación entre el salto en el uso de jarabe de maíz de alta fructosa y el incremento simultáneo de la incidencia de la diabetes y la obesidad. El jarabe de maíz de alta fructosa contiene una combinación de fructosa y glucosa, al igual que el azúcar de mesa, pero se ha convertido en un edulcorante frecuente en los alimentos procesados porque es más barato y más fácil de cocinar que el azúcar de mesa. Desafortunadamente, los alimentos que contienen jarabe de maíz alto en fructosa son generalmente altos en calorías y tienen un índice glucémico alto.

Casi caí en el error al suponer que la sección de horno-panadería de mi tienda de comestibles ofrece alternativas más saludables que los artículos que se exponen en el pasillo de productos horneados envasado, pero sólo para estar seguro, leí los ingredientes de artículos como panecillos, bollos, y pasteles. Para mi sorpresa, ¡no sólo estaba todo horneado con almidones refinados de alto índice glucémico, sino que las grasas parcialmente hidrogenadas trans y el jarabe de maíz alto en fructosa aparecían en las etiquetas en repetidas ocasiones! Ya podía sentir mis arterias coronarias tensarse sólo con leer estas cosas.

Beba

La ingesta de líquidos es también una parte fundamental de una buena nutrición. Nuestros cuerpos son, después de todo, principalmente agua. La disminución de la hidratación, o del nivel de agua, en algunos tejidos corporales se asocia con ciertos problemas de dolor y envejecimiento. Por ejemplo, los discos intervertebrales en la espalda y el cuello se secan, o desecan, a medida que envejecen. Esto puede conducir a la enfermedad degenerativa discal y a la estenosis espinal, que puede causar dolor de espalda y dolor de cuello o ciática. Los discos bien hidratados reciben una buena circulación y se miran más plenos y saludables, al igual que la piel se ve más joven y elástica cuando está bien hidratada.

¿Cuántos vasos de agua se debe beber cada día? ¿Ocho, como algunos sugieren? Depende de la persona y cuáles son las actividades que él o ella hagan en un día determinado. Por ejemplo, si usted se pega un día una caminata o un paseo vigoroso, necesitará beber más agua que en un día en el que se la pase sentado al pie de su escritorio. Un gran forma de medir la cantidad de agua que necesita es observando el color de su orina. Cuanto más oscura está, más deshidratado estará. Cuanto más clara sea, más hidratados tenderán a ser sus tejidos. El agua del grifo en algunas zonas del país puede contener demasiadas toxinas, sin embargo; por lo que recomendamos el uso de un purificador de agua.

El próximo gran debate se refiere al café. Desde los tiempos del Partido del Té de Boston, Estados Unidos ha estado enamorado de el grano de café. Lamentablemente, la cafeína es un diurético potente, y el exceso de la misma puede causar una deshidratación que interfiere con una columna vertebral y articulaciones sanas y con la piel hermosa. La cafeína también provoca un aumento de mediadores activados por el estrés y, por lo tanto, tiene propiedades pro inflamatorias. Luego están esas personas que son adictas a esos grandiosos cócteles de "cafeína" tamaño super grande de lugares como Starbucks, que también son altos en azúcar y calorías. Muchos se sienten obligados a tomar café a lo largo del día para "seguir adelante", pero yo lo considero una receta para el agotamiento.

Las hormonas de estrés del cuerpo, como el cortisol, aumentan de forma natural de madrugada; lo cual ha dado a creer que esa es la razón por la cual los ataques cardíacos son más comunes por la mañana. La adición de una dosis de hacinamiento de cafeína hace que los niveles de cortisol aumenten a niveles aún más altos, pero muchas personas lo hacen de todos modos porque de lo contrario, se siente demasiado débiles para atacar el día. Unas tres horas después de consumir cafeína, sin embargo, su energía comienza a disminuir y se sienten aletargados de nuevo. Esto puede crear un círculo vicioso que dura todo el día, obligándolos a veces la ingesta de café, bebidas energéticas, refrescos, o dulces para atrapar chorros de energía. Los altibajos resultantes agotan los circuitos del cuerpo, lo que hace aún más difícil conciliar un sueño profundo. Por otro lado, el café contiene sus propios antioxidantes, y algunos sostienen que hay algún beneficio de salud en una taza de café.

Los tés verde y blanco son otra historia. Estas bebidas son, en mi opinión, alternativas muy superiores al café. Son mucho más ricos en antioxidantes saludables, contienen mucha menos cafeína, y tienen productos químicos de los que se cree que ayudan a disminuir la grasa corporal y a mejorar el nivel de glucosa. Los tés más oscuros, como el té negro, tienen más cafeína y menos antioxidantes que el té verde y el blanco. Considere remplazar la mayor parte de su café con unas cuantas tazas de té verde o blanco por día. Mi conjetura es que usted se sentirá mejor por ello. Una de las cosas realmente interesantes acerca de beber té es que hay una gran variedad de sabores a elegir. A pesar de que comencé a beber té hace unos cinco años, ni siquiera estoy cerca de quedarme sin nuevos sabores para disfrutar.

Si usted es un gran bebedor de café y trata de parar, prevea tener algunos dolores de cabeza frontales por unos días. Los dolores de cabeza de rebote debidos a la abstinencia por cafeína son comunes. Sin embargo, le digo que resista debido a que desaparecerán con el tiempo.

Otra bebida a menudo vinculada con beneficios para la salud es el vino. Ahora se sabe que beber uno o dos vasos de vino al día se asocia generalmente con una buena salud cardiovascular. El vino es rico en antioxidantes, pero recuerde que también contiene azúcar y calorías, por lo que mucha cantidad descompensará sus beneficios. Si le gusta el vino, le recomiendo tomarlo con o después de una comida; beber con el estómago vacío es más probable que cause un aumento en el azúcar en la sangre.

Los refrescos, por el contrario, no ofrecen ningún valor a su salud. Vienen cargados de azúcar, y tienen una alta puntuación en el índice glucémico, añadiendo sal innecesaria a la dieta. Las bebidas dietéticas pueden introducir en su cuerpo productos químicos neurotóxicos como el aspartame y aumentar los niveles de los aminoácidos glutamato y aspartato alrededor de las células cerebrales con un uso intensivo. El dolor, el estrés, y, posiblemente, los edulcorantes artificiales pueden causar que los niveles excesivos de glutamato y aspartato vuelvan a flotar alrededor del cerebro, y este desequilibrio puede destruir las neuronas. Investigaciones recientes muestran que beber refrescos dietéticos está asociada a un aumento de peso, a pesar de que casi no contengan calorías. Una hipótesis es que las bebidas de dieta estimulan el hambre de otros alimentos ricos en calorías o muy dulces. Yo recomiendo eliminar los refrescos de todo tipo, e hidratarse con agua purificada y té verde en su lugar.

El kéfir, una bebida de leche fermentada que se originó en la región del Cáucaso del Este de Europa, se considera buena para la función del sistema inmunológico debido a que es *probiótica*, o a que ayuda a aumentar los niveles de bacterias beneficiosas en los intestinos. Se diferencia del yogur, que es también probiótico, debido al tipo de bacteria utilizada para el cultivo. El kéfir es alto en proteínas, vitamina D y calcio, además de bajo en grasas saturadas. Aunque la mayoría de las bebidas de frutas son demasiado altas en azúcar para ser recomendadas, la mezcla de un jugo rico en antioxidantes, como el jugo de granada, con kéfir puede convertirlo en una buena merienda.

La Oportunidad es el Todo

Hablando de meriendas, o aperitivos, muchas personas equiparan picar con una mala nutrición y con la obesidad, pero no tiene por qué ser de esa manera. De hecho, comer seis comidas pequeñas por día está asociado con una ingesta menor de calorías, en general, y un mejor equilibrio de azúcar en sangre. Por ejemplo, tomar un pequeño refrigerio a mitad de mañana mantiene el azúcar en la sangre procurando que no sea demasiado bajo, lo que permite que el cuerpo funcione mejor. Una vez que llega la hora del almuerzo, usted no tendrá tanta hambre por lo que será menos probable que coma en exceso. Varias comidas más pequeñas también disminuyen la tensión en el páncreas, que fabrica y libera insulina para controlar los niveles de azúcar en la sangre. Si usted realiza comidas más frecuentes pero pequeñas, el páncreas no tendrá que trabajar tan duro para mantener sus niveles de azúcar en equilibrio.

Le recomiendo que planifique sus bocadillos antes de tiempo y no los deje al azar. Evite tomar rosquillas en lugar de tomar alimentos con un índice glucémico bajo y sin ácidos grasos trans. Algo tan simple como un puñado de almendras ofrece una gran oferta de proteínas y ácidos grasos esenciales, con una cantidad mínima de azúcar.

Yo creo que el viejo adagio que dice que el desayuno es la comida más importante del día es verdad. El tiempo transcurrido entre la hora de dormir y el desayuno es el período más largo de nuestros cuerpos sin comer cada día, por lo que el desayuno es crucial para el abastecimiento de combustible del cuerpo para un día productivo y eficiente. Los estudios han demostrado que las personas que consumen frecuentemente un importante desayuno en realidad son más delgadas que aquellas que se saltan el desayuno. Una comida matinal en condiciones hará un mucho mejor trabajo que varias tazas de café al mantener sus motores tarareando sin problemas, manteniendo además su azúcar y colesterol en equilibrio, así como una cintura delgada.

Los habitantes de la isla de Cerdeña, que se encuentra a unos 120 kilómetros de la península italiana, se consideran muy saludables y viven más tiempo que la mayoría de la gente de otras culturas. Resulta que sus dietas contienen altos niveles de algunas de las cosas de las que les hablo aquí. Las sardinas que pescan son ricas en ácidos grasos omega-3, y el vino de producción local y el queso de leche de oveja son particularmente altos en antioxidantes. También se alimentan de gran cantidad de productos frescos, y los italianos parecen ser bastante buenos a la hora de vivir un estilo de vida de bajo estrés.

Coma con Atención Plena

Ahora que hemos hecho una ronda a través de la tienda de comestibles, ¿qué hacemos con toda esta información? Para obtener recetas y consejos de cocina, le sugiero que consulte algunos de los libros de cocina famosos de nuestro tiempo, sobre todo los que tienen recetas saludables. También me gustaría que pensara en algo más que los ingredientes que usted pone en su estómago e intestinos cuando come. Comer es una experiencia. Correr en la cocina, meter cuantas cosas en un horno microondas, e ingerirlas a continuación mientras está de pie no es lo que quiero decir cuando hablo de una experiencia. Tampoco lo es conducir por una ventana de comida rápida, recoger un poco de comida grasienta, y comer mientras conduce.

La preparación de alimentos para una comida no debe ser mucho más que una tarea simple, y mundana, sino más bien un acto de amor. Incluso si usted va a ser la única persona que vaya a comer lo que cocine, usted siempre puede darle un homenaje a su cuerpo y alma al hacer algo especial para comer para acabar agradándolo. Lo mismo se puede decir de los demás, si la comida es para compartir con amigos o familia. La comida que usted cree refleja su amabilidad, generosidad y gracia. Tómese un momento para experimentar las fragancias y colores de los alimentos. ¿Cómo se siente cuando uno sostiene o prueba un pedazo de comida? ¿La comida que usted creó fue capaz de reunir a la gente para compartirla y echarse unas risas? Debido a que las comidas salen preparadas tan rápidamente en nuestro mundo acelerado, corremos el riesgo de perdernos estas valiosas experiencias, lo cual deja a nuestros sentidos embotados.

Vamos a utilizar nuestros conocimientos de nutrición para nutrir nuestro cuerpo y alma, así como para ayudar a prevenir la progresión del dolor y el desarrollo de algunas de las enfermedades crónicas más debilitantes de nuestra sociedad. Los alimentos que comemos afectan directamente al peso que le damos a nuestras articulaciones y a la columna vertebral, a la fuerza de nuestros músculos, a la cantidad de inflamación en nuestros cuerpos, y a la salud de la sangre que viaja a través de los órganos vitales como el corazón, el cerebro y el hígado. ¡La comida nunca debe ser una idea de último momento! En su lugar, debe ser una oportunidad permanente para limpiar los sistemas de toxinas dañinas e inflamación, mientras disfruta de un montón de los nutrientes adecuados.

Estos simples pasos crean una dieta anti-inflamatoria:

- Eliminar la *amenaza blanca*—el azúcar y los alimentos hechos de harina blanca que son rápidamente convertidos en azúcar. Leer las etiquetas y tener cuidado con el jarabe de maíz alto en fructosa.
- Evitar el exceso de sal. Las comidas pre-cocinadas y las comidas rápidas suelen ser bastante saladas, así que si los evita, el consumo de sal se desplomará de forma automática.
- Desechar los alimentos procesados. Esto le ayudará a mantenerse alejado de los ácidos grasos trans, del jarabe de maíz alto en fructosa, y de otras fuentes de calorías vacías.
- Reducir la dependencia de la cafeína para mejorar el rendimiento físico y mental.
- Beber agua limpia.
- Considerar la posibilidad de cambiarse a los alimentos orgánicos.
- Hacer de los alimentos ricos en antioxidantes, como los alimentos arcoíris, el alimento básico de todas sus comidas.
- Consumir alimentos ricos en ácidos grasos omega-3 en lugar de alimentos ricos en grasas saturadas.
- No comer más calorías al día de las que se queman en un día. Puede utilizar la calculadora de calorías de la Clínica Mayo para hacerse una idea aproximada del número de calorías que necesita quemar todos los días. La encontrará en su sitio Web en http://mayoclinic.com/health/calorie-calculator/ NU00598.
- ¡No hacer dietas para bajar de peso rápidamente! Esto puede provocar una importante pérdida de masa muscular y ralentizar su metabolismo. Coma bien, pero de forma inteligente, y sus grasas se irán quemando poco a poco sin destruir los músculos que necesita para proteger sus articulaciones y la columna vertebral.
- No dejar nunca de desayunar y realizar seis comidas pequeñas al día.
- Ingerir proteínas en cada comida.
- Agregar los suplementos adecuados a la dieta para optimizar los resultados.

Suplementos

La dieta estadounidense media tiene una gran cantidad de calorías, pero es muy deficiente en nutrientes. De hecho, las estimaciones actuales sostienen que el 70 por ciento de los estadounidenses tiene sobrepeso, mientras que el 80 por ciento está desnutrido. Además de la precaria elección de alimentos, una de las razones de esta epidemia de desnutrición puede ser exceso de comida en sí. Cuando comemos en exceso, las calorías extra se añaden a la carga de trabajo de nuestras mitocondrias, que son los generadores de energía de las células. Las mitocondrias deben entonces trabajar más duro para eliminar radicales libres, toxinas y desechos que se producen en el metabolismo debido a calorías en exceso. Por lo tanto, una sobrealimentación crónica agobiará al sistema y desgastara a las mitocondrias. Los expertos del anti-envejecimiento creen que cuanto más tiempo pasen las mitocondrias sin desgastarse, más larga será la vida. Así que, literalmente, ¡puede estar engullendo años de su vida hacia una muerte prematura!

Una forma de ayudar a combatir la desnutrición galopante que afecta a casi todo el mundo es tomar suplementos. Imagínese que el cuerpo típico americano es un coche que está quemando una gran cantidad de gasolina. Necesitara más combustible para que seguir funcionando sin problemas, o empezarán a acumularse residuos y el motor se estropeará. El "combustible" se presenta en forma de vitaminas, minerales y otros suplementos.

Una nueva investigación muestra a la vitamina D como suplemento prometedor que combate algunos dolores y molestias. La deficiencia de vitamina D se ha asociado al dolor crónico, incluyendo el dolor generalizado de huesos y de músculos. A pesar de que nuestros cuerpos utilizan la luz solar para fabricar vitamina D, la deficiencia todavía parece estar muy extendida. Recientemente se ha demostrado que un suplemento de 2.000 ha sido capaz de reducir los síntomas de dolor crónico de problemas como la artritis, dolor de espalda baja, y la fibromialgia. Los productos lácteos y los mariscos también son buenas fuentes de vitamina D.

Los siguientes suplementos pueden ayudar a optimizar su salud y reducir los efectos del dolor y el estrés:

- *Las vitaminas B:* Críticas en la lucha contra la enfermedad cardiovascular y la arteriosclerosis, también apoyan las funciones nerviosa y cerebral, y ayudan a reparar los nervios dañados.
- *Carnosina:* Este antioxidante apoya la curación y la función nerviosa e inmune. También puede proteger contra la enfermedad de Alzheimer.
- *El ácido alfa lipoico:* Este potente antioxidante puede aumentar la eficiencia mitocondrial y mejorar la tolerancia a la glucosa.
- *Acetil-L-carnitina, L-carnitina y cromo:* Estos tres suplementos parecen mejorar el equilibrio lipídico, el peso corporal y la función cerebral.
- *Ácidos grasos Omega-3:* Ayudan a la función cerebral a disminuir la inflamación y mejoran la salud cardiovascular. El aceite de pescado, que contiene ácidos grasos omega-3, puede ser una alternativa más segura a los medicamentos anti-inflamatorios (Capítulo 21) para problemas como la artritis, el dolor de espalda y el dolor en el cuello.
- *Las vitaminas A, C y E:* Estos antioxidantes apoyan la inmunidad y combaten la inflamación.
- *Calcio y Magnesio:* Estos minerales son vitales para los nervios, el cerebro y la salud ósea.
- *Otros antioxidantes:* CoQ^{10}, DMAE, y el mineral manganeso son potentes antioxidantes que pueden ayudar a combatir el estrés relacionado con la inflamación.

Un multivitamínico estándar contiene la mayor parte de estos nutrientes, pero probablemente tendrá que comprar suplementos adicionales para obtener el ácido alfa lipoico, la L-carnitina, los ácidos grasos omega-3, y posiblemente algunos otros. Consulte con su médico y / o farmacéutico antes de iniciarse en cualquier suplemento nuevo. Revise la etiqueta de su complejo multivitamínico cuidadosamente para ver lo que contiene. Desafortunadamente no todos los suplementos son iguales ni se puede confiar en ellos. Preste atención a los fabricados con colorantes artificiales, aromatizantes, ácidos grasos trans, azúcares, metales pesados y otras toxinas. Las marcas que contienen las siglas USP (United States Pharmacopeia) son más propensas a ser de mayor calidad. La USP establece estándares para la calidad, la pureza, la fuerza y la consistencia de estos productos. Siempre verifique las etiquetas o consulte con su farmacéutico si no está seguro de lo que está leyendo.

Hierbas para el Dolor Crónico

Hay culturas prósperas hoy día que siguen sacándole partido a remedios de siglos de antigüedad para controlar la salud y el bienestar. Por ejemplo, millones de personas en todo el mundo confían en la medicina tradicional china o la medicina ayurvédica de la India. La mayor parte de las tónicas naturales utilizadas son valoradas por sus habilidades para mejorar la salud en general, en lugar de ser consideradas como relativas a una enfermedad específica u orientadas a un determinado problema. Si bien no se espera que reduzcan directamente el dolor, los especialistas en medicina integral, como Andrew Weil, MD, las recomiendan como herramientas para abordar algunos de los efectos secundarios de dolor crónico, como el bajo nivel de energía y la disminución del libido. Sin embargo, no se puede ni se debe esperar que los suplementos de hierbas tomen el lugar de una buena nutrición. Tomar aceite de pescado o astrágalo, no le va a sacar de apuros aunque continúe comiendo un montón de ácidos grasos trans y alimentos de alto índice glucémico.

Con esto en mente, he aquí algunos ejemplos de tales recursos:

- *Raíz ártica:* Originaria de las regiones árticas de Escandinavia, Siberia y China, la raíz ártica tiene propiedades antioxidantes y se ha utilizado como tratamiento para las enfermedades crónicas e infertilidad y para aumentar la fuerza.
- *Ashwagandha:* También conocido como el ginseng ayurvédico, el ashwagandha se ha utilizado en la medicina ayurvédica desde hace más de cuatro mil años para tratar enfermedades inflamatorias y tumores, así como para impulsar la potencia masculina.

- *Ginseng:* En la medicina tradicional china, la raíz de ginseng se utiliza para fortalecer el sistema inmunológico, aumentar la vitalidad, aumentar la resistencia a enfermedades relacionadas al estrés, y tratar enfermedades crónicas. Se ha demostrado que sus ingredientes activos, los ginsenósidos, tienen propiedades anti-inflamatorias y antioxidantes.

- *Astrágalo:* hierba principal usada en la medicina tradicional china desde el siglo I aC, el astrágalo se usa para estimular el sistema inmunológico, para combatir las infecciones virales, y para evitar que se propaguen las células malignas del cáncer.

- *Cordyceps:* También conocido como "gusano de invierno, hierba de verano", el cordyceps comienza como un hongo que crece sobre las espaldas de las orugas y luego se convierte en una seta pequeña que crece en los campos. Durante mucho tiempo se ha utilizado en China y el Tíbet como una tónica para el bienestar general que aumenta la energía y estimula el sistema inmunológico. En los últimos años se ha afirmado que el cordyceps también puede mejorar el rendimiento atlético.

- *Dong quai:* es un miembro de la familia de la zanahoria; esta hierba china contiene compuestos que ejercen un leve efecto estrogénico, y es por eso que se usa para aliviar dolores menstruales y premenstruales. El dong quai también puede ayudar a fortalecer las acciones del hígado y del sistema endocrino, y ejerce un efecto calmante sobre el sistema nervioso.

- *Eleuthro:* Comúnmente conocido como el ginseng siberiano, la raíz de la planta del eleuthro contiene esteroides como los compuestos llamados eleuterósidos, los cuales calman las primeras etapas de la respuesta del cuerpo frente al estrés. El eleuthro también se utiliza para aumentar el rendimiento físico y para ayudar al cuerpo a adaptarse más fácilmente a los cambios ambientales y fisiológicos.

- *Maitake:* Es un hongo japonés que se utiliza para aumentar la inmunidad. La investigación ha demostrado que las sustancias del hongo maitake pueden activar los componentes inmunes del sistema llamados células T, reduciendo ciertos tipos de tumores, y, en el caso del VIH, protegiendo las células del sistema inmunológico de su destrucción.

- *El Cardo Mariano:* Se encuentra en Europa. Mejora la función hepática y la producción de nuevas células del hígado gracias a su ingrediente activo, la silimarina. También aumenta los niveles sanguíneos de glutatión, un antioxidante de gran alcance; calma, además, la inflamación, y controla la oxidación que pueda dañar las células y los tejidos del cuerpo.

- *Reishi:* Este hongo, que crece en los árboles y troncos en descomposición en China, a veces se utiliza como un estimulante inmunológico en personas con VIH o cáncer. Prolonga la actividad de los "soldados" del sistema inmunitario, llamados macrófagos. También puede ayudar a aliviar la fatiga asociada con enfermedades crónicas.

Estos y otros remedios herbales y suplementos pueden ser beneficiosos para algunas personas. Sin embargo, que sean "naturales" no significa que sean seguros. Utilice el mismo cuidado cuando tome suplementos de hierbas que cuando tome medicamentos recetados. Por razones de seguridad hable con su médico acerca de la lista de todos los suplementos que usted esté tomando actualmente, ya que los suplementos pueden producir interacciones peligrosas al combinarse con medicamentos recetados. Y siempre consulte con su médico *antes* de tomar cualquier cosa nueva.

Palabras finales

El dolor crónico, al igual que otros problemas de salud crónicos, puede alterar los sistemas operativos internos del cuerpo, incluyendo el equilibrio hormonal, la función neurológica y la integridad vascular. En otras palabras, hace que el cuerpo se nos vaya de las manos. Fortifique su cuerpo con alimentos frescos, enteros y con un montón de agua; consuma suplementos juiciosamente con la supervisión de su médico, y reduzca o elimine los anti nutrientes, la harina blanca, el azúcar blanco, los ácidos grasos trans, la cafeína y la sal. Siguiendo las recomendaciones formuladas en la dieta anti-inflamatoria, podrá restaurar el equilibrio y devolver a su cuerpo a un estado más saludable y eficiente. Al alimentarse con cuidado, usted puede hacer mucho para disminuir la inflamación, aliviar su dolor, y contrarrestar los cambios creados por el dolor.

El siguiente capítulo le mostrará cómo hacer un gran uso de todo ese buen combustible.

CAPÍTULO 16

Mueva Su Yo Oxidado: Desarrolle su Programa de Ejercicios

Nuestros cuerpos están diseñados para el movimiento. Mantenerlos inactivos no hace más que empeorar el dolor, así que entremos de lleno en el aspecto del movimiento. Este capítulo incluye ejercicios que benefician universalmente a los enfermos de dolor crónico. Yo he estado ofreciendo mi propia rehabilitación y programas de ejercicios a los pacientes desde el año 2001, así que tengo la ventaja de aprovechar años de estudio y seguimiento acerca de lo que funciona mejor. Consulté con mi equipo de especialistas en rehabilitación, incluyendo Rachel Feinberg y Mai Huong Ho-Tran, quienes pasan horas cada día enseñando a los pacientes con todo tipo de problemas y lesiones complejos a cómo moverse y recuperar la capacidad de realizar actividades significativas. Por eso, puedo decir con confianza que todos los ejercicios que describo en este capítulo tienen una trayectoria convincente.

Son ejercicios sencillos que no requieren un equipo de lujo o una membresía cara a un club de salud. No están diseñados para la rehabilitación de lesiones específicas, sino más bien para ayudar a abordar las áreas problemáticas típicas del dolor crónico. Siempre que me ha sido posible, he ofrecido modificaciones según los diferentes niveles de condición física. El aparato que sí le recomiendo que compre es una pelota de hacer ejercicio. Son fáciles de encontrar y relativamente baratas. Y recuerde: Es siempre más seguro consultar con un médico o terapeuta físico antes de probar nuevos ejercicios o cambiar su rutina de ejercicios.

No puedo enfatizar lo suficiente la importancia de la coordinación de estos movimientos fluidos con las técnicas de respiración. El trabajo de la respiración que le expuse en el capítulo 11 no debe limitarse a unos pocos minutos de ejercicios de respiración todos los días. En su lugar, incorpore tanto como le sea posible las habilidades efectivas de respiración en sus actividades diarias. Cuando se realice un estiramiento, trate de concentrarse en su respiración. Imagine respirar dentro de un área que se encuentre especialmente rígida. A medida que exhala, sienta la liberación de la tensión de esos mismos músculos. ¡Funciona de verdad! Evite apretar con excesivo ímpetu al tratar de ejercitarse o de hacer estiramientos. Cuanto más relajados estén sus músculos, menos le dolerán durante el día.

Ejercicio # 1: Ponerse en Cuclillas

Mover el cuerpo hacia dentro y fuera en posición en cuclillas requiere el movimiento coordinado de muchos grupos de músculos diferentes, desde la zona pélvico-lumbar y el tronco hacia abajo en la zona de las nalgas y las piernas. Los ejercicios en cuclillas pueden mejorar las actividades funcionales, como caminar y subir escaleras. Yo le sugiero que los practique contra una pared.

La primera opción es ponerse de pie con la espalda, las piernas y la cabeza contra una pared. Sus pies deben estar separados a la misma distancia que la cadera. Presione la espalda contra la pared y doble las rodillas a medida que cuidadosamente baje hacia una posición de asiento. Vea si puede deslizarse hacia abajo lo suficiente como para estar sentado en una silla imaginaria. Con el tiempo poco a poco trate de aumentar la cantidad de tiempo manteniendo esta posición.

Puede añadir movimiento al ejercicio apuntalando una pelota de ejercicios entre la espalda y la pared. Con la espalda apoyada en el balón, doble lentamente las rodillas y baje hacia la posición en cuclillas. A continuación, empuje hacia arriba estirando las piernas para completar el ejercicio. Repita cuantas veces pueda.

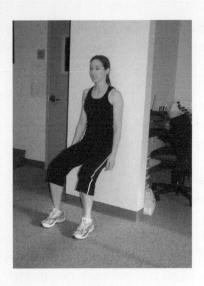 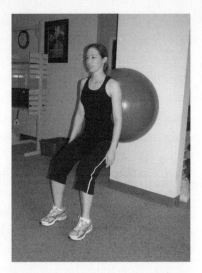

Ejercicio # 2: Puente

Este ejercicio también involucra muchos grupos musculares importantes alrededor de la zona pélvico-lumbar y las piernas. Comience recostado sobre su espalda en el piso. Doble las rodillas de manera que sus talones se muevan hacia las nalgas, y luego plante sus pies en el piso. Cuando sus rodillas estén totalmente dobladas, levante las nalgas del piso, haciendo que sus muslos giren firmemente uno contra el otro. Utilice sus manos para apoyarse. A medida que avance, podrá empezar a rodar su columna vertebral desde el piso, también, para luego moverla suavemente hacia abajo, comenzando con la parte superior de la espalda y progresando hasta que su nalga toque el piso. Repita este ejercicio según lo tolerado.

Una variante consiste en colocar sus pies en una pelota de ejercicios, en lugar de la planta, mientras hace el puente. Una versión avanzada del puente incluye enderezar una pierna a la vez, levantarla desde el piso y con el otro pie firmemente plantado.

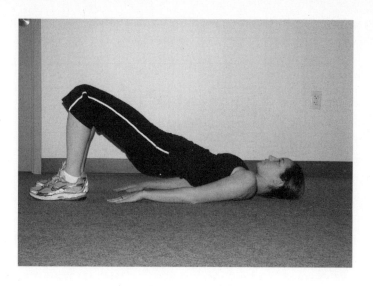

Ejercicio # 3: Puente Invertido con Pelota

Recueste su espalda sobre una pelota de ejercicios, manteniendo el contacto entre la pelota y la zona lumbar. Sujete su cabeza con las manos, mantenga las rodillas dobladas y los pies firmemente plantados en el piso. Ruede su espalda sobre el balón hasta que la parte superior se apoye sobre la pelota, y hasta que su espalda baja reciba el apoyo de su zona pélvico-lumbar y de sus piernas. Repita columna arriba, columna abajo según su tolerancia.

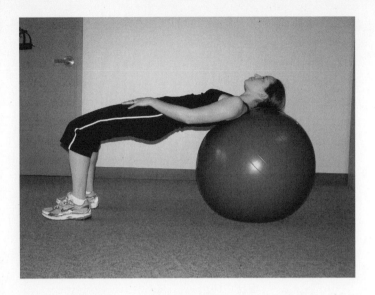

Ejercicio # 4: Tablón

Todo el cuerpo tiene que trabajar para llevar a cabo ejercicios de tablón correctamente. Para empezar, túmbese boca abajo en el piso, apoyando los antebrazos en una pelota de ejercicios, en una posición segura. (Esto mantendrá su espalda superior y su cabeza contra el piso.) Estire el resto de su cuerpo, de manera que sólo las puntas de los dedos de los pies toquen el piso. Sienta tus talones empujando hacia atrás mientras su zona pélvico-lumbar se compromete a mantener su cuerpo levantado. Su cuerpo debe formar una línea bastante recta.

Una versión de tablón más difícil se puede realizar sin la pelota de ejercicios. Recuéstese boca abajo en el piso, apoyando los antebrazos en el piso, y con el ancho de sus hombros y los codos flexionados a 90 grados. Su espalda superior y su cabeza deben levantarse en el aire. Estire las piernas y elévese sobre sus dedos del pie. Mantenga esta posición siempre y cuando le sea posible. Para un desafío aún mayor, póngase en posición de tablón y luego levante una pierna alternativa a unos cuantos centímetros del piso. También puede hacer el tablón con los brazos rectos (en posición de plancha), manteniendo esa posición durante unas cuantas respiraciones.

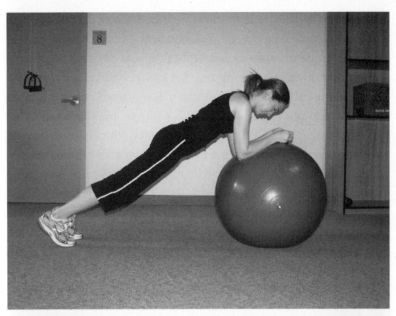

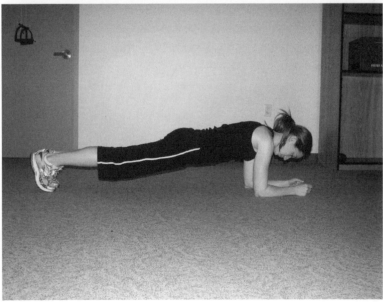

Ejercicio # 5: Postura de Niño o Estiramiento del Orador

Quizás se le esté pasando por la cabeza que va siendo hora de tomarse un descanso de tanto ejercicio. Esta postura es una gran manera de relajarse durante un minuto o dos y de revitalizarse. Arrodíllese en el piso con las rodillas separadas y los pies tocándose. Siéntese hacia los talones; puede ir tan lejos como le permitan las nalgas posiblemente descansando ligeramente sobre los talones. Estire sus brazos hacia el frente en el piso, con las palmas de las manos y los dedos en el piso. Su frente puede descansar en el piso. Mire hacia abajo. Respire lentamente hacia dentro y hacia fuera a través de su nariz mientras su cuerpo se alarga y se relaja suavemente. Trate de no dejar que su pecho se caiga.

Una variación que puede ser más suave para sus extremidades superiores y sus hombros, es la de simplemente dejar descansar sus brazos apuntando hacia atrás al lado de sus piernas.

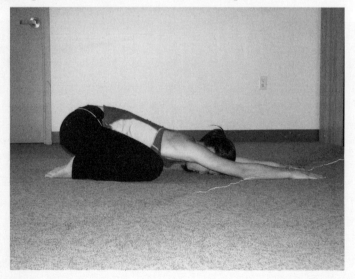

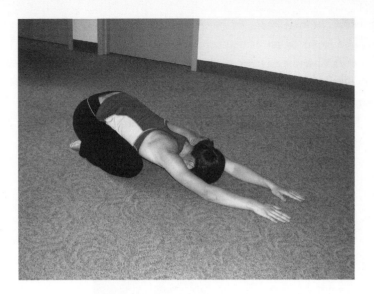

Ejercicio # 6: Flexiones

Las flexiones pueden fortalecer mucho más que sus músculos pectorales. Pueden mejorar la fuerza total del cuerpo superior e involucrar a los músculos pélvico-lumbares. Las flexiones de pared pueden ser un buen lugar para empezar. Párese frente a una pared, estire sus brazos por delante de usted, con las palmas de las manos apoyadas en la pared. Flexione los codos como si moviera su pecho hacia la pared; a continuación, estire sus brazos alejando su pecho de la pared. Hacer tantas repeticiones como pueda. A medida que avance, puede reducir la inclinación apoyándose en algo como la parte de atrás de un sofá en lugar de una pared. Esto requerirá una mayor fuerza de la parte superior de su cuerpo.

Las flexiones realizadas en el piso son más difíciles. Una variación es poner las rodillas en el piso para un mayor soporte. Mantenga las manos plantadas en el piso, en línea con sus hombros, y al mantener los codos junto a usted, doblándolos y bajando su cuerpo al piso, usted trabajará más sus músculos superiores su zona pélvico-lumbar. Algo más desafiante consiste en levantar las rodillas del piso en una posición de tablón, descendiendo hacia el piso, para luego volver a empujar hacia arriba. A medida que su fuerza madure, usted será capaz de hacer más repeticiones.

Para obtener asistencia adicional, trate de recostarse boca abajo sobre una pelota de ejercicio en su línea de cintura o en sus muslos y practique flexiones desde esa posición.

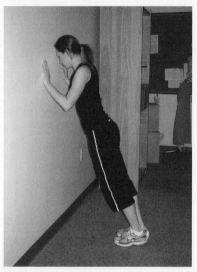

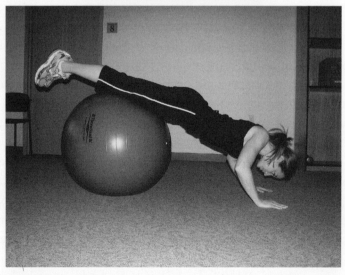

Ejercicio # 7: Bicho Muerto

Existen diversas variaciones de este ejercicio estabilizador del tronco y de la zona pélvico-lumbar; así que empecemos con la versión del principiante y abrámonos paso a partir de ahí. Comience recostando su espalda en el piso. Su espalda baja debe estar en contacto con el piso en todo momento. Puede ser útil si usted se imagina que su ombligo presiona su zona lumbar contra el piso. Doble las rodillas, manteniendo las plantas de ambos pies en el piso. Mantenga su pie izquierdo en el piso, levantando su rodilla derecha de modo que el muslo derecho quede perpendicular al piso, y luego bájelo de nuevo. Ahora haga el mismo movimiento con la pierna izquierda, mientras que el pie derecho se quede en el piso. Hacer tantas repeticiones como pueda.

El siguiente paso es comenzar con ambas rodillas flexionadas, pies elevados sobre el piso, y sus muslos perpendiculares al piso. Desde esta posición inicial, baje el pie derecho al piso, manteniendo la rodilla derecha doblada, y luego súbalo de nuevo, manteniendo la espalda baja pegada al piso. Ahora haga lo mismo con el pie izquierdo. Esto completará un ejercicio. Haga tantos como pueda. Una vez que esto se ponga fácil, usted podrá comenzar a utilizar los brazos. Comience elevándolos de forma recta en el aire. A medida que la pierna *izquierda* se sumerge en el piso, el brazo *derecho* gira hacia el hombro y baja hacia el piso (como si estuviera en clase levantando la mano). Cuando la pierna izquierda vuelva a subir, lo mismo ocurrirá con el brazo derecho. Repita lo mismo con las piernas y brazos opuestos.

La versión más difícil del bicho muerto comienza con ambos brazos y piernas levantadas hacia arriba, en un ángulo de 90 grados respecto al piso, mientras esté tumbado sobre su espalda. Manteniendo los brazos y las piernas estiradas y su espalda apoyada contra el piso, baje el brazo derecho hacia el piso al mismo tiempo que baja la pierna izquierda. Ejerciendo control, lleve su brazo y su pierna hasta la posición inicial y repita con el otro brazo y la otra pierna. Asegúrese de que un entrenador o un fisioterapeuta lo supervisen cuando intente esta versión por primera vez.

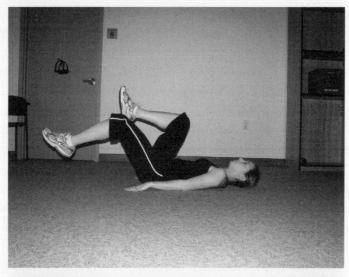

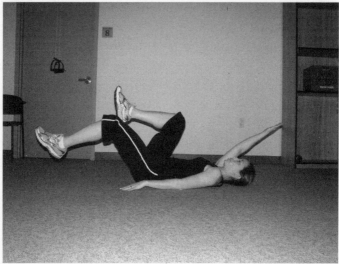

Ejercicio # 8: Estiramiento Flexor de la Cadera

Hay muchas maneras diferentes de estirar los músculos flexores de la cadera. El músculo principal de este área es el músculo psoas-ilíaco, un músculo grande que se fija en la espalda baja y viaja a través de la pelvis para conectar con el muslo. La contracción del psoas-ilíaco tira del muslo y levanta la pierna, lo cual es necesario para las actividades como caminar, montar en bicicleta, correr o subir escaleras. Por lo visto, el músculo psoas-ilíaco es una fuente reconocida de dolor de espalda baja en muchos pacientes. A menudo se tensa y se pone rígido, especialmente al estar sentado mucho tiempo o después de una cirugía de espalda; y si no se trata puede llegar a limitar la flexibilidad, el movimiento y las actividades sencillas.

Un simple estiramiento del músculo psoas-ilíaco consiste en asumir una posición de embestida, con la pierna doblada delante de la rodilla, la pierna de atrás se extendía detrás de ti, y la rodilla de atrás tocando el piso. Ambas manos pueden descansar en la cara anterior del muslo o en la sección de piso al lado de su pie delantero. A medida que se inclina hacia adelante con suavidad hacia la rodilla delantera, usted debe sentir un estiramiento en la parte superior de su muslo posterior. Mantenga esta postura de treinta a noventa segundos y luego cambie de pierna.

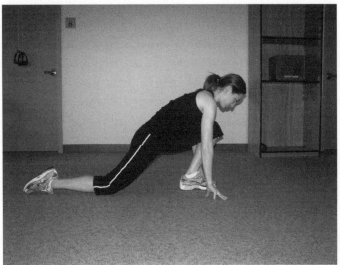

Si usted tiene acceso a una cama o a una mesa que se eleve unos noventa centímetros sobre el piso, trate de tumbarse sobre la misma boca arriba, con su cadera derecha y su hombro asentados en el borde. Flexiona su muslo derecho hacia su pecho y sujételo con su mano izquierda. A continuación deje que su pierna derecha caiga fuera de la cama hacia el piso. Para un estiramiento más intenso, sujete su pie derecho con su mano derecha y tire de él aún más y mantenga la postura. ¡No se olvide de respirar! Cambie de lado para repetir con la pierna opuesta.

Ejercicio # 9: Abridor de Cadera

La pelvis y la espalda baja tienen muchos otros grupos musculares que pueden tensarse y causar dolor en respuesta a lesiones en las rodillas, las caderas y la columna vertebral. Los ejercicios o los estiramientos diseñados para alargar y aflojar estos grupos musculares se denominan, a veces, abridores de cadera. Mantener flexibles y desarrollados estos músculos abridores de cadera puede ayudarle a prevenir el desgaste excesivo en las articulaciones de las caderas, la articulación sacroilíaca (donde la rabadilla se conecta a la pelvis), y la espalda baja.

Un músculo en particular en la nalga que conecta la rabadilla a la parte superior del muslo, es conocido como el *piriforme*; éste ayuda a girar el muslo lejos del cuerpo. El músculo piriforme es a menudo tratado específicamente por fisioterapeutas y ortopedistas, porque a veces se envuelve alrededor del nervio ciático. El nervio ciático es el nervio más grande del cuerpo; se desplaza desde la columna hacia la parte posterior de la pierna. Cuando se sospecha que músculo piriforme causa que el dolor del nervio ciático se propague por la parte posterior de la pierna, se da una condición que se conoce como *síndrome piriforme*.

Hay geniales poses de yoga que ayudan a estirar los músculos al igual que el piriforme para crear una mayor apertura en la cadera y en la pelvis. Una agradable postura para empezar consiste en tumbarse en el piso con las rodillas dobladas y las piernas levantadas. Sostenga a su muslo izquierdo en un ángulo de noventa grados respecto al piso y doble la pierna para hacer un ángulo recto con el muslo. A continuación gire la pierna derecha hacia arriba y alrededor hasta que pueda descansar el pie derecho en la parte superior de su muslo izquierdo. El pie derecho debe estar flexionado y apuntar hacia el cielo. Esto estirará su músculo piriforme derecho. Flexionar el muslo izquierdo hará que usted aumente el estiramiento del músculo piriforme.

Para aumentar el estiramiento, envuelva sus manos alrededor de la parte posterior de su muslo izquierdo y tire de él hacia usted. Después de mantener esta posición de treinta a noventa segundos, cambie de pierna y repita.

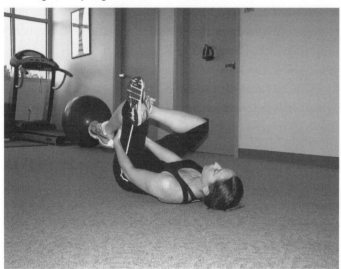

Una de mis pacientes, que había sufrido de dolor de espalda baja durante varios años, me dijo recientemente que ella siempre había subestimado el valor de estiramiento en el control de su dolor crónico hasta que la convencimos de que realizara este ejercicio de apertura de la cadera en una base diaria. Este control sencillo ayudó a disminuir su dolor de espalda todos los días y se convirtió en una herramienta útil para calmar a sus llamaradas de dolor. Una lección que aprendió es que durante mucho tiempo había estado apretando inconscientemente los músculos alrededor de sus caderas y pelvis como una manera de proteger la espalda de un daño mayor, pero esa fue realmente la causa de mayores molestias.

Ejercicio # 10: Caminar
Debido a la evolución en los hábitos de estilo de vida que ha animado a la mayoría de nosotros a que pasemos mucho de nuestro tiem-

po sentados y haciendo muy poco ejercicio, caminar es un miembro importante de mi lista de ejercicios pendientes. Más adelante, le voy a hablar acerca de la importancia de caminar para mantenerse joven y vibrante, pero vale la pena señalar aquí que la mayoría de nosotros no caminamos lo suficiente, gracias a los fenomenales avances tecnológicos en comunicación y transporte que se han producido en los últimos cincuenta años más o menos. Durante miles de años, caminar era parte integral de la existencia. Hoy en día muchos de nosotros podemos pasar días consecutivos sin tener que caminar más lejos que de nuestros vehículos a nuestras casas.

La gente que camina con asiduidad suele ser más sana que sus homólogos más sedentarios. Los que caminan son menos propensos a sufrir de diabetes tipo 2, presión arterial alta, ataques al corazón, obesidad, deterioro cognitivo relacionado con la edad, osteoporosis y depresión. Caminar puede aumentar el metabolismo y quemar una cantidad extra de 100 a 150 calorías por hora. Para aquellos cuyas actividades se ven limitadas por el dolor, caminar puede ser la mejor forma tolerada de hacer ejercicio aeróbico. El simple hecho de estar al aire libre ofrece ventajas como una mejora del estado de ánimo, más interacciones sociales (¡lo que significa más oportunidades para sonreír!), e incluso mejorar la producción de vitamina D. Esto es importante, ya que la deficiencia de vitamina D está en aumento y ha demostrado ser un factor de riesgo para el dolor crónico.

Sabemos desde hace muchos años que el reposo en cama en realidad hace que el dolor de espalda empeore, mientras que la investigación sugiere que caminar puede ser una forma efectiva para reducir el dolor de espalda baja. Por ejemplo, un estudio publicado en 2005 por la revista *American Journal of Public Health* hizo un seguimiento de varios cientos de pacientes con dolor lumbar y concluyó que aquellos que caminaron tres horas a la semana reportaron menos dolor de espalda que los que hicieron ejercicios específicos de espalda baja.[13] En general, un cuerpo más fuerte va a experimen-

---

13   Hurwitz, et al. "Effects of Recreational Physical Activity and Back Exercises on Low Back Pain and Psychological Distress: Findings from the UCLA Low Back Pain Study," Am J Public Health. Octubre de 2005, 95 (10): 1825-1831.

tar menos dolor que uno más débil. Considere todos los músculos que el hecho de caminar puede reforzar, ya sean los de los pies, las pantorrillas, los muslos, las nalgas y el tronco, por no mencionar el corazón; y todo comenzará a tener sentido. Caminar también mejora la circulación hacia la columna vertebral, lo que contribuye a eliminar las toxinas y los mediadores de la inflamación. Al liberarnos de nuestros sillones y sillas, caminar puede mejorar nuestra postura y aumentar la densidad ósea.

El número correcto de pasos, cuadras, kilómetros, o minutos que deba caminar depende de la persona. Incluso si la distancia de partida es una cuadra o menos, eso es mejor que nada en absoluto. Si usted se atiene a esa rutina, hay una buena probabilidad de que con el tiempo usted sea capaz de cubrir más terreno. Recuerde: Usted empezó a caminar cuando era un bebé dando sólo un par de pasos, pero en ningún momento le persiguieron sus padres por todas partes cada vez que caminaba.

Consejos Útiles para Comenzar

Hay cientos más ejercicios que pueden ser más útiles para desarrollar la fuerza en todo el cuerpo, aumentar la flexibilidad, y en última instancia, reducir el dolor, que los que aquí le presento. Estos son los diez que se han comprobado como consistentemente beneficiosos a escala universal. Le sugiero que los utilice como punto de partida y cimente su progreso desde ahí. Puede seguir añadiendo nuevos ejercicios y movimientos que usted aprenda de fisioterapeutas, terapeutas ocupacionales, e instructores de ejercicios. Una palabra de advertencia: Según nuestra experiencia, la mayoría de estos maestros no tienen capacitación especial para el mundo tan complejo del dolor crónico. A menudo se encuentran más cómodos trabajando con lesiones deportivas agudas. Si usted tuvo una mala experiencia de terapia física que no hizo más que "empeorar las cosas," no se dé por vencido en la búsqueda de actividades seguras y efectivas que usted pueda hacer para mejorar su salud y reducir el dolor.

Exploremos algunos de los sabios consejos de mis especialistas en rehabilitación:

- El progreso lento es un buen progreso, por lo que usted debe estar orgulloso del mismo.
- Comience en un punto con una actividad o ejercicio con la que usted se sienta cómodo y avance desde allí.
- Cuanto más independiente sea, más seguro estará de sí mismo.
- Entienda la diferencia entre dolor agudo y dolor crónico. El dolor de músculos rápidamente se disipará.
- Puede que usted en realidad ya esté haciendo cosas que crea que no puede hacer. Por ejemplo, observe toda la actividad y el movimiento que va en apenas levantarse de la cama.
- Todos hemos tenido dificultades flexionando el cuerpo o poniéndonos en cuclillas. Usted puede convertirse en alguien mucho más activo si aprende a hacer estos movimientos con una buena mecánica corporal.
- Practique siempre un movimiento en un estado de relajación y RESPIRE. La gente tiene una tendencia a tensarse cuando se realiza una actividad desafiante, la cual podría agravar su dolor.
- Comience sus estiramientos SUAVEMENTE. Evite el enfoque de "tirar de sopetón". Recuerde: Los músculos son fibras.
- Cuanto más fuerte sea, más seguro se sentirá.
- Si es posible, trate de comprender su anatomía y de ignorar las frases equivocadas de sus profesionales y amigos. Los discos no se "deslizan" de su espalda tan fácilmente.

Los resultados que mis pacientes obtienen con ejercicios básicos como estos son siempre sorprendentes. Con ocho semanas de ejercicio estructurado y de actividad durante dos horas al día, con frecuencia he visto cuerpos transformarse delante de mis ojos. Algunos vienen incluso con bastones y en sillas de ruedas y se van caminando por su propia voluntad y por primera vez en meses o incluso años.

Cuando conocí a Anna, por ejemplo, había estado sufriendo durante muchos años de dolor de espalda crónico que le irradiaba por la pierna izquierda, incluso después de someterse a una cirugía de la columna y de haber probado medicamentos tan fuertes para el dolor no podía recordar todos sus nombres. Desde niña y de joven, había sido muy deportista y le encantaba bailar jazz y practicar deportes, pero ahora asociaba el movimiento con el dolor y se movía tan poco como le era posible. Para Anna, esto significaba vivir sin muchas de las cosas que adoraba hacer, como bailar y jugar a la pelota con sus hijos. Sin embargo, mediante la práctica constante de los ejercicios anteriores, fue capaz de encontrarse una vez más con su "niña" interior, y el movimiento volvió a convertirse en diversión para ella una vez más, como por ejemplo el hecho de correr por primera vez desde que se lastimó la espalda.

Debido a que su cuerpo se vio afectado por una lesión en una de sus partes, Anna aprendió el valor de la utilización de diferentes tipos de ejercicios que le ayudaron a recuperar la función perdida por una lesión específica. Una de las cosas que me gustan de estos diez ejercicios es que, cuando se hacen correctamente, se dedican a diferentes partes del cuerpo, en lugar de aislar un músculo o el movimiento. Como aprendimos en el capítulo 9, nuestros cuerpos son más felices cuando les permitimos que se muevan.

Le mostraré más opciones útiles para el movimiento en el capítulo 17, cuando nos fijemos en algunas de las más valiosas prácticas curativas alternativas de todo el mundo.

CAPÍTULO 17

Movimientos Orientales para el Alma Occidental

Dejar atrás el papel de enfermo y asumir un rol orientado al bienestar es un cambio fundamental en el pensamiento que trato de inculcar en mis pacientes a lograr. La medicina tradicional occidental se orienta a ayudarnos cuando no nos sentimos bien; es una reacción a la enfermedad. A pesar de que hace hincapié en la atención preventiva como los frotis de Papanicolaou, las mamografías y las colonoscopias a partir de los años cincuenta (¡quién pillara los cincuenta!), estas medidas todavía se centran en la enfermedad. Su propósito es simplemente el de detectar la enfermedad para que pueda ser tratada más eficazmente. Mientras que la medicina moderna nos proporciona potentes herramientas para el tratamiento de muchas enfermedades específicas, ¿Qué sucede si usted tiene un problema de salud crónico que no es una enfermedad específica, que es demasiado complicado de eliminar con unos simples tratamientos, y que le hace sentirse miserable todos los días?

Si usted sufre de un dolor crónico, este modelo occidental de "tratar la enfermedad" le podrá en la piel de un paciente todos los días. Eso puede significar citas con el médico para más pruebas o tratamientos, visitas al fisioterapeuta, y tomar pastillas todos los días para tratar los efectos de estar enfermo. Estoy sorprendido por la cantidad de cuestionarios de pacientes nuevos que leo describiendo un día típico como, "Tomo pastillas para el dolor para salir de la cama e ir a mis citas con el médico." Una vez que se adopta esta forma de pensar, de tomar las píldoras y de someterse a más exámenes y tratamientos puede convertirse en algo tan rutinario ¡como beberse una taza de café!

¿Cómo se puede esperar obtener placer de la vida y sentirse bien consigo mismo, si uno cree que está convaleciente sin cesar? ¿Cómo puede disfrutar de su día si usted sabe que va a ser un paciente en cada una de las próximas veinticuatro horas? He averiguado que es muy importante cambiar la percepción del rol de ser un paciente al de ser un gestor de la salud. Esto significa que en lugar de pensar en sí mismo como enfermo, usted debe pensar en la creación de la salud y de bienestar para usted mismo. Este es un concepto clave, ya que transformar su proceso de pensamiento es el primera paso hacia el cambio de sus patrones de comportamiento para ir a mejor.

Al igual que la mayoría de ustedes, yo me crié en el ambiente de la medicina tradicional occidental, donde sólo veía a mi pediatra cuando tenía un bulto doloroso en la parte posterior de mi garganta, o cuando me tostaba con una fiebre de 39,4°C, o cuando vomitaba la comida hacia mis padres al otro lado de la habitación. La mayor parte de mi educación médica se llevó a cabo dentro de los hospitales o dentro de un bloque de los mismos. Allí aprendí a cómo tratar enfermedades y padecimientos, como infecciones, insuficiencias cardíacas, o la pérdida masiva de sangre por un trauma. Nadie me enseñó a estar sano, y mucho menos crear un gran estado de salud para los demás. ¿Cómo podemos aprender a pensar de nosotros mismos como seres sanos en un sistema que anima a lo contrario? Para muchos la respuesta está echándole un vistazo a Oriente.

Viaje por la Ruta de la Seda

Cuando ofrezco sugerencias a mis pacientes sobre cómo hacer frente a sus necesidades más apremiantes, les digo que sería muy útil para ellos si:

- Controlaran o disminuyeran su **estrés**.
- Buscaran **equilibrio** a pesar de un estilo de vida agitado.
- Eliminaran las **emociones** y pensamientos negativos.
- Fueran más **activos**, sin incrementar su dolor.
- **Durmieran** más tranquilamente.
- Volvieran a conectar sus **relaciones** con amigos y familiares.
- **Pensaran** con mayor claridad.
- Mejoraran su **circulación** en las zonas dañadas por lesión o inflamación.
- Disfrutaran de una vida **sexual** más activa.

- **Adquirieran el concepto de aceptación.**

Sorprendentemente, las filosofías orientales de salud y la medicina se centran precisamente en estos puntos. Algunas de estas prácticas antiguas de Asia Oriental y de China se remontan a más de cinco mil años, por lo que tienen un historial bastante impresionante. En la tradición oriental no hay separación de mente, cuerpo y espíritu, sino que se consideran totalmente integrados. El conjunto es siempre más importante que las partes. Cuando una parte del cuerpo se lesiona, se crea desequilibrio en todas partes y la persona al completo se vuelve débil. Me encanta este énfasis en la totalidad de la persona que, cuando se traduce a la medicina occidental, significa que cuando, por ejemplo, la espalda baja se siente lastimada, toda la persona se verá afectada: el cuerpo *y* la mente *y* el espíritu.

En la medicina tradicional china, la creencia es que la enfermedad se origina de la obstrucción de la energía (*chi*) respecto a la zona afectada del cuerpo. Es muy parecido a lo que sucede en el caso de un derrame cerebral. Cuando el flujo sanguíneo a un área determinada del cerebro resulta bloqueado por un coágulo de sangre, las células del cerebro que se encuentran "aguas abajo" respecto a la obstrucción mueren a causa de la falta de nutrientes. La diferencia entre el chi y el torrente sanguíneo es que el chi es invisible y se cree que fluye por el cuerpo a través de canales invisibles llamados meridianos. Según la teoría de la medicina tradicional china, doce meridianos principales funcionan en el cuerpo, suministrando energía y sustento a los tejidos. Si se produce un bloqueo del chi en cualquier punto, aparecerán el dolor y la enfermedad. Y, como le dijo, ya que no hay separación de cuerpo, mente o espíritu en la tradición oriental, cuando un área del cuerpo se lesiona, se crea un desequilibrio en todas las partes y sufre la persona en su totalidad.

Aunque esto puede sonar muy diferente de la forma en que funciona la medicina occidental, ambas no se diferencian mucho en ciertos aspectos. Por ejemplo, de acuerdo con la filosofía occidental, si se evita la utilización de un pie durante un año completo porque duele, los músculos se debilitarán y se atrofiarán y fluirá menos sangre a la zona. Del mismo modo, en la filosofía oriental, el bloqueo evita que el chi fluya libremente a través de los pies. Para que se recupere el pie, la circulación de la sangre o chi debe ser restaurado. Pero tanto si usted adopta la manera oriental como si usa la occidental para analizar el problema, el pie no va mejorará hasta que se esté utilizando con regularidad. Sólo entonces los músculos se hacen más fuertes, mejorar la circulación, y el aumento de la energía.

Una diferencia notable entre los enfoques orientales y occidentales respecto a la curación, se refiere a la relación de las emociones con la enfermedad. En la medicina occidental, la enfermedad / lesión es vista como la causa de emociones negativas.

En otras palabras, tener un dolor de espalda puede ponerle de mal humor, mientras que el dolor crónico de rodilla puede llevarle a la depresión. En la medicina oriental, sin embargo, es justo lo contrario: Se cree que las emociones negativas contribuyen a la enfermedad crónica. Las emociones negativas no crean la lesión original, pero pueden convertirla en algo más prolongado y desastroso. Tomando un paso más allá, si cada emoción está precedida por un pensamiento, como nos enseña la psicología moderna, nuestras contrapartes asiáticas podrían sugerir que el cambio de pensamientos disfuncionales es el primer paso para combatir o prevenir el dolor crónico.

Un rasgo de comportamiento que es muy susceptible de provocar dolor crónico es el *catastrofismo*—creer que algo es mucho peor de lo que realmente es. Por ejemplo, si usted está absolutamente seguro de que su rodilla lastimada le impedirá subir escaleras una vez más, es probable que sienta dolor durante un período mucho más largo de tiempo. La investigación ha demostrado que, tras sufrir un tirón en la espalda, los catastrofistas sufren mucho más tiempo de discapacidad que los que estaban menos preocupados por sus lesiones. En la medicina china, se cree que el catastrofismo crea desequilibrios que conducen al estrés.

Las enseñanzas de Buda también contienen algunas ideas interesantes sobre el dolor. En la cultura occidental, el dolor se asocia con la presencia de la enfermedad; su existencia implica que usted está enfermo. Sin embargo, Buda vio el dolor como una parte inevitable de la vida y algo que tiene que ser aceptado. Él creía que podíamos aprender de nuestro dolor, si lo reconocemos como un objeto que está presente, y predicó el ejercicio de la paciencia al enfrentarse al dolor. Ver el dolor como un objeto significa que usted sabe que el dolor está ahí, pero a la vez usted no desarrolla una opinión al respecto que pueda alterar la manera en la que se siente por dentro. Si mi cerebro californiano está interpretando eso de manera correcta, Buda nos está diciendo que debemos reconocer el dolor como *dolor*, en lugar de vernos a nosotros mismos como *doloridos*, el cual más tarde se convertiría en parte de nuestra identidad. Buda probablemente rechazaría nuestro hábito de identificarnos a nosotros mismos de acuerdo a los nombres que hemos dado a las enfermedades de dolor crónico, como la fibromialgia o la ciática, por temor a que esos términos se convirtieran en parte de lE que somos. En su lugar, nos instaría a aceptar que esos problemas existen y a aceptarlos como parte de estar vivo. Y si usted puede sonreír con ellos, aún mejor.

Hablando de la sonrisa, en la filosofía oriental se piensa que sonreír mueve el chi a los lugares que están bajo estrés, restableciendo el equilibrio, y disolviendo las emociones negativas. También se cree que alimenta a la glándula del timo, que se considera un centro de amor y de iluminación. La medicina moderna reconoce la glándula del timo como una parte integral del sistema inmunitario, por lo que es muy útil en la lucha contra enfermedades como el cáncer. Esto parece encajar muy bien con el viejo adagio de que "la risa es la mejor medicina."

Un Enfoque Oriental para el Alivio del Dolor: Ejercítese como una Estrella del Rock

El budismo y otras filosofías orientales infunden tradiciones orientales de sanación, como la medicina tradicional china, que hace hincapié en ver cuerpo, mente y espíritu como una sola unidad, y que promueve la salud en lugar de esperar a tratar la enfermedad. Yo no soy un gurú de la medicina oriental, pero he explorado estas filosofías de la salud y creo que son la clave de lo que falta en nuestro estilo de vida occidental y en las formas en que tratamos la enfermedad. Algunas de las prácticas complementarias de salud que brotan por todas partes en Estados Unidos tienen sus raíces en el enfoque oriental respecto a la salud. ¡Tal vez a Madonna se le puede atribuir hacer del yoga una parte de la cultura americana dominante!

Como parte del programa integral de nuestro centro, ofrecemos clases en tres prácticas orientales: qigong, tai chi y yoga. La práctica de cualquiera o de las tres disciplinas, puede ayudar a la gente a controlar su dolor de una manera que la medicina moderna simplemente no puede. En lugar de centrarse únicamente en partes específicas del cuerpo que son dolorosas, el qigong, el tai chi y el yoga conectan con la mente y el cuerpo mediante el control del flujo de energía corporal. Esto conduce a una mayor energía, una relajación más profunda, un mejor salud y mayor conciencia de sí mismo. Para algunos, este conocimiento puede ayudar a aliviar ciertos síntomas. Por ejemplo, si tensa los hombros en respuesta al dolor, su cuello y los músculos de los hombros se pueden poner tensos y empezar a dolerle. Una vez que usted se dé cuenta de esto, puede que usted cambie este hábito conscientemente y que elimine esa fuente de dolor.

Mi objetivo con este capítulo es ofrecerle una formación básica de trasfondo en algunas de estas prácticas de curación alternativas. Esperemos que esto ponga en marcha su interés en la utilización de los recursos que pueden estar disponibles en su comunidad. Es probable que usted encuentre clases en gimnasios, clubes de salud, centros comunitarios, colegios comunitarios, y estudios privados.

Así que echemos un vistazo a estas disciplinas de movimiento y veamos cómo trabajan para mejorar el equilibrio interior y la salud.

Qigong

El Qigong es una práctica antigua de la medicina china que coordina la respiración, el movimiento suave, y la meditación para fortalecer, difundir, y limpiar la energía vital, o el *qi*, que es lo mismo que el chi. En el qigong, la respiración se utiliza para aumentar la circulación de la energía través de varios ejercicios. *Qi* significa "aire"

o "fuerza vital", y *gong* significa "trabajo aplicado a una disciplina."
Así que qigong significa literalmente "la práctica de la respiración."
El *qigong* no es sólo estimulante; también es algo relajante. La
respiración diafragmática en el centro de la práctica es una parte
importante de la respuesta de relajación, y sus ejercicios suaves infunden calma. Los practicantes de qigong aprenden a controlar sus
reacciones al estrés, lo que reduce el riesgo de desarrollar síntomas
relacionados con el estrés como dolor, presión arterial alta, ansiedad,
depresión y síntomas gastrointestinales. El qigong ha demostrado
mejorar la postura, aumentar el rango de movimiento, mejorar la
flexibilidad de las articulaciones y la resistencia, causar cambios favorables en la química sanguínea, aumentar la conciencia de sí mismo, y mejorar la concentración. La investigación sugiere que también puede ser beneficioso para una amplia variedad de dolencias
como el asma, la artritis, las enfermedades cardiovasculares, la fatiga
crónica, la fibromialgia, los dolores de cabeza y el dolor en general.

Tai Chi

El tai chi se originó en China alrededor del siglo XIII como una
combinación de artes marciales y meditación. Originalmente fue
desarrollado por expertos en artes marciales chinas de mejorar sus
habilidades, pero desde entonces ha sido adoptado como una forma
eficaz de aliviar el estrés y promover la salud y la longevidad. El tai
chi ha demostrado poder reducir el estrés, mejorar la función inmune, reducir la presión arterial, aliviar la ansiedad, mejorar la postura
y el equilibrio y reducir las caídas. El aumento de la conciencia y la
capacidad de mantener el equilibrio es importante. A medida que
envejecemos, nuestra habilidad para mantener el equilibrio dismi-
nuirá si no hacemos ejercicios específicos para mantenerlo en forma.
Las caídas debidas a la falta de equilibrio a menudo conducen a
lesiones entre las personas mayores, incluyendo fracturas de cadera,
fracturas por compresión en la columna vertebral y costillas rotas.
Además de mejorar el equilibrio, el tai chi promueve una mayor
gama de movimiento en las articulaciones y los músculos y una mejor circulación.

El tai chi tuvo un efecto profundo en la vida de Kim. Kim había trabajado como empleada de una tienda de comestibles desde hacía muchos años, y sus funciones requerían continua elevación y transporte. Cuando llegó a los cuarenta, se había experimentó un intenso dolor en su mano izquierda que comenzó a desplazarse hacia arriba por su brazo y por su hombro. Lo que comenzó como una punzada molesta empeoró progresivamente, hasta que Kim fue incapaz de levantar su brazo izquierdo sobre su cabeza sin que se le entumeciera, y no podía levantar ni cargar más de dos libras. Por si el dolor y la discapacidad no fueran suficientes, la piel del brazo izquierdo de Kim comenzó a cambiar; parecía como de cera, con manchas y descoloración, y sus dedos experimentaron un hormigueo—típicos síntomas de un problema difícil y desconcertante conocido como síndrome de dolor regional complejo (SDRC).

Los médicos de Kim por fin le dijeron que no había nada más que pudieran hacer para ayudarla, pero ella estaba decidida a no darse por vencida y, finalmente, llegó a nuestra clínica. Uno de nuestros instructores pasó una gran cantidad de tiempo haciendo tai chi con ella, lo que permitió que Kim moviera su brazo herido en formas que antes parecían imposibles. Después de varias semanas de usar el tai chi con otros tratamientos, Kim fue capaz de levantar doce libras con el brazo izquierdo y cargar con seguridad casi cuatro kilos.

La coloración de su piel y su circulación mejoraron, y experimentaba mucho menos adormecimiento al levantar su brazo izquierdo. El tai chi se ha convertido en una práctica diaria de Kim para mantener sus cambios saludables y mantener su brazo funcional.

Aquí hay algunos ejemplos de ejercicios de tai chi:

- *Postura Tai Chi:* El cuerpo está en posición vertical, pero relajado, la cabeza erguida, con la barbilla ligeramente inclinada hacia adelante, con los hombros relajados, equilibrados y alineados sobre las caderas. La pelvis se inclina ligeramente hacia adelante de manera que su trasero pueda acomodarse por debajo un poco. El peso está distribuido uniformemente en las plantas de los pies y los brazos cuelgan a los lados. Cuando se mueva, un pie estará firme mientras que el otro ascenderá. Durante todo el proceso, el cuerpo permanece en posición vertical y los hombros permanecen alineados sobre las caderas.

- *Postura de Apertura*: Permanezca en la postura de Tai Chi con sus pies separados a una distancia equivalente a la anchura que va de un hombro a otro. Cuelgue los brazos libremente a los lados.

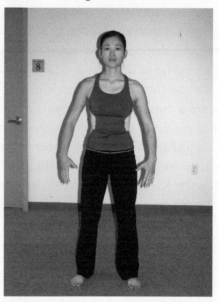

- *Postura de Arco*: Desde la postura de apertura, mueva la pierna izquierda hacia delante con los pies separados a una distancia equivalente a la anchura que va de un hombro al otro; y con los dedos de los pies apuntando ligeramente hacia fuera. Doble la rodilla izquierda y desplace el peso hacia adelante parcialmente. Esto también puede hacerse con la pierna derecha hacia adelante.

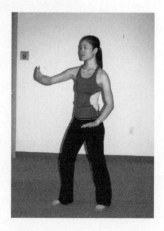

- *Paso Vacío:* Este es un paso básico del tai chi, en el que todo el peso se coloca en una pierna. La otra pierna roza el piso, pero no soporta peso.

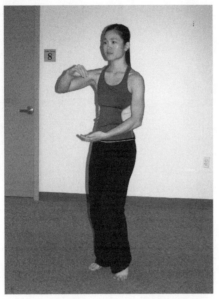

- *Manos de Tai Chi:* Sus ojos suelen seguir a la mano principal. Sus manos deben estar abiertas de forma relajada para no bloquear el flujo de energía con demasiada tensión. Se recomienda una ligera curvatura en los dedos.
- *Calentamiento del Cuello:* Comience en la postura de apertura y deje que su cabeza ruede suavemente hacia delante, llevando a la barbilla hacia el pecho. Poco a poco, levante la cabeza hasta que esté mirando hacia arriba, si es posible.

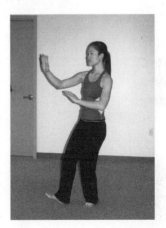

Este movimiento puede ser repetido varias veces.

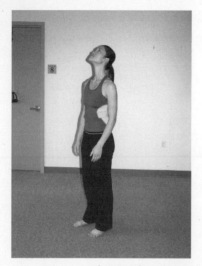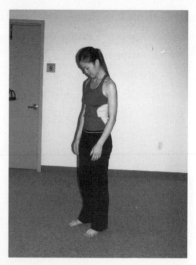

- *Ejercicio de Hombro*: Desde la postura de apertura, mueva los dedos hacia la parte superior de los hombros. Gire los codos en amplios círculos. Repetir en la dirección opuesta.

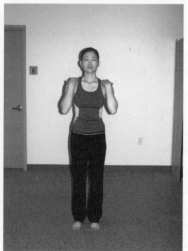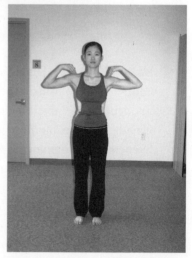

- *Ejercicio de Cadera:* Póngase de pie y erguido con las manos entrelazadas detrás de la espalda o a los lados para equilibrar. Levante la rodilla derecha hasta que el muslo haga un ángulo de noventa grados con respecto a la pierna de apoyo. Gire la pierna a la derecha en la medida de lo posible. Baje lentamente la pierna derecha hasta que la pelota del pie toque el piso, pero mantenga el peso en la pierna izquierda. Repita esto unas cuantas veces antes de cambiar de pierna.

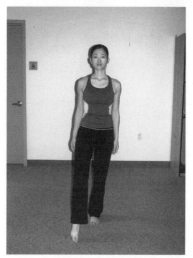 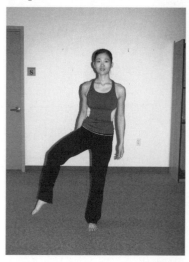

- *Partida de Nubes:* Desde la postura de apertura, cambie a la postura de arco con la pierna izquierda hacia adelante. Junte sus manos en la cintura con las palmas de las manos una frente a otra, pero sin tocarse del todo. Desplácese hacia adelante, con sus manos extendidas delante de usted durante la exhalación. Una vez extendidas, gire las palmas hacia abajo. Vuelva a echarse hacia atrás mientras inhala y la rote los brazos en un amplio círculo hacia la posición inicial. Después de hacer esto varias veces con el pie izquierdo hacia adelante, haga lo mismo con el pie derecho hacia adelante.

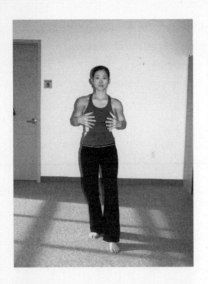 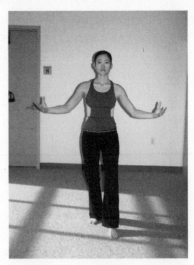

Yoga

Puede que los estilos de ejercicios y programas de salud irrumpan y pasen de moda, pero la práctica del yoga ha sobrevivido a la prueba del tiempo. El yoga se originó en el norte de la India hace más de tres mil años, pero el mundo occidental no comenzó a adoptarlo hasta la década de 1970. La palabra yoga significa "unión" en sánscrito y se refiere a la unión de cuerpo, mente y espíritu. Los principales objetivos del yoga son el control de la mente, el cuerpo y la respiración mientras se conecta con la espiritualidad. La práctica del yoga consiste en una serie de posturas específicas, o asanas, que se llevan a cabo mientras se controla la respiración.

El yoga ofrece muchos beneficios de salud, incluido el alivio de la tensión, el incremento de la fuerza, la flexibilidad y la postura; así como una mejora en la concentración y el enfoque mental. Ayuda a aliviar el dolor aportando equilibrio al cuerpo, acumulando fuerza, aumentando la flexibilidad, liberando tensión, y el fortaleciendo las articulaciones y los huesos. Los beneficios del yoga son tanto psicológicos como físicos. La mente encuentra un enfoque positivo, en lugar de centrarse en el dolor. La respiración profunda también ayuda a calmar el cuerpo y a aumentar la relajación, lo cual puede resultar en un descenso del dolor.

El *Saludo del Sol* es una secuencia bien conocida de las posiciones básicas de yoga que ayuda al tratamiento del dolor mediante la conexión de mente, cuerpo y respiración con movimientos fluidos. El Saludo del Sol tiene numerosos beneficios para la salud, incluida una mayor flexibilidad en las articulaciones y en la columna vertebral.

Hay diferentes versiones del Saludo del Sol, una de las cuales es la siguiente:

1. Póngase de pie, inhale, y ponga sus brazos sobre su cabeza.
2. Exhale a medida que se pliegue hacia delante, hacia los dedos de sus pies.
3. Inhale al levantar la columna vertebral y mire hacia adelante con las manos en las espinillas.
4. Exhale a medida que de un paso o salte sobre sus pies detrás de usted en una posición de flexión. Baje hacia el piso.
5. Enrosque su columna en la colchoneta durante la inspiración, con los hombros hacia atrás y las manos sosteniendo su torso.
6. Exhale mientras empuje las caderas hacia arriba y hacia atrás, con los pies bien enraizados en el piso. Mire a su ombligo. (Esta posición se conoce comúnmente como Perro Hacia Abajo.)
7. Inhale mientras salte o mueva sus pies hacia adelante, y de nuevo alargue la columna vertebral hacia delante y hacia arriba de manera que esté mirando en línea recta.
8. Exhale y dóblese hacia adelante, mirando a sus pies.
9. Inhale mientras se levanta hasta una posición de pie con los brazos en alto sobre su cabeza, tocándose las palmas.
10. Exhale mientras baja los brazos a los lados, listos para repetir.

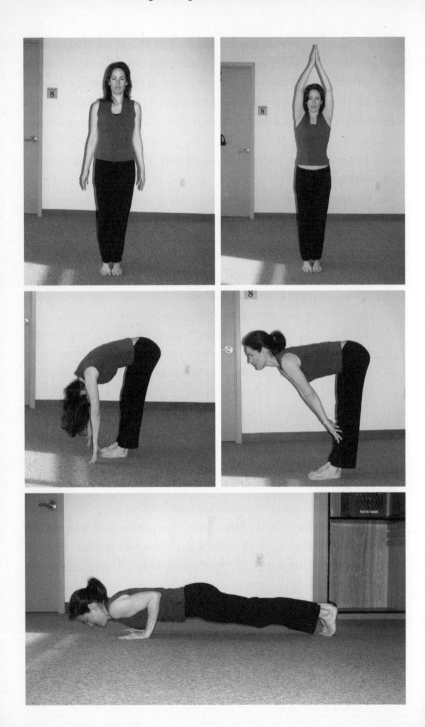

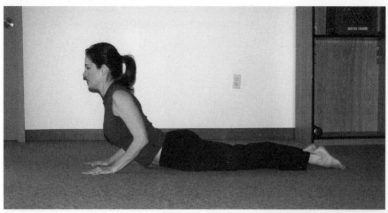

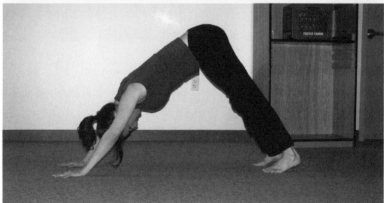

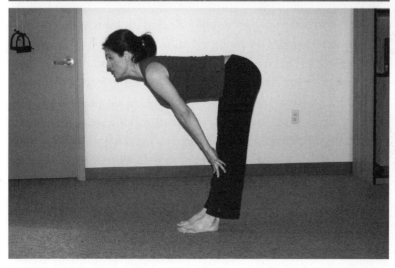

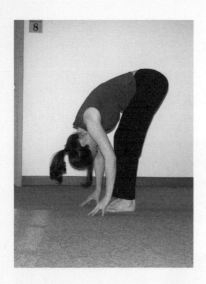
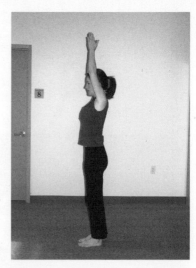

Un Enfoque Occidental: Pilates

A pesar de que el Pilates no viene de la India ni de China, al igual que las disciplinas orientales hace honor a la conexión mente-cuerpo mediante la incorporación de movimientos únicos con respiración coordinada. Joseph Pilates, nacido en Alemania, se trasladó a Inglaterra y comenzó su marca única de ejercicios durante la Primera Guerra Mundial, cuando estuvo internado con otros alemanes. Durante este tiempo, Joe aprendió a emparejar los muelles de las camas de hospital para crear equipos de ejercicios que le permitieran trabajar con pacientes postrados en cama. Tras su liberación, regresó a Alemania y trabajó con miembros de la comunidad de danza. Más tarde emigró a los Estados Unidos, donde sus métodos se convirtieron en una parte integral de la comunidad de danza de Nueva York, mediante la rehabilitación de bailarines lesionados con mucha más rapidez que otros métodos estándar. Joe tenía un trasfondo en defensa propia, lo que le sirvió para formar a un gran número de boxeadores.

Pilates consiste en movimientos integrados de las extremidades y del tronco, en lugar de grupos musculares aislados. La disciplina se centra en la postura, la respiración, la fuerza abdominal, la columna vertebral, la pelvis, la estabilización del hombro, la flexibilidad muscular, la movilidad articular y el fortalecimiento en general. Ha demostrado ser eficaz en el alivio del dolor de espalda baja, reduciendo la necesidad de cirugía de la espalda y el aumento de la densidad ósea. Es perfecto para las personas a medida que envejecen, cuando tienen dolores y ya no pueden jugar al frontón ni participar en otras actividades que requieren movimientos rápidos. Por lo que a mí respecta, cada centro para personas mayores y cada comunidad de jubilación debe tener clases o instructores de Pilates. Es una gran manera de mejorar la flexibilidad, la amplitud de movimiento, la fuerza, la coordinación y el equilibrio, lo que hace del mismo un ejercicio perfecto ejercicio anti-envejecimiento. También es excelente como un método de rehabilitación para las personas que se lastimaron la espalda u otras partes de sus cuerpos y todavía tienen problemas para controlar su dolor; y es ideal como ejercicio de post-rehabilitación.

Cuando mis pacientes tienen problemas en la columna, a menudo les que recomiendo visiten a un fisioterapeuta experto en Pilates para que aprendan las bases importantes sobre la postura y el movimiento. Una vez adquiridos los conocimientos básicos, será más seguro si el paciente trabaja con un entrenador o toma clases de grupo.

Algunos instructores de Pilates están mejor preparados que otros, pero puede ser difícil para un principiante notar la diferencia. La Pilates Method Alliance tiene un programa de certificación similar al proceso de certificación utilizado en otras áreas de atención de la salud. No dude en preguntar a un instructor potencial sobre qué tipo de formación y certificación recibió.

Joseph Pilates inventó algunos aparatos noveles para sus ejercicios, y algunos estudios de Pilates o clubes de salud pueden ofrecer clases individuales o en grupos pequeños en las que se utilicen estas creaciones. El aparato más común, el *reformador*, se basa en el uso temprano que Joe hizo de muelles y camas de hospital para la rehabilitación. En algunos casos, las clases se llevan a cabo sin ningún equipo en absoluto. A éstas se las conoce como *clases de colchoneta*, ya que se realizan en una colchoneta colocada en el piso.

Aquí están dos de los ejercicios más famosos de Joe:
- *The Hundred:* Empiece tumbándose en el piso. Inhale mientras levanta las piernas del piso, manteniéndolas rectas con los dedos del pie. Levante la cabeza y extienda sus brazos varias pulgadas sobre sus muslos. Exhale mientras flexiona sus brazos hacia arriba y hacia abajo mientras cuenta hasta cinco, y luego inhale mientras flexiona contando hasta cinco. Continúe hasta contar hasta cien o tantas veces como pueda.

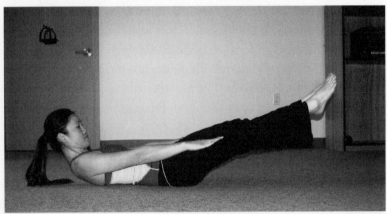

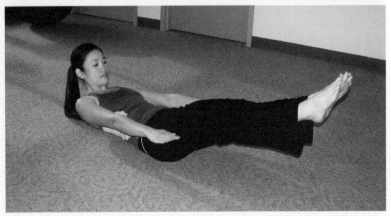

- *The Teaser:* Es esencial estar en forma antes de hacer este ejercicio. Comience sentado en posición vertical con las piernas apuntando hacia el frente y apoyadas en el piso. Poco a poco, baje la espalda, mientras levanta las piernas y la cabeza, con los brazos a su lado. Inhale al levantar el torso del piso y al levantar los brazos en una línea paralela con las piernas ya levantadas. Exhale según regresa a la posición reclinada mientras mantiene sus piernas levantadas del piso. Los principiantes deben intentar esta maniobra bajo la supervisión de un entrenador o fisioterapeuta.

Ambos ejercicios requieren músculos centrales fuertes, ya que deben aplicarse todo el tiempo. Sin los músculos centrales fuertes, usted deberá empezar a utilizar otros músculos para mantener el cuerpo levantado, como los músculos del cuello y del hombro; y estos pueden llegar tensarse excesivamente.

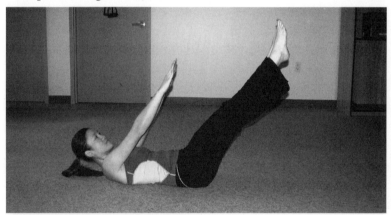

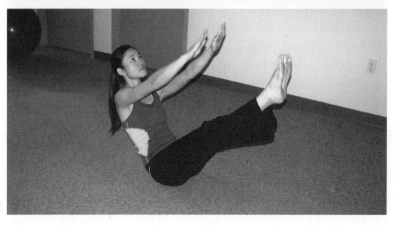

¡Consulte con su Médico!

Para los que sufren dolor crónico, estas formas alternativas de ejercicio pueden ser una valiosa adición a los tratamientos médicos convencionales. Las clases de Tai Chi o Qi Gong son un excelente lugar para comenzar, ya que suelen involucrar movimientos fáciles a paso lento. En cuanto al yoga, si usted es un recién llegado, le recomiendo clases suaves o de reparación, que se centran en la relajación y en estiramientos fáciles. Sea cual sea el tipo de ejercicio que usted elija, asegúrese de consultar con su médico antes de comenzar cualquier clase o programa de ejercicios.

Si usted está sufriendo de una lesión reciente, o padece dolorosas llamaradas, puede que tenga que esperar hasta que su cuerpo sane lo suficiente antes de empezar algo nuevo. Cuando usted comience a tomar clases, dígale al instructor acerca de su lesión o condición para que él o ella puedan modificar o eliminar ciertos ejercicios siempre y cuando sea necesario.

Como siempre, la precaución es esencial. También es una buena idea comenzar en el nivel de principiante y tomárselo con calma al principio, especialmente si usted está comenzando un programa de ejercicios totalmente nuevo. Vea cómo responde su cuerpo, especialmente en la zona lesionada o dolorosa. Si un determinado estiramiento o movimiento causa dolor, deténgase inmediatamente.

Ponerse rancio: Jamás

Las explicaciones y los ejemplos en este capítulo son sólo la punta del iceberg. Usted puede pasarse varios años estudiando, practicando y obteniendo cada vez mayores beneficios para su salud gracias a las terapias de movimiento orientales, así como su "primo" occidental Pilates. Yo he llegado a apreciar todos ellas por las infinitas oportunidades para el crecimiento y los cambios que ofrecen. A pesar de que cumplo un año más cada mes de abril, siento que consigo ser *más* flexible gracias a estas disciplinas. En un momento de mi vida en el que la mayoría de gente de mi edad se encuentra cada vez más rígida, a decir verdad yo me estoy moviendo en la dirección opuesta; y la buena sensación que obtengo como resultado me da ganas de mejorar mi salud física, emocional y espiritual de otras maneras también. No quiero ni pensar lo que sería el estado de mi salud hoy día sin estas prácticas eternas.

Los tratamientos médicos alternativos complementarios, lo que le narro aquí y demás, comprenden una parte importante de mis estrategias básicas de curación. Para los que sufren de dolor crónico, aquellos se encargan de llenar los espacios en blanco que ciertos tratamientos médicos tradicionales pasan por alto. Le insto a que deseche su mentalidad de "soy un paciente", y a que piense en sí mismo como un ser íntegro, sano y en paz con la vida; y a que estudie las ideas y prácticas de salud orientales de manera que pueda ponerse a disposición de lo mejor de la medicina oriental y occidental.

CAPÍTULO 18

Tratamientos Médicos Occidentales Comunes para el Dolor Crónico

La medicina moderna es poco menos que increíble. Los médicos, los paramédicos, y las enfermeras hacen milagros para salvar vidas todos los días. Las pastillas que recetamos y los bisturís que desenfundamos son armas poderosas que pueden reparar partes rotas, tomar el control de corazones "arrítmicos", y salvar órganos en grave estado. Hoy día, la gente se recupera de ciertos tipos de cánceres que, tan sólo unos años atrás, eran fatales, y pasan a llevar una vida normal. A la vista están los notables avances médicos que se producen constantemente, y que pueden prolongar la vida y aumentar su calidad de vida en los próximos años. Este increíble arsenal de tecnología y conocimiento nos ha dado la habilidad de noquear a la enfermedad, curando cuerpos enfermos o rotos, y disminuyendo el sufrimiento.

Es casi como si los médicos de hoy en día tuvieran el *"toque de Midas"*. Al rey Midas, famoso en la mitología griega, se le dio el poder mágico de transformar todo lo que tocaba en oro. A pesar de lo entusiasmado que estaba ante la perspectiva de la creación de riqueza más allá de sus sueños más salvajes, Midas no sopesó las implicaciones de su deseo. Pronto se hizo evidente que convertir *todo* lo que tocaba en oro no sólo era poco práctico, sino más bien una maldición que una bendición. Midas, sin darse cuenta, convirtió a su propio hijo en una estatua de oro, y cada vez que el rico gobernante trataba de comer, la comida se convertía en oro antes de que pudiera entrar en su boca. Tuvo que suplicar para conseguir que el hechizo se desvaneciera antes que todo su mundo se volviera de metal frío y duro. Obviamente, si Midas hubiera pensado en ello con más cuidado, habría sido más específico acerca de qué cosas quisiera convertir en oro.

La medicina occidental moderna tiene mucho en común con el rey Midas. Puede lograr grandes cosas, pero si se utiliza de manera indiscriminada puede causar estragos. La clave, por supuesto, es saber cuándo hay que aplicar la magia y cuándo hay que dejar las cosas en paz. Al igual que Midas, los médicos deben tener mucho cuidado con lo que hacen. Las recetas que escriben, los procedimientos que realizan, y las palabras que hablan pueden herir tanto como ayudar. Pero usted, el paciente, también juega un papel importante en la decisión de cuándo está justificado "ese toque de Midas" y cuándo no procede. Usted es quien decide si acepta o no un medicamento, una cirugía u otro tratamiento. Usted no tiene que depender exclusivamente de su médico para tomar estas decisiones, ya que usted puede obtener información de su médico, de otros profesionales de la salud, de su cónyuge, sus amigos, sus libros, de revistas y de Internet para ayudarle a tomar estas decisiones tan importantes. El reto, por supuesto, radica en averiguar qué tratamientos adoptar y cuáles evitar. Lo que hace que esto sea especialmente difícil es que usted es un individuo único, por lo que aquello que funcione mejor para otra persona puede que no sea lo mejor para usted.

En este capítulo se describen los tratamientos sobre los que es muy probable que usted necesite tomar decisiones en algún que otro momento. Las recomendaciones que le ofrezca sobre los varios medicamentos y técnicas médicas se basan en información proporcionada por prestigiosos estudios y grupos de reflexión. No le diré lo que es absolutamente adecuado para usted, pero es un buen lugar para empezar.

Medicamentos

Ciertos tipos de medicamentos funcionan mejor con un tipo de dolor, mientras que otros tipos pueden ser más eficaces con un tipo diferente de dolor. Como señalé anteriormente, los expertos dividen el dolor entre dolor agudo, dolor crónico y dolor cancerígeno. El dolor *crónico* puede dividirse en diferentes subcategorías, incluyendo el dolor de nervios (también conocido como dolor neuropático), el dolor musculoesquelético (dolor que afecta a músculos y huesos, con ejemplos como la fibromialgia y las fracturas por compresión), y el dolor artrítico. Este capítulo dará un repaso a los medicamentos, así como a las cirugías y los procedimientos; se centrará principalmente en estos tres tipos de dolor crónico.

Medicamentos para el dolor neuropático

El dolor neuropático se refiere a un subtipo importante de dolor crónico causado por daños en un nervio, o por una disfunción en el sistema nervioso. La palabra *neuropático* significa "patología de los nervios". El dolor de nervio puede ser descrito como lleno de ardor, agudo, punzante, eléctrico o como alfileres y agujas que pinchan, dependiendo de las circunstancias y del tipo de problema en particular. Hay muchos tipos de síndromes de dolor de nervio; de hecho se han escrito libros y libros sobre el dolor neuropático y sobre algunos de sus síndromes de más repuntes y más molestos. Un tipo particular estudiado a menudo es la *neuropatía diabética*. Las personas con diabetes tienen una tendencia a perder fibras nerviosas pequeñas en lugares distantes, como los pies. Cuando sucede esto, desarrollan un dolor ardiente en los pies que puede extenderse hasta las piernas.

Mientras que la investigación se centra a menudo en el modelo de la neuropatía diabética, tenga en cuenta que las causas más comunes de dolor de los nervios se relacionan con problemas de la columna vertebral. Esto incluye el clásico ejemplo de la ciática, donde un nervio se "pellizca" en la espalda baja, haciendo que se dispare el dolor hacia la parte posterior de la pierna. Y recuerde también que sólo porque un tratamiento dé buenos resultados contra un tipo de dolor neuropático, no quiere decir que sea necesariamente un arma mágica para todos los problemas de dolor crónico.

La principal organización científica dedicada al estudio y al tratamiento del dolor es la Asociación Internacional para el Estudio del Dolor (IASP), y a nivel nacional se conoce como la American Pain Society (APS). Estas organizaciones tienen un grupo de expertos y han publicado pautas médicas actualizadas basadas en tratar el dolor neuropático. He aquí un resumen de sus recomendaciones de medicación contra el dolor neuropático:

1. Medicamentos de Primera Línea

Estas son las mejores opciones para la mayoría de los casos y deben ser probadas en primer lugar.

- **Antidepresivos tricíclicos:** Estos medicamentos aumentan los niveles de ciertos químicos del cerebro que regulan las señales de dolor y mejoran el estado de ánimo.
  - la amitriptilina (Elavil es su nombre comercial)
  - la nortriptilina (Pamelor)
  - la desipramina (Norpramin)
- **Inhibidores selectivos de la recaptación de la serotonina y la norepinefrina:**

Estos medicamentos aumentan los niveles de los neurotransmisores norepinefrina y serotonina en el sistema nervioso central.
  - la duloxetina (Cymbalta)
  - la venlafaxina (Effexor)
- **Los ligandos de canales de calcio:** estos medicamentos cambian el flujo de los iones de calcio con carga positiva, que pueden calmar los nervios irritados.
  - la gabapentina (Neurontin)
  - la pregabalina (Lyrica)
- **La lidocaína tópica (parches de lidocaína):** Puede reducir la activación de las fibras del dolor superficiales en la piel.

2. Medicamentos de Segunda Línea

Se utilizan para los episodios agudos (brotes) y para el dolor nervioso asociado con el cáncer.

- **Los medicamentos basados en opioides:** Los opioides funcionan uniéndose a los receptores específicos del cerebro, la médula espinal, y el cuerpo, donde bloquean la transmisión de mensajes de dolor al cerebro. Ver Capítulo 4 para obtener una lista de los opioides.

3. Medicamentos de Tercera Línea

Pueden probarse para tratar el dolor crónico de nervio cuando las opciones de primera línea no hayan tenido éxito.

- **Los antiepilépticos:** Estos medicamentos estabilizan el flujo de iones a través de las membranas nerviosas.
  - el topiramato (Topamax)
  - la carbamazepina (Tegretol)
  - la lamotrigina (Lamictal)
- **Antidepresivos:** Estos medicamentos aumentan los niveles de ciertos químicos del cerebro que regulan las señales de dolor y mejoran el estado de ánimo.
  - el bupropión (Wellbutrin)
  - el citalopram (Celexa)
  - la paroxetina (Paxil)
- **Varios:** medicamentos que reduzcan la excitación nerviosa adicional.
  - la mexiletina (Mexitil)
  - la capsaicina tópica (Capsagel)

La IASP y la ASP han subrayado que estos medicamentos deben ser parte de un enfoque integral que incluya tratamientos no farmacológicos. Tenga en cuenta que todos los medicamentos tienen efectos secundarios potenciales que pueden limitar su utilidad.

Medicamentos contra la fibromialgia

La fibromialgia es un síndrome asociado a la inflamación del tejido conectivo (músculos, tendones y ligamentos); lo que provoca un dolor musculoesquelético generalizado y una elevada sensibilidad al dolor. Los síntomas incluyen dolor crónico, rigidez, fatiga, insomnio y cambios de humor como la depresión. Básicamente, con la fibromialgia los pacientes se sienten como que les duele todo. Nadie sabe qué causa el síndrome, pero a menudo se desencadena por causa del estrés, otras enfermedades, infecciones, lesiones o la falta de sueño.

La fibromialgia ha recibido mayor atención en los últimos años debido a que la FDA ha aprobado dos medicamentos para tratar sus síntomas. Cuando la pregabalina (Lyrica), la primera de las dos, fue aprobada, su fabricante, Pfizer, lanzó una gran cantidad de publicidad y mercadotecnia. La segunda de las dos, la duloxetina, también conocida como Cymbalta, fue igualmente "ungida" por la FDA. Estos dos medicamentos no actúan directamente sobre músculos inflamados, y sus mecanismos de acción en la fibromialgia no son claros, pero trabajan influyendo en el procesamiento del dolor dentro de la matriz del dolor.

Con la excepción de la pregabalina y la duloxetina, la elección de medicamentos para el tratamiento de la fibromialgia se basa generalmente en la respuesta intuitiva del médico a las quejas físicas y emocionales del paciente, en lugar de en los resultados de estudios científicos. Esta es la razón por la que muchos pacientes que padecen fibromialgia tienen una amplia gama de medicamentos prescritos. (¡Cuidado con el síndrome del Rey Midas!)

Medicamentos contra la osteoartritis

La osteoartritis (OA) es una enfermedad que causa la desintegración del cartílago en las articulaciones, lo cual lleva a la fricción entre los extremos de los huesos, a la inflamación, al dolor y a veces a los espolones óseos. En torno a veintisiete millones de adultos sufren de artritis en la actualidad, y se trata de un importante contribuyente al deterioro de las funciones en los ancianos. El aumento en el número de personas obesas en nuestra sociedad sólo puede significar que la incidencia de la OA seguirá aumentando, ya que el exceso de peso puede ejercer presión sobre las rodillas y otras articulaciones que soportan peso así como empeorar la OA.

El uso sintomático de medicamentos anti-inflamatorios no esteroideos (los NSAID) para disminuir la hinchazón y el malestar de las articulaciones afectadas es una práctica habitual. Existen numerosos medicamentos en esta clase de fármacos, incluyendo ibuprofeno, naproxeno, diclofenaco, y el salicilato. Las compañías farmacéuticas están sacando ahora versiones con la esperanza de mejorar los resultados y la limitación de los efectos secundarios. Los pacientes a menudo me preguntan cuál de estos medicamentos es el mejor. Realmente no hay una respuesta a esa pregunta, porque los resultados varían de persona a persona.

Algunos NSAID se venden sin receta médica, y la mayoría de los médicos prescriben libremente el resto para que se utilicen con la misma frecuencia que las vitaminas y la pasta de dientes en muchos hogares. Sin embargo, no están exentos de efectos secundarios, como náuseas, diarrea, estreñimiento y retención de líquidos. Los efectos secundarios más graves incluyen el sangrado excesivo, las úlceras, y la insuficiencia renal y hepática. En la actualidad se estima que cien mil personas son hospitalizadas anualmente debido a los efectos de los NSAID, y aproximadamente dieciséis mil mueren cada año, lo que es igual al número de estadounidenses que mueren anualmente a causa del SIDA.

Los NSAID reducen el dolor y la inflamación mediante la inhibición de la acción de una enzima conocida como la ciclooxigenasa (COX). La inhibición de la COX tiene el efecto de frenar la producción de sustancias que crean inflamación. También interfiere con la cascada de eventos que permiten que la sangre se coagule, por lo que los efectos secundarios de los NSAID pueden incluir úlceras sangrantes. El cuerpo tiene unos cuantos tipos diferentes de enzimas COX. Los nuevos NSAID que más específicamente bloquean las enzimas COX-2 se llaman inhibidores COX-2. Estos medicamentos son menos propensos a bloquear la cascada de la coagulación, lo que hace que sean una buena opción para los pacientes que estén preocupados por problemas de sangrado, como las úlceras. El único COX-2 actualmente disponible en el mercado es el celecoxib (Celebrex), pero hay más en el camino.

Como se mencionó anteriormente, hay muchos tipos de artritis, pero la osteoartritis es el más prevalente. La artritis reumatoide se produce cuando el propio sistema inmunológico del cuerpo comienza a atacar a sus propias articulaciones, causando dolor e inflamación. Los medicamentos específicamente diseñados para detener el ataque autoinmune del organismo contra sí mismo con frecuencia tratan de aliviar el dolor asociado con la artritis reumatoide.

Medicamentos para el Dolor Cancerígeno

El dolor cancerígeno se suele considerar como una rama separada de la medicina para el dolor, a pesar de que algunos de los tratamientos recomendados puedan solaparse con el control del dolor crónico. Hay un consenso general acerca de cómo optimizar el uso de medicamentos para el dolor cancerígeno. Los esfuerzos de grupos como la Organización Mundial de la Salud han puesto en evidencia el infra tratamiento del dolor cancerígeno en todo el mundo, el cual puede desencadenarse por una variedad de diferentes causas y los tratamientos deben ser aplicados en consecuencia. Dependiendo del tipo de dolor cancerígeno, todas las principales clasificaciones de medicamentos pueden ser posibles opciones, incluyendo los antinflamatorios, el paracetamol, los opioides, los analgésicos y las medicinas contra el dolor de nervio antes mencionadas.

Incluso en la atención al final de la vida del paciente, éste puede desarrollar tolerancia a los medicamentos opioides para el dolor y sufrir un aumento de dolor (hiperalgesia inducida por opioides). Este fenómeno crea desafíos especiales para todos los involucrados. En casos más complicados, puede que sea necesario mezclar muchos tipos diferentes de medicamentos y emparejarlos con el fin de calmar las cosas. En momentos como este, centrarse en el problema es, en realidad, lo que más interesará a la persona.

Decidir si tomamos o no medicación para el dolor

Cuando nos planteemos decisiones acerca de si debemos tomar o no medicamentos para el dolor, y a la hora de elegir, asegúrese de recordar las siguientes sugerencias:

- *Evite ser un paciente pasivo.* No es necesario que usted esté de acuerdo con todos los medicamentos que su médico le sugiera. Tome nota de los efectos secundarios e interacciones medicamentosas de un medicamento antes de metérselo en la boca. Sopese los beneficios contra los riesgos y pregunte por cuánto tiempo está previsto que usted tenga que tomar ese medicamento. Pregunte acerca de otras opciones, tanto farmacéuticas como alternativas.

- *No asuma que los nuevos medicamentos son más seguros o mejores que sus predecesores.* Gran cantidad de investigación sobre nuevos medicamentos nunca se publica antes de que la FDA los apruebe. Cuando se investigan estos resultados no publicados, sus resultados son casi siempre desfavorables de un modo u otro.
- *Piense en su cuerpo como si fuera un templo.* Un templo es un lugar de actividad sagrada. Sea muy selectivo acerca de lo que entra en él.

En última instancia al tomar una decisión acerca de los medicamentos, debe tener en cuenta muchos factores diferentes, incluyendo las posibles reacciones a otros medicamentos que esté tomando actualmente, así como los posibles efectos secundarios, ¿qué tipo de dolor tiene (por ejemplo, neuropático o artrítico), los costos de su bolsillo, y cómo puede ayudar o interferir con su capacidad para funcionar (lo cual incluye hacer cosas como conducir un coche). Escuche a su cuerpo. Si algo no se siente bien, eso debería ser una señal de advertencia que necesite para informar a su médico de inmediato.

Cirugía

A la larga, los médicos han venido recurriendo al cuchillo para tratar ciertas enfermedades dolorosas, pero el uso de muchas cirugías para el tratamiento del dolor crónico—en comparación con los de las lesiones agudas, como las fracturas y los desgarros—sigue siendo controvertido. Quedan todavía muchas preguntas por responder, incluso acerca de los procedimientos quirúrgicos más comunes, tales como cirugía de la columna. Por ejemplo, ¿dónde encaja la cirugía de espalda baja en el tratamiento del *dolor crónico de espalda baja*? ¿Y qué quiere decir su médico con "buenos resultados"? La mayoría de los pacientes tiende a creer que por buenos resultados se entiende que el dolor desaparece y no vuelve. Pero la medicina basada en la evidencia no ofrece un respaldo rotundo a la cirugía de la columna como una cura para el dolor crónico.

Vamos a revisar algunos estudios importantes que pueden ayudar a poner las cosas en una mejor perspectiva.

Cirugía de hernia discal

Los resultados del Spine Patient Outcomes Research Trial (SPORT), estudio que analizó a pacientes con hernias discal, se publicaron en el Journal of the *American Medical Association* en 2006.[14] El estudio SPORT involucró a 501 pacientes de 13 centros en 11 estados. Algunos de los pacientes se sometieron a cirugía para reparar los discos, mientras que otros no. Después de dos años, los investigadores concluyeron que los resultados de la cirugía fueron, en general positivos, pero la mayoría de los pacientes mejoraron durante ese tiempo, tuvieran o no cirugía. En otras palabras, no hubo pruebas de que la cirugía fuera más eficaz que el simple hecho de esperar a que la espalda sanara por sí sola.

Cirugía de la estenosis espinal

En un estudio de seguimiento por parte del SPORT, la atención se centró en la cirugía de la estenosis espinal, que es un estrechamiento en el conducto raquídeo, que se desarrolla a lo largo del tiempo a medida que se degeneran las estructuras espinales. Esta condición es la causa más común de cirugía de la columna en personas mayores de sesenta y cinco. La cirugía consiste en la extracción de material del disco y / o del hueso para abrir un espacio para las raíces nerviosas. En este estudio, algunos de los voluntarios fueron sometidos a cirugía, mientras que otros no lo hicieron. Después de dos años, los investigadores encontraron que aquellos que tuvieron cirugía tenían un mejor pronóstico que aquellos que *no* la tuvieron. Sin embargo, los pacientes sin cirugía no empeoraron durante este tiempo, ya sea porque mejoraron o porque se mantuvieron igual.

---

14   Weinstein JN, Tosteson TD, Lurie JD, et al. "Surgical vs nonoperative treatment for lumbar disk herniation: the Spine Patient Outcomes Research (SPORT): A randomized trial." JAMA 2006;296:2441–2450.

Nota: Los estudios del SPORT no fueron estudios sobre el dolor crónico en concreto. En ellos participaron personas que habían experimentado el dolor durante al menos de seis a doce semanas, mientras que el dolor crónico, por definición, es el que está presente durante al menos seis meses.

Cirugía de fusión espinal

Las cirugías de fusión espinal suelen implicar la colocación de prótesis en la columna vertebral para estabilizarla. En comparación con cirugías de hernias discales o de estenosis espinal, la cirugía de fusión espinal es mucho más invasiva, costosa, y requiere un tiempo de recuperación mucho más largo. Si bien la cirugía de fusión espinal puede ser útil para el trauma lumbar, las deformidades espinales en las que la columna vertebral tiene curvas anormales, o cuando la espalda no es estable, no ha demostrado ser más eficaz en la reducción del dolor de espalda baja que la rehabilitación agresiva y con tiempo. La evidencia no apoya el uso de la fusión espinal exclusivamente para el tratamiento del dolor crónico de espalda baja, a pesar de que se utiliza comúnmente para este propósito. También es preocupante el hecho de que las fusiones espinales a menudo necesitan ser repetidas, tal vez incluso una de cada cinco se repite dentro de los dos primeros años de la primera cirugía.

Remplazo de cadera y de rodilla

Tal vez sería más exacto referirse a la cirugía de remplazo de una articulación como cirugía de *reconstrucción* de una articulación. El cirujano trata de mantener la integridad de la articulación natural y la reconstruye cortando el tejido enfermo, volviendo a allanar ciertas áreas, o sustituyendo una parte de la articulación—por ejemplo, la cavidad de una articulación de cavidad-bola. O bien, en algunos casos, la articulación entera se sustituye por piezas artificiales. Los resultados pueden ser excelentes: los remplazos de articulaciones suelen aliviar el dolor, mejorar la estabilidad de la articulación, y devolver la movilidad, lo que puede ayudar a restaurar la independencia de una persona y su perspectiva general de la vida. Sin embargo, los remplazos de articulaciones no están exentos de complicaciones, que pueden incluir coágulos de sangre, daño a los nervios en el área que rodea a la articulación, y piernas desiguales en longitud. Las articulaciones pueden desgastarse también. Las caderas suelen durar diez o quince años y las rodillas cerca de veinte años. Después, la cirugía se debe repetir.

Cirugía para la neuralgia del trigémino

La neuralgia del trigémino implica un intenso dolor punzante en un lado de la cara en las áreas atendidas por el nervio trigémino, como la mandíbula, las mejillas, las encías, los labios y los dientes. Se observa con mayor frecuencia en mujeres mayores de cincuenta años y es causado por un vaso sanguíneo que ejerce presión sobre el nervio trigémino en el interior del cráneo. Cuando los medicamentos estándar para el dolor de nervio no son eficaces, la cirugía puede ser una opción. Si bien existen diferentes técnicas, el método más común es entrar en el cráneo, justo detrás de la oreja, encontrar el problema, y descomprimirlo. La mayoría de los estudios muestran resultados favorables respecto a esta cirugía, pero es un procedimiento delicado, con todos los riesgos que se pueden esperar cuando se trabaja cerca de nervios importantes y del suministro de sangre al cerebro.

Cirugía para el dolor pélvico crónico

Otro problema que afecta principalmente a las mujeres es el *dolor pélvico crónico*. Hay muchas causas de este dolor, pero la mayoría de los casos, son poco conocidos y difíciles de tratar. El tratamiento puede incluir medicamentos para aliviar el dolor, tratamientos de hormonas, antidepresivos, inyecciones en puntos reflexógenos, asesoramiento, y, en algunos casos, cirugía. Las cirugías pueden incluir la eliminación de adherencias pélvicas o depósitos de endometriosis o, en casos más severos, una histerectomía completa. Sin embargo, en 2005, la Cochrane Review no encontró ninguna evidencia para apoyar tratamientos quirúrgicos en el caso de dolor pélvico crónico.

Concluyó que tanto un enfoque multidisciplinario como la terapia de progesterona eran más eficaces.

Antes de acordar cualquier cirugía, recuerde...

Hay tantos factores diferentes que participan en los síndromes dolorosos más crónicos que a menudo es poco realista esperar resolver todo con un tratamiento quirúrgico aislado. Con cualquier cirugía, siempre ayuda el desarrollo de expectativas realistas y estar bien informados sobre el proceso de recuperación. Pregúntele a su médico por libros y recursos en línea para que pueda educarse y prepararse. No pierde nada preguntando a su cirujano si puede hablar con cualquiera de los otros pacientes que hayan tenido la misma cirugía, ya que le pueden explicar su experiencia desde la perspectiva del paciente.

Inyecciones

El uso de las inyecciones destinadas a aliviar el dolor ha aumentado sustancialmente en las últimas dos décadas, con un gran número de procedimientos realizados cada vez más a medida que el control del dolor se ha convertido en su especialidad médica propia. Las más comunes son las inyecciones de cortisona alrededor del cuello o la espalda baja. La investigación muestra que estos procedimientos pueden ser eficaces en la reducción de los síntomas de dolor, pero los resultados desaparecen con el tiempo si el problema no mejora por sí solo.

Para combatir el dolor que se irradia hacia un brazo o una pierna debido a un disco abultado, su médico puede considerar una inyección epidural. Si el problema es nuevo o subagudo (menos de seis meses de duración), una inyección de cortisona epidural puede reducir las molestias durante el proceso de curación natural.

Si el problema es crónico, sin embargo, la inyección aún puede proporcionar un alivio, pero no hay una buena probabilidad de que los efectos se disipen con el tiempo, y el dolor volverá. En algunos casos, como el de un paciente de edad avanzada con estenosis espinal que no puede tolerar la cirugía u otros tratamientos, las inyecciones epidurales periódicas podrían ser una opción razonable.

Algunos de los otros procedimientos comúnmente realizados para aliviar el dolor en general, muestran resultados similares. Pueden proporcionar alivio a corto plazo para síntomas de problemas de llamaradas de dolor crónico, pero no "curan" la condición antigua. También pueden aliviar los síntomas de las lesiones agudas que pueden sanar con el tiempo y con intervenciones debidamente elegidas, tales como la articulación del hombro inflamada por bursitis.

No hay una abundancia de evidencia científica que apoye el uso de inyecciones de cortisona, por lo que el motivo de que ocurren con frecuencia es que *pensamos* que puede ayudar, o que han funcionado bien para otros pacientes con problemas similares.

En los últimos años, los procedimientos conocidos como vertebroplastia y la cifoplastia han demostrado aliviar el dolor y fortalecer las vértebras que hayan sufrido fracturas por compresión (roturas que se producen en el cuerpo redondo de la vértebra). La principal causa de las fracturas por compresión en la espalda es la osteoporosis. La Fundación Nacional de la Osteoporosis calcula que diez millones de estadounidenses tienen osteoporosis, dando lugar a setecientas mil fracturas por compresión de la columna vertebral cada año, con un costo anual de catorce mil millones de dólares. No sólo las fracturas por compresión causan un dolor insoportable, sino que pueden dar lugar a importantes alteraciones funcionales como la movilidad reducida y la dificultad para respirar. Tanto para la vertebroplastia como para la cifoplastia, un material de cemento se inyecta en la zona de la lesión, estabilizando la parte posterior y por lo general eliminando una gran cantidad de incomodidad

Aunque ambos procedimientos pueden ser útiles, no están exentos de riesgo. El material de cemento puede escaparse de la vértebra a medida que se inyecta, lo que puede causar daño a los nervios o una embolia pulmonar, que es un coágulo sanguíneo que puede pasar a los pulmones y poner en peligro su vida. No se trata de complicaciones comunes, pero llegan a suceder. Estos procedimientos también pueden causar fracturas nuevas. Por estas razones, la vertebroplastia y la cifoplastia deben ser realizadas por médicos con experiencia y sólo si usted tiene un acceso rápido a un centro médico importante en el que puedan ser tratado estos posibles efectos secundarios.

Las Intervenciones y los Medicamentos No son la Respuesta Completa

Esta breve revisión está diseñada para darle una idea básica de los medicamentos, las cirugías y las inyecciones que suelen utilizarse para síndromes comunes de dolor crónico. Esto no quiere decir que esté prediciendo el resultado de su situación particular. Simplemente estoy pasándole la información basada en la evidencia para ayudarle a poner las cosas en perspectiva.

El dolor crónico afecta a todo lo imaginable, desde las relaciones personales a la actividad física y el éxito profesional. Incluso los opioides, los analgésicos más potentes que existen, no controlan necesariamente el dolor crónico con el tiempo. El tratamiento efectivo debe ir más allá de centrarse en sólo un diagnóstico y la aplicación de la "cura". En lugar de ello, deben tenerse en cuenta las necesidades de la persona en su conjunto. Cuando las causas exactas del dolor no son del todo claras, los médicos pueden tener la tentación de trabajar a saltos, empezando con opciones de tratamiento como inyecciones, y con el desarrollo de un plan basado en lo que está disponible en lugar de hacer el trabajo duro de entender las necesidades del paciente. Esto no es sorprendente, porque *cuando uno tiene un martillo, todo puede parecerle un clavo.*

Es probable que usted esté rodeado de médicos capacitados y de proveedores del cuidado de la salud que posean las llaves a sus tratamientos de gran alcance, como los medicamentos fuertes y cirugías innovadoras que puedan reconstruir partes de su cuerpo. Estos tratamientos pueden ser muy tentadores. Recuerde, sin embargo, usted es más que un generador de dolor o una enfermedad. Es posible que deba tomar la iniciativa y explorar diferentes opciones, como la psicología moderna y la rehabilitación física; o bien unirse a una organización benéfica necesitada; o tomar clases de tai chi en su centro comunitario; o juntarse con un grupo de amigos para ver un nuevo espectáculo o exhibición. Todas estas terapias y actividades pueden desempeñar un papel importante en la curación de las diferentes caras de lo que duele.

Para muchos de nosotros, los mejores resultados se obtienen cuando se combinan las cantidades adecuadas de tratamientos tradicionales con tratamientos alternativos. Eso parece ser cierto en el caso de Trent, cuyo pie izquierdo fue aplastado por un camión pesado en un extraño accidente de trabajo. El accidente fracturó un hueso de su pie y le causó daño en el nervio. La cirugía fue necesaria para que los huesos sanaran adecuadamente y poder dar pie a una mejor oportunidad de funcionar correctamente. Por desgracia, si bien el cirujano reparó el hueso roto y limpió el tejido cicatrizal, un ardiente dolor de nervio persistió en Trent sin mejoría. Tuvo que renunciar a practicar deporte y a ejercitarse. Incluso caminar le resultaba doloroso—no sólo por el dolor original, sino debido a nuevos dolores y a la rigidez causada por la cojera exagerada de la que se valía para reducir el dolor en el pie. Uno de sus médicos trató de medicarlo con gabapentina, lo cual pareció eliminar algo del dolor ardiente causado por el daño al nervio.

A pesar de que Trent se benefició de las cirugías, los medicamentos, y los bloqueos especiales de nervios que recibió, cargar peso sobre el pie izquierdo le siguió resultando muy difícil por el dolor causado. Él hizo algunos progresos, pero no los suficientes como para mantenerse en pie el tiempo requerido para ir a trabajar o para caminar por un centro comercial. Llegado ese momento, si sus médicos le hubieran recetado más medicamentos y cirugías, yo no creo que hubiera ayudado mucho. Afortunadamente los médicos le sugirieron que hablara conmigo acerca de los posibles tratamientos alternativos. Según aprendió cosas como la gestión de la respiración, el control de las llamaradas de dolor, y las actividades rítmicas, trabajando en la mejora de su porte y en la mecánica de su cuerpo, Trent fue poco a poco capaz de controlar el dolor en su pie lo suficientemente bien como para poder ponerse de pie el tiempo necesario y empezar a hacer ejercicio y a trabajar de nuevo.

Todos los tratamientos que recibió jugaron un papel importante en su progreso.

Entender lo que la medicina moderna puede y no puede hacer es clave para ayudarle con su dolor; le ayudará a sacarle partido a terapias innovadoras (como la cifoplastia, por ejemplo), a evitar los tratamientos que no necesite, y a centrar parte de su valioso tiempo en útiles estrategias alternativas de curación. Y hay una cosa más que podrá hacer: dormir bien. Obtener la cantidad adecuada de sueño por la noche se asocia con una mayor esperanza de vida. El siguiente capítulo está dedicado exclusivamente a este área de gran frustración para personas con dolor crónico.

CAPITULO 19

Luces Fuera: Simples Métodos para Dormir Mejor

Los problemas del sueño son la segunda queja más común (después del dolor) que escucho de mis pacientes. Eso no es ninguna sorpresa, ya que tendemos a atesorar nuestras horas de sueño. Desde el momento en que llegamos al mundo, el sueño es una fuente de confort y alivio de las pruebas y tribulaciones de pañales mojados y malolientes y succionadores de mocos incrustados en nuestras narices. Cuando éramos bebés, dormir en los brazos de nuestra madre era pura felicidad. A medida que envejecemos, el sueño nos ofrece tanto un respiro del mundo como la promesa de rejuvenecer.

Me parece injusto, entonces, que cuanto más dolor tenemos, más duro y más difícil se hace obtener una noche de sueño reponedor. El insomnio parece pegarse al dolor como la rémora al tiburón. No sé lo que más molesta a mis pacientes: la sensación de fatiga o la negación de su derecho inalienable a una noche de sueño reponedor.

Por supuesto, los problemas del sueño no son inusuales; más bien son muy comunes, incluso entre aquellos de nosotros que no sentimos dolor. La Fundación Nacional del Sueño estima que cerca de setenta millones de estadounidenses actualmente experimentan problemas de sueño y cuarenta millones tienen trastornos crónicos de sueño. Es alto el precio a pagar por el agravamiento y la fatiga, pero aún más alto el de nuestros problemas para conciliar el sueño. Según el Proyecto de Investigación del Sueño de la Universidad de Alabama, gastamos la friolera de mil millones de dólares cada año en medicamentos para dormir con receta y de venta libre.

Gastamos tanto porque el sueño es importante. El sueño adecuado—pero no excesivo—es necesario para la buena salud. Mientras que disfrutar entre siete y ocho horas de sueño por la noche se asocia a una mayor vida útil, los que reciben menos de siete horas, o más de ocho horas y media, tienden a ser menos saludables y a tener vidas más cortas. Con la falta de sueño, las hormonas del estrés, como el cortisol, aumentan y la inflamación se dispara. Esto deteriora el sistema inmunológico, haciéndonos más susceptibles a los resfriados y a la gripe.

Tanto la agudeza mental como la motora sufren cuando son privadas del sueño, lo que puede conducir a peligrosos errores humanos y accidentes. Los estudios realizados en sujetos de prueba con ocupaciones relacionadas con la privación del sueño—incluyendo pilotos, conductores de camiones, y médicos residentes—por lo general muestran un mayor riesgo de errores relacionados con la fatiga y los accidentes. Los accidentes relacionados con la somnolencia resultan en la pérdida de vidas y miles de millones de dólares en costos. El deterioro psicomotor debido a la privación del sueño, como se ve en pruebas como las de rendimiento en la conducción, puede parecerse al que se observa con los niveles de alcohol en la sangre entre 0,05 y 0,1 por ciento.[15]

El sueño, por otro lado, ayuda a restaurar la mente y el cuerpo. Los motores del cuerpo son capaces de disminuir la velocidad y refrescarse cuando dormimos, la disminución de los procesos metabólicos, ritmo cardíaco, la respiración, la digestión, y la temperatura corporal. El sueño también puede significar un tiempo de curación mayor de lesiones o, en los niños, una época de crecimiento acelerado.

¿Por Qué es Tan Difícil Conciliar el Sueño?

A menudo oímos que las necesidades de sueño varían de persona en persona, y aunque estoy seguro de que hay una cierta variabilidad debido a la genética, yo recomiendo entre siete y ocho horas por noche. Por desgracia, parece que dormimos menos en este siglo XXI,

---

15 Fairclough SH, and R Graham, (1999), "Impairment of Driving Performance Caused by Sleep Deprivation or Alcohol: a Comparative Study." *The Journal of Human Factors and Ergonomics Society,* 41:118– 128.
Dawson D y K Reid. "Fatigue, Alcohol and Performance Impairment." *Nature* 1997; 338:235.
Williamson AM and AM Feyer. "Moderate Sleep Deprivation Produces Impairments in Cognitive and Motor Performance Equivalent to Legally Prescribed Levels of Alcohol Intoxication." *Occupational and Environmental Medicine,* 2000; 57:649–655.

de media, que nuestros antepasados. Hay un número de razones para esto, incluyendo el hecho de que la vejez acorta los ciclos de sueño. Si usted duerme ocho horas cada noche cuando está en su treintena, hay una buena probabilidad de que duerma siete horas o menos cuando llegue a setenta y cinco. Y puesto que la gente vive más ahora que hace cien años, la cantidad media de sueño de los estadounidenses se ha reducido.

La invención de la electricidad ha tenido un gran impacto en nuestros hábitos de sueño, también. Antes de tener luz eléctrica, por lo general, la gente se iba a la cama una vez que se hacía de noche. Pero ahora podemos iluminar nuestras casas y ciudades durante toda la noche, lo que hace posible que nos pasemos más horas despiertos que nuestros antepasados. Y durante este tiempo, a menudo participamos en actividades estimulantes como ver televisión, hablar por teléfono, enviar y recibir mensajes de texto, escuchar música, jugar a juegos de computadora, navegar por Internet y leer el correo electrónico. Toda esta sobrecarga sensorial hace más difícil lograr un sueño tranquilo y duradero. Además de esto, nuestra cultura moderna pone menos énfasis en el valor del sueño, como lo demuestra el aumento de la popularidad de las bebidas energéticas con cafeína como Red Bull. Diseñadas para darle un impulso a su actividad, estas bebidas son consumidas a menudo por adultos jóvenes y adolescentes que desean quedarse hasta tarde estudiando para sus exámenes o que salen de fiesta. Las bebidas energéticas generan más de dos mil millones de dólares en ventas anuales, por lo que es obvio que alguien ahí fuera no quiere que estemos cómodos en pijama.

Luego están los que quieren encasquetar demasiadas actividades en su jornada diaria, por lo que sacrifican horas de sueño para hacer más cosas. Estos son los triunfadores de alto octanaje que se precipitan rápidamente de una actividad a otra y trabajan muchas horas. Creen que cortando una o dos horas de sueño por la noche les ayudará a hacer más trabajo, por lo que toman café todo el día que les ayude a seguir funcionando.

Todo esto puede cambiar o alterar nuestros *ritmos circadianos*, el reloj innato de veinticuatro horas que determina el flujo y reflujo de los procesos biológicos, como el hambre y el sueño. Los factores externos, como las luces brillantes, los ruidos, y la cafeína modifican los ritmos circadianos, lo que significa que afectan a la hora en la que se quiere comer la cena o en la que uno se despierta por la mañana. La exposición de los seres vivos a los períodos de aumento de la luz puede conducir a los ciclos de sueño más cortos, al igual que la exposición a la oscuridad conduce al sueño y a los ciclos más largos.

Visualice un casino. En el interior no hay ventanas, por lo que no se está expuesto a la luz natural del sol ni a la oscuridad. Las luces y las campanas parpadean constantemente, proporcionando una estimulación continua de los ojos y los oídos. El diseño de planta le mantiene vagando de un área de juego a otra, y las salidas no son siempre fáciles de encontrar. No hay ciclos de día ni de noche dentro de los casinos; más bien un estado de constante estímulo diseñado para remplazar los ritmos circadianos y mantenerle en el juego sin interrupciones. Si usted tiene este tipo de ambiente en su dormitorio o en el hogar, puede que usted no duerma todo lo que debería. Si su televisor, computadora, mensajes de texto, teléfono celular, iPod, consola de videojuegos y otros dispositivos están constantemente haciéndole guiños, sin darse cuenta usted se habrá creado un ambiente de casino como el estímulo que hace que caiga en la tentación de hacer recortes en su sueño.

El dolor crónico también puede ser un gran obstáculo para disfrutar de la calidad del sueño. Mover una parte dolorosa del cuerpo puede desencadenar una reacción de dolor que le despierte automáticamente. Al mismo tiempo, permanecer inmóvil en la cama puede causar rigidez y más dolor. Los cambios de humor asociados con el dolor, como la depresión y la ansiedad, también pueden provocar insomnio. Claramente, el dolor es el enemigo del sueño. Afortunadamente, usted puede hacer mucho para preparar el escenario de una noche de sueño reponedor.

A Parte de Contar Ovejas: Nueve Consejos para Dormir Mejor

A menudo, la siguiente frase que escucho de mis pacientes después de decirme que duermen mal es, "¿Qué me puede dar para ayudarme a dormir?" Mientras me preguntan esto, puede que tengan en la mano un vaso extra grande de latte, el cual se hizo absolutamente necesario antes de su cita conmigo. En otras palabras, están diciendo: "Doctor, necesito algo que me ponga a dormir por la noche y algo más para despertarme por la mañana."

Un gran porcentaje de pacientes con dolor crónico toman medicamentos con frecuencia para ayudarles a dormir, y es fácil entender por qué. Los pacientes esperan que sus médicos hagan algo acerca de su insomnio y fatiga, y los médicos se sienten presionados respondiendo a sus necesidades. El resultado probable es que haya pacientes que se marchen de la consulta con una receta que les ayude a dormir. Sin embargo, la investigación sobre el tratamiento de los trastornos del sueño ha demostrado consistentemente que una higiene mejorada del sueño, y no las píldoras para dormir, es la forma más eficaz de mejorar el sueño.

Ayudar a los pacientes a mejorar su higiene del sueño se traduce en enseñarles acerca de las cosas que facilitan o dificultan el sueño. Desafortunadamente este tipo de entrenamiento no puede ser comprimido en una breve visita, ni es algo que la mayoría de los médicos estén acostumbrados a hacer. En lugar de eso, les recetan pastillas para dormir. Pero no sólo serán estas píldoras probablemente menos eficaces, sino que pueden tener efectos secundarios significativos, también, como hacer que la abuela, que se tomó una pastilla para ayudar a conciliar su sueño, se pasee por el barrio en mitad de la noche preguntándose dónde está.

Creo que la clave para mejorar el sueño gira en torno a lo que sabemos sobre los ritmos circadianos. Si usted puede hacer cambios en su entorno y en su estilo de vida que permitan que este proceso natural se haga cargo, entonces tendrá una mejor oportunidad de conseguir el sueño que usted necesita. Recuerde: Los ritmos circadianos dependen de la exposición a la luz del día y a la oscuridad en un patrón predecible. Las fluctuaciones en sus hábitos pueden evitar que usted se quede anclado a un ritmo, lo que arroja por la borda su sueño. En otras palabras, no deje que su cerebro sienta que está en un casino.

Veamos algunos consejos para mejorar su higiene del sueño:

1. **Crear un ambiente tranquilo en su dormitorio.** Trate de hacer que su entorno de sueño sea tan compatible con el sueño como le sea posible, bloqueando el ruido de un ventilador o una máquina de ruido blanco; o bien oscureciendo la habitación con cortinas que no sean translúcidas o cortinas pesadas, asegurándose de que su colchón y su almohada sean cómodos, y que su habitación tenga un clima fresco, pero no demasiado.

2. **Hacer ejercicio con regularidad.** El ejercicio es ideal para aliviar el estrés, y los estudios han demostrado que las personas que hacen ejercicio regularmente duermen más y más profundamente que las que no lo hacen. Sin embargo, no haga ejercicio demasiado tarde en el día, ¡y nada de ejercicio justo antes de meterse en la cama! Esto podría causar un aumento de las hormonas de producción de energía como la adrenalina, y podría elevar su temperatura corporal, la cual debe caer a un cierto nivel antes de poder conciliar el sueño y permanecer dormido.

3. **Evitar las bebidas con cafeína después del mediodía.** La cafeína es un estimulante, y los altibajos creados por las bebidas con cafeína pueden incrementar sus revoluciones lo suficiente como para mantenerlo despierto. Si usted tiene sensibilidad a la cafeína, manténgase alejado de las bebidas como el café, el té negro, refrescos, chocolate y cacao, así como medicamentos que la contengan (especialmente remedios contra dolor de cabeza), después del mediodía. Contemple la adopción de las bebidas sin cafeína como té o café descafeinado, infusiones de hierbas, o simplemente agua y use medicamentos que no contengan cafeína.

4. **No realizar comidas pesadas por la noche.** Su cuerpo gasta una gran cantidad de energía para digerir los alimentos, especialmente en el caso de proteínas y grasas. Cuando consume una comida o una merienda abundante demasiado cerca de la hora de acostarse, usted aumentará tanto su temperatura y su actividad corporal, que acabará confundiendo a su cuerpo

respecto a si se debe conciliar el sueño o despertarse. Ingiera su cena unas dos o tres horas antes de acostarse y limite la ingesta de líquidos por la tarde para acortar el número de viajes al baño que tenga que realizar en mitad de la noche, teniendo que interrumpir su sueño.

5. **Pasar tiempo al aire libre durante el día.** Usted necesita exponerse a la luz para crear y mantener los ritmos circadianos. No sólo la falta de exposición a la luz corre el riesgo de privarle de sus ciclos de sueño, sino que puede ser deprimente. Eso es porque cuando usted se expone a la luz brillante, su cerebro empieza a producir un neurotransmisor llamado serotonina, que le despierta y le hace sentir alerta, enérgico y feliz. La serotonina, a su vez, es la materia prima de otro neurotransmisor llamado melatonina, que traslada a su cuerpo a una velocidad más baja, haciendo que se sienta somnoliento y predisponiéndole para irse a dormir. Sin suficiente serotonina, es difícil crear la melatonina suficiente cuando llega el momento de dormirse.

6. **Evitar la ingesta de alcohol antes de acostarse.** Si bien pudiera parecer que los efectos sedantes del alcohol ayudan a ralentizarle y a hacerle dormir más rápido, en realidad el alcohol contribuye a la mala calidad del sueño. El consumo de alcohol antes de acostarse interrumpe los ciclos normales de sueño y le impide obtener el tipo de restauración de sueño que usted necesita. Como resultado, usted se sentirá cansado, aburrido, y, posiblemente, resacoso en la mañana.

7. **Relajarse alrededor de una hora antes de acostarse.** Algunas personas corren por ahí, haciendo tareas y preparándose para el día siguiente, hasta que caen en la cama agotados. ¡Después se sorprenden (y quedan molestos) cuando no pueden conciliar el sueño! Pero el cuerpo necesita un tiempo para hacer la transición entre estar despierto y estar dormido. Tómese su tiempo para relajarse al final del día, empezando por aclimatar su estado de ánimo alrededor de una hora antes de la hora de dormir. Apague la televisión, sus computadoras y sus teléfonos celulares. Baje las luces (o al menos evite las luces brillantes), tó-

mese un largo baño agradable, entable una conversación tranquila, haga ejercicios de relajación progresiva, haga el amor, o cualquier otra cosa que pueda ayudarle a relajarse y prepararse para dormir.

8. **Irse a la cama y levantarse a horas regulares.** Aunque es posible que le seduzca la idea de levantarse tarde los fines de semana, esto puede afectar a su reloj interno y dar al traste con su horario de sueño. Así que debe elegir las horas de levantarse que mejor se adapten a sus necesidades, recordando que el objetivo es dormir entre siete y ocho horas cada noche, y tratar de levantarse e irse a la cama a la misma hora todos los días. Esto creará un ritmo interno que incrementa sus probabilidades de dormir bien.

9. **Utilice la cama sólo para dormir o tener sexo.** Es tentador usar la cama para todo tipo de actividades, incluyendo ver televisión, pagar las cuentas, hablar por teléfono, leer y jugar con los niños. Pero cuantas más cosas haga en la cama, más asociará su cama con la actividad. Procure asociar su cama con la relajación, por lo que limite su uso para hacer el amor y conciliar el sueño. De este modo, cuando se meta en la cama, su mente automáticamente se dará cuenta de que es hora de relajarse.

Dormirse Otra Vez

Todos hemos pasado por esta situación: conciliar el sueño sin ningún problema, para acabar despertándonos en mitad de la noche y tener dificultad para quedarnos dormidos de nuevo. Usted permanece acostado, esperando a que venga el sueño y termina pensando en dolores y molestias, en el trabajo, en sus problemas de relaciones, en cómo decorar su sala de estar, y así sucesivamente. Dos horas más tarde, todavía sigue tendido en la cama esperando para dormir.

Cuando suceda esto, trate de hacer algunos sencillos ejercicios de respiración para calmar la mente. Acuéstese sobre su espalda y céntrese sólo en el movimiento de la respiración haciendo que su pecho y su abdomen suban y bajen. Inhale lenta y profundamente y luego exhale lentamente. A veces, contengo mi inspiración contando hasta cinco, con cada ciclo. Cuando hago estos ejercicios, a menudo me doy cuenta de que me quedo dormido de nuevo unos minutos más tarde.

Si usted ve que aún sigue despierto pasada una media hora, levántese y tómese un descanso del proceso del sueño conjunto. Vaya a otra habitación y participe en un ambiente de calma (incluso aburrido) como leer algo aburrido o doblar la ropa. Entonces, cuando usted sienta que va a ser capaz de dormirse de nuevo, vuelva a la cama. La idea es asociar su cama con el insomnio. Si yace despierto en su cama durante más de media hora varias noches consecutivas, puede estar desarrollando ansiedad sobre el insomnio y un temor de irse a la cama. ¡Pues no se quede ahí tumbado mucho tiempo!

Incluso si usted domina la higiene del sueño a la perfección y hace todo bien, todavía puede tener noches en las que simplemente no pueda dormir bien. Es entonces cuando será necesario mantener la calma y mantener las cosas en perspectiva. La falta de sueño puede producir rápidamente sentimientos de ansiedad, pánico y luego el pánico de no poder dormir se cierne sobre usted. Una vez que ocurre esto, es mucho más difícil que usted pueda alcanzar un estado de relajación que le predisponga a dormirse de nuevo. Esta ansiedad puede extenderse a la noche siguiente y la noche después de la anterior, lo que significa que cada vez será más difícil lograr un sueño reponedor. Como es el caso de la mayoría de las cosas, la preocupación es contraproducente. Trate de mantener la calma y la paciencia con sus estrategias de higiene del sueño ¡y usted probablemente se dará cuenta que conciliar un buen sueño no es ese objetivo difícil de alcanzar que usted creía!

Dulces sueños...

Capítulo 20

En Casa: Ayude A Su Familia A Ayudarle

Sospecho que la mayoría de ustedes derramó algo caliente sobre sí mismos alguna vez, como una taza de café. A mí me ha pasado. Digamos que usted tiene una taza del más refinado café de Starbucks en sus manos, y que accidentalmente la derrama en su regazo. La manera en que usted reaccione respecto a ese percance tiene mucho que ver con el lugar donde sucede. En otras palabras, su reacción después de derramar la taza de café puede ser muy diferente dependiendo de la situación. Aquí hay varios escenarios a considerar:

1. Usted sigue en el interior de la cafetería, cuando de repente su vaso de café se desliza de sus manos y su contenido se derrama sobre su pierna. Tiene esa sensación dolorosamente caliente, pero hay una gran cantidad de personas haciendo cola. Sintiéndose avergonzado, intenta restarle importancia con la esperanza de que nadie se dé cuenta. Usted agarra una servilleta y sale a un lugar privado para limpiar su falda o pantalones.

2. Alguien se choca con usted y hace que su café se derrame sobre usted, mientras que usted todavía está en la cafetería. Usted va y la toma con esa persona y le expresa su disgusto verbalmente. Esta vez todo el mundo se da cuenta.

3. Usted está solo en su coche y de repente se le derrama algo de café sobre su pierna. Luego suelta un improperio de cuatro letras, dirigidas hacia sí mismo por dejar que eso suceda.

4. Mientras está en el trabajo, usted derrama café sobre su escritorio y sobre usted mismo. Usted está más preocupado por la protección de los papeles de su escritorio, y se preocupa por su propia incomodidad sólo después de haber guardado todo lo que pueda en su escritorio.

En estos cinco escenarios, el café está igual de caliente y la quemadura es igualmente dolorosa; sin embargo, las reacciones son claramente diferentes. No obstante, cada respuesta es única debido al entorno en el que se llevó a cabo. Este pequeño ejemplo muestra cómo la ubicación física, la presencia de la gente, y una situación específica impactan directamente en cómo nos sentimos acerca de lo que nos pasa y en cómo reaccionamos.

La mayoría de nosotros estamos muy influenciados por nuestro entorno, nuestro hogar cónyuges, parejas, hijos, padres, gatos, perros, plantas, y todo lo que está vivo y ocupa espacio en nuestros hogares. Nuestras opiniones, filosofías, actividades y preferencias religiosas están muy impactadas por las personas con las que vivimos y pasamos nuestro tiempo. Y pueden tener un poderoso impacto en nuestra capacidad de sanar, de crecer y de controlar el dolor crónico.

Las Dos Caras de la Misma Moneda

Los científicos han debatido sobre la importancia de los genes frente al medio ambiente, o de *naturaleza frente a/versus crianza*, durante muchos años.

Cada uno de nosotros tiene un código genético único. No sólo sus cromosomas determinan el color de sus ojos, la forma de su nariz, y la belicosidad o la dulzura de su personalidad, sino que también desempeñan un papel en determinar qué tipos de enfermedades usted puede tener. Los mensajes que llevan sus genes se conocen como rasgos. Por ejemplo, usted no puede tener ojos azules sin un rasgo de ojos azules en alguna parte de su composición genética.

La *expresión* de ciertos rasgos, sin embargo, está influida por el entorno en el que usted existe. Nuestro país está experimentando una epidemia de diabetes tipo 2, que ocurre cuando el cuerpo se vuelve resistente a su propia insulina. Esta forma de diabetes tiene una base en la genética: Usted debe tener el "potencial de la diabetes" en sus genes con el fin de desarrollar la enfermedad. Sin embargo, a pesar de que nuestros genes no han cambiado en las últimas generaciones, un porcentaje mucho mayor de la población está recibiendo ahora esta enfermedad a causa del ambiente pro-obeso en el que convive. Este ambiente incluye la inactividad física, las dietas de alto índice glucémico, y un exceso de calorías.

Podemos ver el drama de naturaleza versus crianza entre los indios Pima, que viven en un área que se extiende entre parte de Estados Unidos y de México. Los indios Pima de Arizona tienen la más alta tasa de diabetes del mundo (¡un 50 por ciento!), Mientras que sus primos en México, que comparten los mismos genes, tienen una incidencia mucho menor. ¿Cuál es la diferencia? Los culpables más probables son las diferencias en la dieta y en la actividad. El Pima de Arizona consume una dieta norteamericana rica en calorías, alta en grasas, y "disfruta" de un estilo de vida relativamente sedentario; mientras que el Pima de México tiene una dieta más tradicional y es más activo. Desde el punto de vista genético, ambos grupos son igualmente susceptibles a la diabetes, pero sólo uno lleva un estilo de vida de alto riesgo y propicio para la diabetes y la tasa del 50 por ciento de la diabetes tipo 2.

La naturaleza, a través de la genética, es un componente muy importante de las enfermedades físicas, incluyendo el dolor crónico. Sin embargo, la crianza, que incluye el medio ambiente, familia, amigos, y los hábitos de estilo de vida, también es muy importante. Ambos deben ser abordados al luchar contra el dolor crónico.

¿Quién es Usted, y Quiénes son Ellos?

Una de las cosas más importantes que debe recordar es que usted no es el único que esta dolorido. Sin lugar a dudas, su dolor crónico ha tenido un tremendo impacto en su familia. Puede que haya menos dinero que entre casa, y probablemente más en concepto del pago de su tratamiento. Su papel en la familia puede haber cambiado a medida que usted pasó de padre a tiempo completo a paciente a tiempo completo. Los deberes de todos los demás pueden haberse duplicado, puesto que los demás habrán asumido parte de sus antiguas responsabilidades y se habrán convertido en sus cuidadores a tiempo parcial. Pueden resentirse por la atención que usted esté recibiendo; o, por el contrario, enojarse si sienten que usted está, de manera estúpida, haciendo caso omiso de su dolor y animándoles a hacer lo mismo. Pueden estar asustados, enojados, deprimidos, resentidos, o simplemente cansados de todo. Pueden sentirse culpables porque no puedan arreglar su dolor, o ansiosos por esfumarse de esa situación y dejarlo todo atrás.

Todos en su familia se ven afectados por su dolor crónico, ya que a menudo asumen determinados roles como respuesta. Pueden llegar a ser *facilitadores* o *ignoradores*, por ejemplo, en un intento subconsciente de hacer frente a su difícil situación. Usted, también puede haber asumido un papel, tal vez el de convertirse en un *héroe* o en un ser *merecedor*. Este "reparto de personajes" en el entorno del hogar, incluido usted, puede hacer mucho para ayudar u obstaculizar su curación. Echemos un vistazo a algunos de estos personajes y veamos cómo influyen en su salud y en su bienestar en general.

El facilitador

Algunos cónyuges o parejas son, por su propia naturaleza, muy enriquecedores. Cuando ven que alguien que les importa se hizo daño o se lastimó, quieren hacer todo lo posible para ayudar. En poco tiempo el esposo amoroso y servicial llega a estar acostumbrado al papel de cuidador, asumiendo una parte desproporcionada de la responsabilidad de ciertas tareas, tal vez asumiendo toda la limpieza y la cocina o el cuidado de los niños. Los problemas pueden incrementarse cuando la naturaleza amorosa del cuidador empieza a interferir en sus intentos de reanudar las tareas que usted puede hacer, animándole a hundirse aún más en la inactividad y la dependencia. En algunos casos, el cuidador puede sentirse culpable de pedirle que realice más actividades. Esta actitud híper-útil se conoce como *facilitación*, y puede ser física y emocionalmente perjudicial—muy perjudicial.

Mi equipo trabajó hace unos años en el caso de una mujer que había detenido por completo el uso de sus dos brazos. No sólo le tocó a su marido hacer todas las tareas de la casa, sino que él también se ocupó de sus actividades de autocuidado, como peinarla y limpiarla después de que ella hacía sus necesidades. Cuando tratamos de ayudarla a recuperar el uso de sus manos, él intervino en un primer momento y trató de hacernos parar. Con el tiempo se dio cuenta de que era en el mejor interés de su esposa aprender a cuidar de sí misma.

Algunos cónyuges o parejas van más allá de su papel de facilitadores, yendo a todas las citas médicas de su pareja, insistiendo en que cada médico encuentre una cura, hablando todo el tiempo por su pareja, respondiendo a todas las preguntas del historial médico de su pareja; pueden llegar a ser muy controladores. En algunos casos, también son ellos los que reparten los medicamentos, dándoselos al paciente cuando se supone que tienen que tomarlo, o cuando crean que el paciente los necesite.

Los cónyuges o parejas no son los únicos que pueden convertirse en facilitadores, por supuesto. Cualquier miembro de la familia o amigo puede llegar a ser excesivamente útil hasta el punto de interferir con la necesidad del paciente de hacer cosas por sí mismo como parte del proceso de recuperación. Y el facilitador no tiene que realizar todos estos "servicios" en persona. Por ejemplo, un joven adulto cariñoso puede pagar por una innecesaria atención diaria a uno de sus padres en el dolor, comprándoles una silla de ruedas muy sofisticada pero innecesaria, o pagando de su bolsillo por citas con cada especialista en dolor en la ciudad. Esto no hace más que simplemente permitir que el paciente con dolor crónico se hunda aún más en su pasividad y en su dolor continuo.

Cuando una persona tiene una lesión aguda, como una pierna rota, y no puede hacer ciertas cosas como bañarse, el esposo ayuda. A medida que la lesión se cura y ya no es aguda, el cónyuge tiene que ayudar a asegurarse de evitar convertirse en un facilitador. Si él o ella sigue haciendo las cosas después de que la lesión se cure, se convertirá en facilitador/a.

El ignorador

En el extremo opuesto del espectro, se encuentra el que no sabe qué hacer, el miembro de la familia o amigo que parece tener muy poco interés en el sufrimiento del paciente y rara vez está disponible para ayudar. Estas personas no quieren oír hablar al paciente acerca el dolor o las píldoras, los médicos o ejercicios. Estas personas ofrecerán poco más que una palmadita en la espalda para que usted siga con su programa de rehabilitación. Pueden estar haciendo oídos sordos porque tienen miedo de enfrentarse a sus propios sentimientos profundos que no han sido procesados todavía; o miedo de que sus propios traumas internos o de estrés puedan salir a la luz si hablan sobre el dolor del paciente.

El *ignorador* no se siente cómodo frente a las perturbaciones emocionales relacionadas con el dolor crónico, como la depresión, la irritabilidad, el dolor y la ansiedad. Como resultado, evita tratar de "involucrarse demasiado" y es individual. En otros casos, puede sentirse "quemado" después de escuchar las mismas quejas una y otra vez. Recuerdo el caso de un esposo devoto de una de mis pacientes de toda la vida que finalmente se quebró psicológicamente, dejó de ir a las citas médicas de su esposa, y tuvo que empezar a ir al psiquiatra.

Cualquiera que sea la razón del abandono, la persona que tiene dolor se siente aún más aislada y sin esperanza.

El héroe

Veo a un montón de gente con dolor crónico que oculta lo que está pasando y continua con el mayor número de sus funciones y actividades regulares posibles. Estos "héroes del no-hay-dolor" son a menudo padres que quieren hacer tanto como sea posible para ayudar a sus hijos. Tienen una tendencia a exagerar sus esfuerzos, a hiper extenderse, y pasan muy poco tiempo cuidando de su propia salud. Sus intenciones son grandes, pero sus acciones drenan su energía, en última instancia, haciendo que sean menos capaces de cuidar de sus familias que si estuvieran más abiertos acerca de sus necesidades.

El hombre machista que se centra en proveer para su familia y no cuidar de sí mismo es el héroe al que me refiero. Las mujeres suelen ser heroínas a menudo; las expectativas de la mujer de hoy día son: que tenga niños, que siga trabajando, que ayude con las tareas de la casa, que alimente a todos, y que sea el "pegamento" de la familia. En medio de todo este "mar de ocupaciones", a menudo se queda sin tiempo suficiente para centrarse en lo que necesite para estar y mantenerse bien. No hay equilibrio en la familia—ni en su vida.

Estos héroes evitan el trato con el estrés o las emociones debido a que están tratando de ser fuertes para los demás. Como hemos visto antes, estos sentimientos ocultos "hablan" con nosotros a través de partes de nuestro cuerpo, causando más dolor en la espalda, los hombros y los brazos, por poner varios ejemplos.

Los héroes a menudo tratan de batallar con su dolor hasta que alcanzan su punto de ruptura. Como quien no quiere la cosa, es tanta la tensión acumulada, tal vez en sus manos y brazos, que apenas pueden mover las partes dolorosas, ya que les duelen muchísimo.

Los héroes por lo general pueden ser identificados como aquellos que carecen de equilibrio en sus vidas. Dedican una cantidad desproporcionada de su energía a sus trabajos y a las vidas de sus seres queridos. Evitan el cuidado de sus propias necesidades y de salud hasta que empiezan a sentirse realmente podridos.

El merecedor

A veces, las personas con dolor se sienten con derecho a ser atendidas, sobre todo si han trabajado duro durante mucho tiempo o han cuidado de otros. Ellos creen que merecen ser mimados un poco debido a los sacrificios que hicieron. Estas personas merecedoras son la otra cara de los facilitadores; succionando la paciencia de su familia y amigos hasta secarlos con solicitudes, peticiones y demandas de cada vez más ayuda.

Recientemente traté a una mujer que había hecho todo por su familia durante muchos años, e incluso tenía un empleo. Desarrolló dolor crónico tras un accidente de coche y no pudo seguir siendo esa "supermamá". Cerró el telón y dejó de hacer las cosas por el resto. Su adorable familia sintió que, puesto que "mamá ha hecho todo por nosotros todos estos años, nosotros nos encargaremos de ella por completo, haciéndolo todo para ella." Empezaron a mimarla. Cuando vino a nosotros para ser tratada, se resistió a mejorar. Más tarde nos dimos cuenta de que, inconscientemente, se sentía merecedora de este tratamiento especial, y que si se recuperaba, corría el riesgo de perderlo. No estaba dispuesta a renunciar al papel de persona enferma atendida de pies a cabeza.

¡Comunicación, Comunicación, Comunicación!

Facilitador, ignorador, héroe, y merecedor: Estas son algunas de las funciones más comunes que he visto en pacientes, sus familias y sus amigos; ya que lidian con cambios físicos, financieros, emocionales, sociales, profesionales, y demás, provocados por dolor crónico. Aunque estos roles pueden inicialmente parecer respuestas razonables a una situación difícil, a la larga son perjudiciales. Hacer de facilitador alienta al paciente con dolor crónico a que se vuelva más débil; el ignorador que hace caso omiso puede provocar resentimiento y una lesión mayor; un héroe puede ser física y emocionalmente perjudicial y traumatizar a la familia cuando el héroe finalmente explote; y el merecedor se aliará a la ira y al resentimiento y, finalmente, minará sus relaciones.

¿Cómo se deben afrontar los roles que adoptan las personas? Mediante la comunicación. La comunicación es clave para crear un ambiente en casa que le prestará ayuda en el trabajo para hacerse cargo de su dolor y mantener el control de su vida. La comunicación le ayudará a reconocer cuando alguien está tomando un papel y le ayudará a entender las razones del por qué.

Recuerde siempre que los cambios positivos no pueden suceder si retiene cosas en su interior. De hecho, retener cosas garantiza problemas, porque incluso si usted silenció su lengua, usted estará constantemente enviando mensajes de manera consciente e inconsciente. Estos son algunos ejemplos de lo que usted puede hacer y los mensajes resultantes:

- *Aislarse:* el simple hecho de evitar a otros envía un mensaje que puede ser fácilmente malinterpretado en el sentido de que usted está enojado con ellos.
- *Cojear:* La forma en que su cuerpo se mueve le dice a otros cómo se siente.
- *Hacer muecas:* Usted no verá las expresiones de su propio rostro a menos que usted se mire en un espejo, pero todos a su alrede-

dor si las verán. Sus gestos pueden contribuir a un sentimiento negativo en la atmósfera.

- *Estar malhumorado:* Esto puede expresarse no sólo por lo que usted dice, sino por la forma en que lo dice. Preste atención a su tono cuando usted se comunique.
- *Quejarse:* Hay una tendencia en los pacientes con dolor crónico a ir de queja en queja sin darse cuenta. Explicar lo que está sucediendo de manera objetiva, puede ser un desafío sin crear demasiada energía negativa a su alrededor.
- *Sus acciones:* Los miembros de la familia, especialmente los niños, a menudo responden más a lo que usted haga que a lo que diga.

Debido a que una gran parte de esta comunicación es inconsciente, lo más probable es que sea mal interpretada. Y, por lo general, la comunicación malentendida conduce a un mayor caos, problemas, y a resentimiento. Guardarse cosas con el tiempo conduce a estallidos emocionales, lo cual es una forma menos que ideal de comunicarse con su cónyuge, pareja, hijos y otros miembros de la familia.

La mejor manera de comunicar su dolor y cómo le impacta es hablándolo con personas cercanas a usted. Asegúrese de educar, ser positivo, tomárselo a la ligera, y escuchar.

- *Educar:* Proporcionar información objetiva acerca de su dolor para que otros puedan ponerse al día de lo que le esté pasando. Dígales lo que "salió mal" en su cuerpo y cómo usted y su(s) médico (s) planea(n) controlar la situación. No entre en muchos detalles, sólo dé una visión general.
- *Hacer hincapié en lo positivo:* Hable acerca de algunas de las cosas positivas que usted esté haciendo para manejar el problema. Los miembros de la familia por lo general se ponen muy emocionados al ver los cambios positivos que tengan lugar en su cuerpo, y eso creará más oportunidades de abrir nuevas líneas de comunicación.
- *Tomárselo a la ligera:* Hablar de dolor continuamente puede ser pesado. Trate de equilibrar esto con ligereza tarde o tempra-

no. Tal vez todos puedan irse a dar un paseo o a una película divertida.

- *Escuchar:* La comunicación es una calle de dos vías. Asegúrese de preguntar a sus personas cercanas acerca de sus puntos de vista. Escuche atentamente lo que dicen, incluso sus prejuicios, y busque la manera de aclarar los malentendidos.

Dialogue, y Después. . .

Trabajamos duro para crear una cultura de buena salud y el bienestar en nuestro centro para fomentar el progreso de los pacientes, pero he visto una y otra vez cómo su crecimiento puede verse interrumpido al llegar a casa al final de cada día cuando existe un ambiente negativo. Así que ahora ofrecemos clases especiales sólo para miembros de la familia y los cónyuges que ayuden a cerrar la brecha. Greg Garavanian, un psicólogo clínico de nuestro centro que supervisa este programa educativo, ofrece estos consejos para crear un cambio positivo en su casa:

- Dedique tiempo al diálogo directo. No tiene que ser una charla formal con una agenda y un martillo; una simple charla bastará.
- Evite quejarse. Más bien hable acerca de las cosas útiles que usted y otros puedan hacer.
- Eduque a los miembros de la familia. Hábleles acerca de lo que está aprendiendo.
- Mantenga el equilibrio. Dosifique sus actividades y trate de no exagerar las cosas sólo para hacer felices a los demás al tiempo que usted se amarga la vida.
- Delegue funciones adecuadamente. Usted no tiene que hacer todo por sí mismo, y usted no tiene que hacer todo lo que solía hacer. Tan sólo haga todo lo que sea razonablemente posible y a continuación, pida ayuda a los demás.
- Participe en frecuentes actividades recreativas. Si usted ya no puede participar en sus actividades recreativas antiguas, encuentre unas nuevas que puedan implicar tanto a usted como a su familia.

- Comparta experiencias positivas con su cónyuge o pareja. Que él o ella sepa lo divertido que está resultándole dar un paseo por el barrio, por ejemplo, o ir a clase de yoga. Esto no sólo dará a su cónyuge o pareja la oportunidad de apoyarlo, sino que él o ella pueden llegar a acompañarlo, lo que ayudará a mejorar su salud y crear un vínculo entre los dos.

El Cambio es para Todo el Mundo

Una vez que empiece a cambiar—es decir, cuando su estado de ánimo haya mejorado, su cuerpo se haya hecho más fuerte, o ambas cosas—, su cónyuge y otras personas cercanas a usted van a cambiar, también. Al principio puede que se resistan a su "yo" más feliz y más activo. Necesitan tiempo para adaptarse al hecho de que usted ya no necesita que le lleven en coche a ciertos lugares; ni que hagan compras por usted; ni que le empujen a todos lados en su silla de ruedas; ni que le lleven al médico; y así sucesivamente, porque usted ya puede hacer estas cosas por sí mismo o quizás ya no tenga que hacer otras cosas en absoluto.

Se podría pensar que las cosas simplemente volverán a la normalidad, o casi, ya que usted se siente mejor; pero, por extraño que parezca, usted tendrá que abrirse camino hablando en esta fase también. El hecho de que se encuentre mejor es otro cambio, y todos los cambios traen la posibilidad de la confusión, la ira, el miedo y otros sentimientos negativos. Tal vez su familia no quiera que usted conduzca, ya que están preocupados por su seguridad, o en el fondo se sienten menos importantes porque ya no los necesita. Es posible que se encuentre de repente con ganas de hacer cambios importantes en su vida, pero puede que su familia aún no esté lista para moverse con tanta rapidez. Incluso cuando el cambio es algo que todos han estado esperando, puede ser incómodo. Cuanto más se comunique con ellos, mejor les educará y les hará saber lo que está sintiendo y más fácil será para ellos entrar en razón.

Una de mis historias de éxito favoritas implica a una bella bailarina jubilada que sufría de una lesión en el pie muy dolorosa. Su esposo estaba con frecuencia de viaje de negocios, y ella estaba a cargo de cuidar de sus hijos pequeños. Vivía lejos de nuestra clínica, así que se nos hacía difícil convencerla para que pasara unas cuantas horas a la semana allí para su tratamiento. A medida que se esforzó por ser una gran mamá a pesar del dolor, el estrés subió de revoluciones y, finalmente, cedió y decidió decantarse por la ayuda de un cuidador de niños para poder dedicarle algún tiempo a su propia salud. También fue capaz de educar a su marido acerca de su problema para que él pudiera entender mejor sus límites y cómo ayudar. Una vez realizados estos cambios en su casa, rápidamente mejoró. Hoy en día, ella sigue siendo una madre cariñosa, amable, pero ya está liberada de su antigua tensión y sufre mucho menos dolor.

A pesar de los desafíos que tengamos por delante, es importante recordar que crear un ambiente en el hogar o en el trabajo que favorezca un estilo de vida saludable, beneficia a todos los involucrados. Al final del día esto se convierte en una propuesta de "todos salen ganando", que es siempre la clave de cualquier negociación. A continuación echaremos un vistazo más de cerca al envejecimiento, y cómo después de un verdadero estilo de vida saludable puede ayudar a crear un "retiro sin dolor."

CAPITULO 21
Envejecer con Dignidad

La industria del anti-envejecimiento es un segmento importante y creciente en nuestra economía. Pero la mayoría de los tratamientos que se ofrecen, desde cremas para la piel a cirugía plástica, están diseñados simplemente para hacerle lucir más joven. Aunque algunos de los tratamientos anti-envejecimiento también hacen hincapié en la importancia de lo que sucede en el cuerpo, los resultados prometidos—se caracterizan por palabras como *rejuvenecer, levantar,* y *revitalizar*—son principalmente cosméticos. Aunque espero que usted siga luciendo bien a cualquier edad, mi verdadero deseo es ayudarle a encontrar un camino que conduzca a que también se sienta maravillosamente. Y para hacer eso, usted tendrá que empezar a invertir en su salud desde ya. No se puede esperar sentirse en la gloria a la edad de ochenta y cinco, sin haber hecho algún tipo de inversión en primer lugar.

Considere la posibilidad de pensar en su salud de la misma manera que usted piensa acerca de sus finanzas. A menos que sea muy joven, usted probablemente ya habrá comenzado a planificar para su jubilación y apilar su dinero. Mi esposa y yo nos reunimos con nuestro planificador financiero hace años y descubrimos lo mucho que necesitábamos dejar de lado cada mes y cómo invertirlo. Esto tiene mucho sentido. Y también tiene mucho sentido hacer planes para preservar y proteger su salud para que pueda llegar a la edad de ochenta o noventa con un máximo de las capacidades físicas y mentales y un mínimo de dolor. Esto es particularmente importante hoy en día, ya que la medicina moderna tiene la capacidad de arreglar partes del cuerpo que en generaciones anteriores podrían haberse desgastado o desestabilizado. Estas nuevas técnicas pueden añadir años adicionales a su vida, pero durante esos años adicionales la posibilidad de que usted tenga dolor crónico puede dispararse. Dado que la medicina ha mejorado a la hora de prolongar la vida de los órganos que fallan, tenemos que ser conscientes de cómo vamos a vivir y funcionar con una mezcla de "partes" fuertes y no tan fuertes.

Una de las cosas que más me entristece es ver a una persona mayor que sufre de una molestia tremenda debido al deterioro constante del cuerpo. Yo me pregunto cómo puedo ayudar a tal persona si la fuente de su angustia—el envejecimiento—no puede ser revertida. He llegado a la conclusión de que la mejor manera de minimizar el dolor y la discapacidad en la vejez es tener un buen cuidado del cuerpo durante toda la vida y tener especial cuidado en evitar las fuentes más comunes relacionadas con el dolor crónico debido al envejecimiento.

Mientras que las posibilidades positivas de estar vivo dentro de una década o dos son demasiado numerosas para contar, los años que se agreguen también plantean nuevos desafíos, incluyendo cómo lidiar con el dolor que pueda aparecer. En el capítulo 1, introduje la noción de la morbilidad comprimida. Como usted recordará, James Fries, MD, sostuvo que los buenos hábitos en su vida pueden ayudarle a disfrutar de una vida muy saludable justo hasta que llegue la hora de morir. Por desgracia, la introducción de los tratamientos médicos milagrosos que conservan las partes del cuerpo que están desgastadas, arroja una especie de llave en el concepto general de la morbilidad comprimida.

¿Deber de Envejecer = Dolor?

Lo cierto es que el envejecimiento es un factor de riesgo para el desarrollo del dolor crónico. Los "culpables del dolor" más comunes son las articulaciones artríticas y una columna vertebral en pleno proceso degenerativo. Las articulaciones y la columna vertebral trabajan más que duro para soportar el cuerpo a través de las ocho o nueve décadas que la mayoría de la gente vive; pero, debido al desgaste del uso y la tensión causada por presionar contra la gravedad para mantener el cuerpo erguido, también sufren lesiones. Al igual que las suelas de los zapatos se desgastan si se usan durante bastante tiempo, los elementos de apoyo (incluyendo el cartílago) en las articulaciones y en la columna vertebral, con el tiempo, se descomponen. A medida que su relleno natural y su amortiguación se van desgastando, las cosas comienzan a molerse, se inflaman y duelen. Además, existen las lesiones que todos sufren debido al trauma. Muchos de nosotros hemos sufrido cicatrices (internas y externas) de accidentes con patines, lesiones de fútbol, accidentes automovilísticos y caídas clásicas.

Mis dos abuelas vivieron hasta bien entrados los años noventa, a pesar de ser huérfanas que tuvieron experiencias de vida muy difíciles. Mi abuela materna fue diagnosticada con un problema llamado estenosis aórtica crítica cuando tenía ochenta y tres y le tuvieron que extirpar su válvula aórtica para ser remplazada por una válvula de cerdo. La estenosis aórtica crítica significa que hay una obstrucción en la válvula que agobia la capacidad del corazón para bombear la suficiente sangre para mantenerle a uno con vida.

Era una mujer fuerte que había superado mucho en la vida, por lo que no nos sorprendió que viviera otros diez años—a pesar de la expectativa de vida de cinco años para el paciente medio que padece estenosis aórtica crítica. Estos diez años extra nos colmaron a todos de muchas recompensas, incluyendo la posibilidad de que mis propios hijos la conocieran en vida. Lamentablemente ella también tuvo muchos días malos durante esos diez años. La artritis en sus rodillas era tan grave que el movimiento a menudo le resultaba muy doloroso. A pesar de tener un nieto que era un médico del dolor muy respetado, no había una solución mágica para su problema. La oportunidad de un remplazo de rodilla había pasado—ya que era demasiado frágil debido a su condición médica. No hubo morbilidad comprimida para mi abuela.

Me temo que se dan situaciones como ésta cada vez más. Los estadounidenses mayores de sesenta y cinco años son un grupo grande y creciente, y se estima que hay setenta y ocho millones de "baby boomers" que seguirán engrosando las listas de nuestra población de adultos ancianos en los próximos años. Dado que la medicina ha mejorado en la prolongación de la vida de los órganos fallidos, tenemos que empezar a pensar ahora—antes de que sea demasiado tarde—en tomar las medidas que nos permitan seguir estando sanos, libres de dolor, activos, y alertas justo hasta el final de una larga vida.

Fuentes Comunes del Dolor Relacionado con la Edad

Las fuentes más comunes de dolor relacionado con la edad son los problemas de la columna vertebral, la reducción de la masa muscular, la disminución en el equilibrio, la obesidad, la artritis, la osteoporosis, y, sorprendentemente, la propia mente.

Dolor relacionado con la columna vertebral

A medida que envejecemos toda la columna vertebral sufre cambios. Los discos de protección entre las vértebras pierden agua y adelgazan; y el cartílago que recubre a las articulaciones y que previene que los huesos se rocen entre sí, comienza a desgastarse. El efecto neto es que la columna se acorta, lo que provoca que la columna rote y se encorve. Esta es la razón por la que las personas mayores pierden estatura y puedan llegar a encorvarse. En efecto, la espalda empieza a encorvarse.

A medida que este proceso de degeneración y de compresión se lleva a cabo, las vértebras pueden rozarse entre sí y dañarse unas a otras. Esto, a su vez, puede desencadenar el crecimiento de espolones óseos según el cuerpo trata de curar las áreas dañadas, pero "vuelve a producir" mucho hueso. Mientras tanto, mientras la espina dorsal se degenera, puede ejercer presión sobre los nervios que se entrelazan con la columna vertebral, causando dolor de cuello, dolor de espalda o ciática (dolor de espalda con dolor extendido hacia la parte posterior baja de una pierna).

Ninguno de estos problemas estructurales se produce durante la noche; se desarrollan lentamente durante un período de muchos años. A medida que se producen, el resto del cuerpo (incluyendo el corazón, el hígado, los riñones y el cerebro) envejece también. Mientras que la medicina moderna a menudo puede mantener estos órganos funcionando lo suficientemente bien como para prolongar la vida, la espina dorsal y otros tejidos siguen desgastándose, causando dolor crónico. Así que, gracias a los medicamentos, una mujer de edad avanzada con deterioro espinal severo podría ser capaz de mantenerse con vida durante una década más. Pero ¿cómo va a tolerar la vida en su cuerpo? Demasiados pacientes me han dicho: "¡Doctor, esto no es vida!"

Reducción de la masa muscular y obesidad

A medida que envejecemos, la composición de nuestro cuerpo cambia, perdemos masa muscular de forma natural y apilamos grasa. Una razón por la que esto pasa es que el sistema endocrino cambia. El sistema endocrino está formado por la glándula pituitaria, la glándula tiroidea, el páncreas, los ovarios, los testículos y otras glándulas y tejidos que segregan hormonas que influyen en el metabolismo, el hambre, el sueño, el crecimiento y el desarrollo sexual. Los niveles de estrógeno de las mujeres y la progesterona cambian dramáticamente debido a la menopausia, mientras que los hombres experimentan disminuciones graduales en sus niveles de testosterona. Estos cambios hormonales hacen que sea más difícil mantener la masa muscular y, por desgracia, más fácil de crear y almacenar grasa en la cintura.

No sólo los músculos nos ayudan a avanzar, también dan soporte al esqueleto. Cuanto mayor es el "soporte de carga" asumido por los músculos, menor será el estrés que las articulaciones tengan que soportar; lo que ayudará a que duren más tiempo. A la inversa, a medida los músculos se debilitan, la carga las articulaciones aumenta, incrementando el riesgo de artritis y una disminución en la capacidad de las articulaciones para soportar peso. Cuando esto sucede, se hace más difícil participar en las actividades de soporte de peso, como estar de pie, caminar, correr, bailar y subir escaleras, porque se convierten en tareas demasiado incómodas de tolerar. Esto puede tener un impacto devastador en su vida, ya que estas actividades hacen posible comprar comida, visitar a los vecinos, recoger el correo, limpiar la casa, y cuidar del jardín. A medida que disminuye la tolerancia del soporte de peso, las actividades básicas como levantarse de la cama, ir al baño, y la preparación de las comidas pueden llegar a ser verdaderas calamidades. Incluso en nuestra época de hoy día con los coches, los ascensores y las sillas motorizadas, cuanto menos sea uno capaz de moverse y caminar por su cuenta, más pequeño se hará el mundo. Y puede suceder con sorprendente rapidez: Una vez que la masa muscular empieza a declinar, una persona puede pasar, en un período relativamente corto de tiempo, de irse de compras a enormes centros comerciales y de dar caminatas en los bosques nacionales a quedarse confinada en su casa. A medida que los músculos se contraen y que moverse se hace cada vez más difícil, puede que se encuentre interactuando con muchas menos personas y quedarse aislado de su comunidad. He visto a demasiadas personas más o menos confinadas en sus hogares por culpa del dolor.

Una gran cantidad de personas que sufren de dolor crónico están por encima de su peso corporal ideal o son francamente obesos. Algunos ya eran obesos antes de que su dolor comenzara—y por lo general subieron de peso una vez que el dolor se convirtió en un problema—, mientras que otros comenzaron a subir de peso después de que su dolor se asentara. En cualquier caso, he observado que cuanto más tiempo dura el dolor, más kilitos de más se acumulan. Por supuesto, esos kilos de más predisponen a estas personas a que tengan más problemas con el tiempo. Por ejemplo, pueden desarrollar un dolor de espalda que lleva a una inactividad aún mayor, y al aumento de peso; y con el transcurso de diez años habrán añadido peso que podría causar dolor en la rodilla.

Disminución del equilibrio
Como regla general, el equilibrio disminuye con el tiempo. Aunque esto, en sí mismo, no es una causa de dolor, puede causar dolor de forma indirecta. Un equilibrio deficiente supone un factor importante en la limitación de su tolerancia al caminar: cuanto más inestable se sienta, menos deseará moverse. Y cuanto menos se mueva, más débiles se volverán sus músculos y más probable será el desarrollo de la artritis, la obesidad y las enfermedades del corazón. La falta de equilibrio es también una de las principales causas de las caídas, que a su vez son una fuente importante de lesiones en los ancianos. Las fracturas de cadera que resultan de las caídas son una de las causas principales de hospitalización (300.000 por año) y la morbilidad en las personas mayores.

Artritis

La artritis es el problema crónico de salud más común de esta nación y es la principal causa de discapacidad entre los mayores de quince años. Técnicamente hablando, la palabra artritis significa "inflamación de una articulación", pero mientras que algunas formas de la enfermedad pueden causar una gran cantidad de inflamación; otras causan poca o nada. En términos generales, la artritis abarca un centenar de enfermedades que atacan a las articulaciones, desde la osteoartritis, la artritis reumatoide hasta la gota y la espondilitis anquilosante. En sus diversas formas, la artritis afecta a unos cuarenta y seis millones de estadounidenses.

El dolor crónico, la obesidad y la artritis están encerrados en un círculo vicioso, siendo capaz cada uno de ellos de hacer empeorar al resto y viceversa. Puede funcionar de esta manera: Usted entra en sus cuarenta años con una ligera artritis en sus rodillas; aumenta de peso a medida que su metabolismo se ralentiza; esto pone más presión en sus rodillas y empeora su artritis; usted deja de jugar al tenis, y reduce su tiempo en su máquina de correr por culpa del dolor, por lo que ahora usted está quemando incluso menos calorías, por lo que subirá de peso, y así sucesivamente.

Además de miseria, en algunas formas de artritis—incluyendo la más frecuente, la osteoartritis—aparecerá un problema adicional llamado glicosilación. Durante la glicosilación, el exceso de glucosa que circula en el cuerpo se une a ciertas proteínas y grasas en los tejidos, creando sustancias dañinas, llamadas productos avanzados de la glicosilación. Algunos investigadores médicos creen que esta reacción de glicosilación causa algunos de los principales cambios perjudiciales del envejecimiento. La glicosilación "entrelaza" proteínas en el cuerpo, deformándolas y haciendo que sean menos elásticas y flexibles. En la superficie del cuerpo, este entrelazado y su deformación se presentan en forma de arrugas. En el interior del cuerpo, causa numerosos problemas, incluyendo el endurecimiento de las arterias, la degeneración del sistema nervioso central, así como la inflamación y la rigidez en las articulaciones. Las articulaciones se vuelven rígidas debido a que el cartílago, que amortigua y protege los extremos de los huesos, se compone de colágeno, el cual es susceptible a la glicosilación. En teoría, cuanta más azúcar se una a las proteínas en el colágeno, más rigidez obtendrá el cartílago, y por lo tanto más doloroso será mover la articulación.

Los períodos de elevación de azúcar en la sangre aumentan la tasa de glicosilación del cartílago, así que es importante mantener los niveles de azúcar en la sangre bajo control. Usted puede utilizar el índice glucémico en la planificación de las comidas para ayudarle a seleccionar sus alimentos adecuadamente y evitar los repuntes dañinos de azúcar en la sangre que fomenten la glicosilación (ver Capítulo 15 para obtener más información sobre el índice glucémico).

Osteoporosis

Diez millones de estadounidenses sufren de osteoporosis, y treinta y cuatro millones más se encuentran en un mayor riesgo de desarrollar esta enfermedad que hace que los huesos sean frágiles y cada vez más propensos a romperse. El proceso de la enfermedad en sí es indoloro; a menudo uno no sabe que algo anda mal hasta que un hueso se rompe. Esto no quiere decir que todos los huesos rotos sean el resultado de la osteoporosis, pero si usted tiene la enfermedad, sus huesos se romperán con demasiada facilidad. Por ejemplo, si usted tiene osteoporosis, una caída menor que normalmente resultaría en nada más que un golpe puede provocar que la cadera se le rompa.

La osteoporosis puede afectar a cualquier hueso, pero los problemas más graves suelen ocurrir en las caderas o la columna vertebral. La fractura de cadera puede causar una discapacidad prolongada o permanente, con el paciente en silla de ruedas, mientras que las vértebras fracturadas pueden çausar deformidad de la columna y un dolor intenso y de larga duración.

Esta enfermedad puede afectar a ambos sexos, aunque las mujeres son cuatro veces más propensas que los hombres para su desarrollo. Los factores de riesgo que aumentan las probabilidades de desarrollar la osteoporosis son las siguientes:

- Género (ser mujer)
- Edad (ser de edad anciana)
- Origen étnico (los de raza caucásica, asiática o hispana / latina están en mayor riesgo que los afroamericanos)
- Ciertas enfermedades (incluyendo la anorexia nerviosa y la artritis reumatoide)
- Tipo de cuerpo (pequeño y delgado)
- Antecedentes familiares (familiares con osteoporosis o una tendencia a la rotura de huesos)
- Antecedentes personales (una tendencia a la rotura de huesos; historial de menstruaciones salteadas en las mujeres)
- Niveles de hormonas sexuales (estrógeno bajo postmenopáusico en las mujeres; testosterona baja y elevado estrógeno en los hombres)
- Dieta (consumo inadecuado de calcio y vitamina D, e ingesta excesiva de sodio, cafeína, y proteínas)
- Un estilo de vida sedentario
- Fumar
- Beber cantidades excesivas de alcohol
- Uso de ciertos medicamentos (incluyendo esteroides y ciertas drogas anticonvulsivantes)

No hay nada que podamos hacer respecto a algunos de estos factores de riesgo—no puede cambiar de sexo, de edad, de origen étnico ni modificar sus antecedentes familiares—, pero sí que puede vigilar lo que come y asegurarse de ejercitarse, dos de las formas mejores y más fáciles de prevenir la enfermedad. Una buena dieta le proporcionará calcio, vitamina D, vitamina K y otros nutrientes necesarios para tener huesos fuertes, mientras que realizar prácticas en el ejercicio de levantamiento de peso "enfatizará" la actividad ósea y dará señales a su cuerpo para mantenerse fuerte. También es una buena idea evitar el consumo excesivo de alcohol y el tabaco. (Consulte los capítulos 15 y 16 para más información sobre la dieta y el ejercicio.)

Su Plan Anti-Envejecimiento

El cambio es una parte integral de la preparación para su futuro libre de dolor: El cambio de su régimen de ejercicio, de su dieta y / o de su actitud puede ponerle en la senda hacia una buena salud durante los próximos años. Cada cambio individual no tiene que ser enorme: Usted no tiene que pasar de ser un acérrimo de comer carne y patatas a ser un vegetariano estricto; ni de pasar de su paseo ocasional a ser un corredor de maratón. Sólo es necesaria una serie de pequeños cambios para empezar; y a medida que avance, se dará cuenta de que disfrutará de los resultados de los cambios pequeños y desea impulsarlos aún más.

Los elementos clave de un plan de anti-envejecimiento incluyen una nutrición adecuada y ejercicio; mantener un sano equilibrio entre el músculo y la masa grasa; caminar con un buen equilibrio; y mantener la mente aguda mediante la estimulación de la misma, manteniéndola limpia con ejercicios de meditación. Naturalmente, es necesario desarrollar una estrategia que cubra sus mayores necesidades y que, a la vez, sea lo suficientemente factible como para conservarla en los años venideros.

Pisando fuerte

He comprobado que la capacidad de permanecer ambulante es una de las claves para mantenerse joven. Una y otra vez, me he dado cuenta de que aquellos que conservan la capacidad de caminar mucho tendrán mejores años "dorados" que aquellos que no. Es por eso que considero la capacidad de caminar como una definición característica del envejecimiento agraciado. Piense en esto: estar de pie y caminar son acciones necesarias para comprar comida, así como visitar a los vecinos, recoger el correo, limpiar la casa, y cuidar los jardines.

A medida que transcurren sus años cincuenta, sesenta, setenta, y más allá, el mantenimiento de su capacidad de caminar "pisando fuerte", como les digo a mis pacientes, significa ser capaz de hacer todas estas cosas. Recuerde: Cuanto menos sea capaz de moverse y caminar por su cuenta, más pequeño se hará su mundo y menor ejercicio podrá tolerar. El ejercicio vigoroso ayuda a mantener la salud del corazón, del cerebro, y de casi cualquier otra parte del cuerpo que se base en una buena circulación; la tolerancia reducida de hacer ejercicio afecta negativamente a la salud física y emocional.

A medida que se producen estos cambios, interactuamos con muchas menos personas y nos cerramos a nuestras comunidades; lo cual crea un verdadero sentido de la pérdida. Incluso mi abuela enferma, con todos sus achaques y dolores, acostumbraba a salir a diario con mi madre a la panadería local para el café y el contacto humano. De hecho, mi otra abuela era famosa por dejar su bolso y su abrigo junto a la puerta de entrada y así estar lista para salir en un instante con cualquier persona que pudiera estar yendo a cualquier parte. Es por eso que creo que el desarrollo de un plan para mantener la mayor capacidad de llevar peso que sea posible, durante el tiempo que sea posible, debe figurar en la parte superior de nuestra lista de "Cómo envejecer con gracia".

El primer paso hacia el mantenimiento de la capacidad de caminar pisando fuerte es considerar hasta qué punto o por cuánto tiempo le gustaría ser capaz de caminar. ¿Una milla? ¿Durante treinta minutos? ¿Tanto tiempo como le sea posible? ¿Son las escaleras y sus pendientes importantes para usted? El paso siguiente es determinar cuánto puede caminar en la actualidad. Si está empezando por debajo de su objetivo, a usted le queda trabajo por hacer. Si no es así, y usted ya puede alcanzar su meta, entonces debe pensar más en términos de mantenerse en forma a medida que envejece. Digo esto porque la preservación de su tolerancia a pasear significa algo más que caminar para hacer ejercicio; también requiere centrarse en otros aspectos importantes de este capítulo, como mantener flexibles las articulaciones, el equilibrio intacto, y los músculos fuertes. Recuerde: Ser un caminante competente al llegar a una *edad avanzada* puede marcar la diferencia entre lo que constituye un período muy rico y satisfactorio en su vida, y uno marcado por el aislamiento y la independencia perdida.

Otras formas de ejercicio contribuyen indirectamente al mantenimiento de nuestra tolerancia para caminar. Para aquellos de nosotros que no realizamos trabajos duros en una base regular, es necesaria una habitual rutina de entrenamiento de fuerza. Es esencial que mantengamos la fuerza de nuestros músculos grandes, como el pectoral mayor y el menor en el pecho, el cuádriceps y los músculos isquiotibiales de las piernas, así como los músculos pequeños, siendo el caso de las fibras cortas entre las vértebras de la columna vertebral, y los músculos pequeños de las manos. Mantener los músculos fuertes aumenta considerablemente las posibilidades de sentirse bien y de ambular en un momento en que sus compañeros podrían estar luchando tan sólo para salir de la cama.

El plan de ejercicios descritos en el Capítulo 16 está diseñado para desarrollar la fuerza del cuerpo en general. Las pesas libres, las máquinas de pesas, las cintas y las clásicas flexiones y abdominales, son todos buenos ejercicios de entrenamiento de fuerza. Y apenas de treinta a sesenta minutos de este tipo de ejercicio dos veces por semana puede ser suficiente para prevenir el declive relacionado con la edad de los grandes grupos musculares. Pero al centrarnos en los grupos musculares grandes por sí solos, hacemos caso omiso de otros muchos músculos valiosos necesarios para un cuerpo fuerte, flexible y activo. Por ejemplo, hay docenas de pequeños músculos que sostienen de arriba a abajo a la columna vertebral, o en las manos y los brazos, que no están siendo usados, si nos centramos únicamente en el entrenamiento con pesas. Estos músculos también necesitan ser fortalecidos y ejercitados para que puedan ayudar al cuerpo a seguir siendo funcional.

El yoga y los ejercicios de Pilates pueden ayudar con esto. Considere la posibilidad de la postura del *perro hacia abajo* del yoga básico que se muestra en el capítulo 17. Comenzando con las manos y bajando hasta los pies, es increíble la cantidad de grupos musculares que se usan en esta postura. En primer lugar, los dedos y las manos son muy activos en el piso, lo que fortalece a los músculos pequeños de dedos, manos y antebrazos, los cuales probablemente nunca hayan estado acostumbrados a levantar objetos pesados. Los grupos musculares complejos alrededor de los hombros están activos, y ayudan a tirar de los omóplatos hacia los lados.

A medida que la columna se estira, numerosos músculos de arriba a abajo en la espalda ayudan a financiar esta elongación. A continuación, la pelvis, con sus muchas capas de músculos, tiene que trabajar para mantenerse elevada. Por debajo de la pelvis, los músculos isquiotibiales trabajan para estirar las piernas y apoyar el peso del cuerpo. Incluso los pequeños músculos de los pies se activan para el apoyo y el equilibrio. Esta sencilla postura utiliza partes del cuerpo que pueden ser ignoradas con ejercicios que sólo se centran en grupos específicos de músculos grandes.

Además de pulir los músculos, los ejercicios de entrenamiento de fuerza también ayudan a prevenir la pérdida ósea y la osteoporosis, poniendo presión sobre los huesos, lo que alienta el cuerpo a fortalecerlos como respuesta. Por supuesto, la única manera de que el ejercicio le valga de algo con el tiempo es que lo practique constantemente a lo largo de muchos años. Y eso significa que tendrá que encontrar formas de ejercicio que sean diversas, interesantes y sobre todo ¡divertidas! Hay todo tipo de formas de ejercicio, así que no se limite. Siga buscando maneras de mover su cuerpo que le resulten agradables; ¡eso le hará ser mucho más proclive para continuar con un programa de ejercicios que le dé placer!

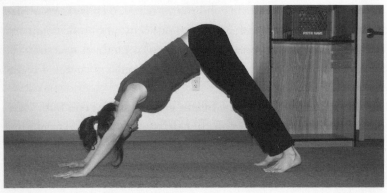

Mantener y mejorar el equilibrio
El equilibrio general, se vuelve más frágil con la edad, pero hay un montón de cosas que usted puede hacer para mantenerlo e incluso mejorarlo. Algunos ejemplos incluyen el baile, montar en bicicleta,

practicar yoga o tai chi, y hacer Pilates (lo que mejora la fuerza pélvico-lumbar y aumenta la estabilidad del tronco).

El simple hecho de caminar o usar máquinas de ejercicio puede no ser suficiente. Para mejorar el equilibrio, usted necesita llevar a cabo actividades que requieran que su sistema nervioso "practique" la gran cantidad ajustes minuciosos que requiere para mantenerlo estable y obligarle a fortalecer los músculos que mantienen su cuerpo estable según realiza diversas actividades. La investigación sugiere que las clases de ejercicios que ofrecen una variedad de movimientos le ayudará a reducir las caídas mejor, así que ¡qué gran idea la de apuntarse a una clase! ¡No acepte su falta de equilibrio acostándose!

Existen simples ejercicios de equilibrio que usted puede hacer en casa para empezar. Por ejemplo:

- Permanezca de pie sobre una pierna durante treinta segundos.
- Póngase los zapatos mientras permanece de pie.
- Siéntese en una silla y levántese de nuevo, sin usar las manos en cada movimiento.
- Camine apoyando su planta desde el talón hasta los dedos. Con cada paso, apóyese primero sobre su talón y "meza" suavemente su pie hacia adelante hasta que su peso recaiga sobre sus dedos del pie. Usted puede poner una mano en la pared mientras camina para mantenerse en equilibrio, o si fuera necesario, alguien puede caminar a su lado para ayudarle a mantenerse firme.
- Eleve sus piernas con la ayuda de una silla. Permanezca firmemente de pie agarrado al respaldo de una silla segura. Levante una rodilla hacia el pecho, manténgala en esa posición durante unos segundos; y luego bájela. Ahora, hágalo con la otra rodilla. También puede levantar cada pierna hacia un lado (sin doblar las rodillas), o elevar las piernas enderezadas detrás de usted, una a la vez, sin dejar de aferrarse a la silla. Vea si usted puede trabajar la zona más haciendo, con cada pierna, diez veces cada una de las tres elevaciones de piernas.

Nutrición y control de peso

El cumplimiento de los principios de la dieta anti-inflamatoria que le mostré en el capítulo 15, le hará un buen servicio en su camino por la senda del envejecimiento sin dolor. Evitar los repuntes de azúcar en la sangre mediante la elección comidas más pequeñas pero más frecuentes de bajo índice glucémico, reducirá la cantidad de exceso de glucosa flotando en la sangre. Eso significa que no habrá tanta glucosa adhiriéndose al cartílago en el proceso de glicosilación. Recuerde: los expertos en envejecimiento creen que la glicosilación es un importante contribuyente a articulaciones dolorosas y degeneradas.

Como señalé al comienzo de este capítulo, la obesidad causa dolor haciendo hincapié directo en las articulaciones, e indirectamente mediante el aumento de las probabilidades de desarrollar una variedad de otras enfermedades que conduzcan al dolor. La obesidad también puede hacer más difícil que usted pueda mover su cuerpo; lo cual es otro problema. No puedo decirlo más claro: Mantenerse saludable a medida que uno envejece depende mucho de mantener un índice de masa corporal y un peso saludables.

La dieta anti-inflamatoria ayuda a prevenir el estrés del cuerpo, ya que sustituye la ingesta de calorías de alimentos que contienen grasas trans y jarabe de maíz de alta fructosa, por los alimentos arco iris, que son abundantes en antioxidantes y fibra. Esta sustitución, invariablemente, disminuye la ingesta total de calorías diarias, que es una necesidad para contrarrestar la ralentización metabólica asociada con el envejecimiento. La abundancia de antioxidantes sirve para eliminar los desechos tóxicos que se acumulan en los tejidos vitales como el corazón y el cerebro. Un flujo constante de proteínas durante el día mantendrá a los grupos de músculos importantes fortificados.

A pesar de que existan anuncios, libros, periódicos y revistas, así como comerciales de televisión, infomerciales y amigos que puedan promover tal o cual dieta de moda, la verdad es esta: La mejor manera de perder peso es quemar más calorías de las que usted consuma. Sé que no suena muy excitante, pero esto significa consumir menos calorías y aumentar su producción de energía. A medida que envejezca, su metabolismo se ralentizará de forma natural, lo que significa que su cuerpo quemará menos calorías que cuando usted era más joven. Si se quita una sola lata de refresco o una bebida energética cada día, reducirá su ingesta calórica diaria en 150 calorías o más, mientras que caminar 30 minutos puede quemar alrededor de 100 calorías. Eso hace un total de 250 calorías menos por día. Alrededor de 3.500 calorías igualan a una libra de peso (453 gramos), por lo que a ese ritmo perderá una libra cada 2 semanas.

Por supuesto, las dietas de moda prometen una dramática pérdida de peso en un período mucho más corto. Lamentablemente, si bien es posible que pueda perder mucho peso rápidamente con una dieta de moda, los estudios muestran que las posibilidades de que usted vaya a recuperar todo ese peso, además de un poco más, dentro de un año o así, son excelentes. La verdad científica es que la mayoría de las dietas de moda no funcionan, y que las que sí funcionan sólo funcionan durante un breve período. Una vez que usted comience a comer "normalmente" una vez más, usted recuperará su peso. Hacer una dieta sensata, segura e inteligente, en combinación con ejercicio moderado pero constante, es la única receta de control de peso que ha resistido con el paso del tiempo.

Ejercite su cerebro
Una parte importante del envejecimiento digno consiste en la preservación de sus facultades mentales. Yo creo que el dolor crónico es un factor de riesgo para la disminución de la función cognitiva más adelante en la vida. ¿Por qué? Porque la fisiología de la respuesta al estrés provocado por el dolor crónico ha demostrado que reduce la función cerebral. De hecho, ahora ya se sabe que la inflamación crónica asociada con el estrés y el dolor crónico es un importante contribuyente a la enfermedad de Alzheimer y otras formas de demencia. Además, el dolor crónico puede estimular los hábitos de vida que pueden aumentar la probabilidad de desarrollar demencia o la enfermedad de Alzheimer. Entre estos incluimos el hecho de retar a nuestros cerebros con menos frecuencia de lo que deberíamos,

sobremedicándonos, consumiendo una dieta rica en radicales libres y oxidantes, y participando en una actividad aeróbica muy escasa.

No basta con prestar atención a las partes por debajo del cuello. Nuestros cerebros y cuerpos necesitan una constante puesta a punto para funcionar sin problemas en nuestros últimos años. Afortunadamente, hay cosas que podemos hacer todos los días que pueden contribuir a una buena función cognitiva, hoy y en el futuro. Estas limitaciones son las siguientes:

- Siga una dieta anti-inflamatoria, como la descrita en el capítulo 15. Deje que los antioxidantes de gran alcance de la naturaleza sofoquen a los mediadores inflamatorios dañinos en el cerebro y en el cuerpo.

- Participe en algún tipo de ejercicio vigoroso por lo menos dos veces a la semana—¡caminar también cuenta!—Las actividades aeróbicas, como caminar y correr estimulan el crecimiento de nuevas células en el sistema nervioso.

- Ejercite su cerebro manteniéndolo activo. Pase más tiempo leyendo, escribiendo cartas, yendo a museos y conferencias, resolviendo crucigramas y sudoku, y jugando a juegos como el ajedrez o el bridge, y dedique menos tiempo a actividades más pasivas como ver televisión, navegar por Internet sin sentido, y otras actividades de sillón-cama.

- Continúe aprendiendo. Nunca deje de desafiar a su mente. Expóngala a cosas nuevas, como un nuevo idioma o un instrumento musical nuevo. No se conforme con los mismos programas de televisión, páginas web o periódicos una y otra vez. Tómese un tiempo para visitar lugares estimulantes y eventos como museos, salas de conciertos, bibliotecas, conferencias y grupos de charla. ¡Nunca es demasiado tarde para comenzar a aprender!

- Ame al prójimo. Los pensamientos y sentimientos de afecto han demostrado promover el crecimiento de nuevas células en el sistema nervioso. Sé que suena cursi, pero adoptar esta filosofía lleva a muchas felicidades, incluyendo una mente sana.

- Despeje su mente de charla excesiva a través de prácticas regulares conscientes tales como la meditación, la oración o el yoga.

Haga balance de cómo utiliza su tiempo cada día. ¿Está realizando actividades que pueden estimular su cerebro? Si no, piense en cosas alternativas que pueda hacer para aumentar su capacidad intelectual.

La pérdida de su capacidad cognitiva le hará envejecer rápidamente. Incluso en sus primeras etapas, incluso con sólo un poco de pérdida de la memoria, la gente se siente avergonzada y comienza a separarse de sus amigos y familiares. Cada vez más aisladas, las personas pueden caer fácilmente en la depresión y en la ansiedad, perdiendo interés en el mantenimiento de su salud y en la vida en general, encerrándose en sí mismas. En otras palabras, tan sólo un poco de pérdida de capital intelectual puede poner en movimiento una serie de sucesos que podrían hacer que usted se sienta mucho más viejo de lo que sus años marcan, y drenar el disfrute de su vida.

La prevención es el mejor antídoto que tenemos contra la demencia. Ayude a evitarla siguiendo los consejos anteriores y asegúrese de socializar con personas felices y saludables con quienes pase un tiempo agradable. ¡Los contactos sociales son importantes! Un estudio reciente realizado por la Universidad de Harvard y por la Universidad de California, en San Diego, encontró que las personas felices tienden a relacionarse con otras personas felices, por lo que la felicidad es aparentemente contagiosa. Sin embargo, los hábitos o condiciones como el tabaquismo y la obesidad también pueden ser contagiosos, así que elija sabiamente a sus compañeros. Pase tanto tiempo como le sea posible con personas felices y saludables.

Atenerse a lo Básico

Parece que hemos cubierto un montón de cosas, pero envejecer de la forma menos dolorosa posible se centra en unos pocos principios básicos:

- Adherirse a una dieta anti-inflamatoria.
- Ejercitar músculos grandes y pequeños para permanecer ambulante.

- Mantener el peso bajo control (esfuércese por lograr un índice de masa corporal dentro del rango normal).
- Mantener el equilibrio.
- Dar al cerebro bastante ejercicio.
- Pasar tiempo con otras personas felices y saludables.

Estos seis pasos pueden trabajar en conjunto para su beneficio. Por ejemplo, si usted consume una dieta beneficiosa para la salud y se ejercita, ya está trabajando para mantener su peso bajo control. Y tomar una clase de ejercicios con un amigo, puede seguir haciéndole fuerte y ayudarle a relacionarse con los demás.

Le insto a que incluya esto en su propio plan personalizado de anti-envejecimiento, creando una cartera de salud que le será muy útil para toda la vida. A medida que domine cada elemento de su plan, usted se sorprenderá de lo fácil que es hacer el siguiente.

Se lo debe a usted mismo para mantenerse joven y saludable, justo hasta que haya llegado a una edad muy avanzada. Hay muchas cosas en este mundo que envejecen bien, incluido el vino, el queso, y los violines. ¿Por qué no podría usted ser una de ellas, también?

Actividades Excelentes del Anti-Envejecimiento

Las actividades tales como yoga, pilates, tai chi y qigong pueden ser el antídoto perfecto para los dolores y molestias de la edad. Pueden ayudarle a envejecer con dignidad, ya que le ayudarán a:
- Ejercitar muchos músculos, incluidos algunos que, de otra manera, podría pasar por alto.
- Mejorar el soporte muscular de la columna vertebral y las articulaciones.
- Mejorar la postura y el equilibrio.
- Mejorar la flexibilidad y evitar la rigidez dolorosa que, de otro modo, podrían limitar la actividad.
- Mejorar la fuerza muscular de la zona pélvico-lumbar y la estabilidad en la cintura, aislando el dolor de la espalda baja.
- Liberar el estrés y aumentar la relajación.
- Promover la buena circulación en todo el cuerpo.
- Estimular la liberación de endorfinas, que son los

analgésicos naturales del cuerpo.
- Prevenir la osteoporosis.

Las actividades de anti-envejecimiento de este capítulo serán lo suficientemente eficaces como para ayudarle a protegerse de los efectos negativos del envejecimiento, y a evitar el dolor crónico que puede ocurrir a medida que madura.

Palabras finales

El dolor crónico se ha convertido en uno de los grandes verdugos de la sociedad moderna. A menudo viene con un boleto de pase rápido hacia el sufrimiento y la devastación, con lo que la vida tal como usted la haya vivido hasta ese momento sufrirá un alto. Lo que diferencia al dolor crónico de otros problemas de salud es que es más que una enfermedad, una lesión o un estado de ánimo; sobrepasa a todo eso. Por debajo de todo esto, el dolor crónico es una experiencia que abarca muchas partes del conjunto, incluyendo el cuerpo físico, las emociones y los pensamientos. Toca casi todos los aspectos de la vida que se pueda imaginar.

No sólo es el dolor crónico un problema único y un complejo único; también es algo muy extendido. Las estadísticas sugieren que aflige a una persona de cada familia. Encontrar una solución a esta situación diabólica resulta a menudo difícil. Yo personalmente he permanecido en las líneas de frente de "batallas contra el dolor" con muchos pacientes, viéndoles o ayudándoles mientras estaban expuestos a una gama de medicamentos de prueba, terapias y procedimientos. Yo sé cómo el dolor crónico puede desafiar a los intentos de controlarlo, incluso con la mejor de las intenciones y mediante la última tecnología. Me he dado cuenta de que no siempre se puede eliminar una experiencia tan compleja mediante la reducción de algo o saturándola a base de productos químicos. No; el camino de la recuperación y de la sanación es a menudo más que un proceso de un trato especial en un punto específico del tiempo.

La buena noticia es que tener una gran salud todavía está dentro de su alcance. De hecho, la adopción de los hábitos de vida que le he descrito en este libro puede quitar una buena parte del dolor físico y emocional de su vida. Sáquele partido a estas lecciones, estrategias y medidas para que usted pueda recuperar el control de su vida. Deje que su mente ayude a su cuerpo a sanar y viceversa; la conexión entre los dos es muy fuerte. Y no deje de lado los "viejos" métodos como el yoga y la meditación: Los resultados de las nuevas investigaciones científicas y de vanguardia constantemente apoyan las ideas detrás de muchas de las prácticas curativas antiguas y hacen hincapié en el hecho de que el poder para lograr un cambio positivo se encuentra dentro de usted.

Mire más allá de las etiquetas que otros le pongan, o los temores que usted albergue en su interior. Vea lo que es posible. Su viaje comienza con un paso en solitario, pero se requieren muchos más, todos ellos con base en la paciencia y la fe.

Guía de Recursos

Libros

Fincher, Susanne F. *Creating Mandalas*. Boston:MA: Shambhala, 1991.

Ganim, Barbara *Art and Healing: Using Expressive Art to Heal Your Body, Mind and Spirit*. :Nueva York, NY: Three Rivers Press, 1999.

Glass, Lee E., Ed. American College of Occupational and Environmental Medicine Practice Guidelines. Beverly Farms, MA: OEM Press, 2004.

Kabat-Zinn, Jon. *Full Catastrophe Living: Using the Wisdom of Your Body and Mind to Face Stress, Pain and Illness*. :Delta, 19990.

Makin, Susan R. *Therapeutic Art Directives and Resources*. Londres, Inglaterra:Jessscia Kingsley Publishers, 2000.

Malchiodi, Cathy A. *The Art Therapy Sourcebook*. Nueva York, NY: McGraw-Hill, 2006.

Pilates, Joseph y William J. Miller. *Pilates' Return to Life Through Contrology and Your Health*. Presentation Dynamics, 1998.

Saplosky, Robert. *Why Zebras Don't Get Ulcers: An Updated Guide to Stress, Stress Related Diseases, and Coping*. Nueva York, Nueva York: Holt Paperbacks, 2004.

Weil, Andrew. *Healthy Aging: A Lifelong Guide to Your Well-Being*. Nueva York, NY: Anchor Books, 2006.

Usted puede también encontrar varios CDs, DVDs y videos sobre el qigong, la meditación, y artículos relacionados en el sitio web de Exercise to Heal, www.exercisetoheal.com. Estos excelentes materiales fueron preparados por Lee Holden, un profesor de renombre internacional de meditación, tai chi y qigong que ha aparecido con frecuencia en la televisión pública y en más de 105 emisoras de PBS en los Estados Unidos y Canadá.

Programas Multidisciplinarios para el Dolor
Bay Area Pain & Wellness Center
El centro "ofrece una gama completa de tratamientos para el dolor, desde un tratamiento intervencionista de alta especialización, a caminos interdisciplinarios y programas más sofisticados, para hacer frente a los problemas dolorosos más complejos y desafiantes en nuestra sociedad."
15047 Los Gatos Boulevard, #200
Los Gatos, CA 95032
(408) 364-6799
www.bapwc.com/

Johns Hopkins Blaustein Pain Treatment Center
El centro cuenta con un "equipo de especialistas en medicina del dolor que proporciona algunas de las opciones de tratamiento más avanzadas del mundo en un ambiente de apoyo y compasión".
Johns Hopkins Outpatient Center
601 North Caroline Street, Suite 3062
Baltimore, MD Maryland 21287
(410) 955-7246
www.hopkinsmedicine.org/pain/blaustein_pain_center/

Mass General Center for Pain Medicine
Este centro se esfuerza por "ensamblar un plan individualizado e integral para el tratamiento óptimo del dolor que permita a cada persona regresar a un nivel óptimo de las funciones de su trabajo y de su vida personal."
Massachusetts General Hospital
Center for Pain Medicine

Wang Ambulatory Care Center, Suite 340
15 Parkman Street
Boston, MA 02114
(617) 726-8810
www2.massgeneral.org/anesthesia/index.aspx?page=clinical_services_
pain&subpage=pain

División de Medicina del Dolor de la Clínica Mayo

Este conocido hospital ofrece un "enfoque multidisciplinario, de
equipo, para la prevención, evaluación, diagnóstico, tratamiento y
rehabilitación de los trastornos dolorosos."
Mayo Clinic
200 First Street SW
Rochester, MN 55905
(507) 284-2511
www.mayoclinic.org/anesthesiology-rst/painmed.html

Departamento de Gestión del Dolor de la Cleveland Clinic

La clínica reúne "el equipo adecuado interdisciplinario de profesionales
de la salud que mejor ayuda a los pacientes".
Para obtener más información sobre la ubicación de estas clínicas,
llame al (800) 223-2273, ext. 57370
http://my.clevelandclinic.org/anesthesia/pain_management/default.
aspx

Productive Rehabilitation Institute of Dallas for Ergonomics (PRIDE)

PRIDE ofrece un "enfoque de equipo inter-/multi-disciplinario para
la restauración funcional" ayudando a aquellos que padecen de una
disfunción espinal y otros trastornos musculoesqueléticos.
5701 Maple Avenue, Suite 100
Dallas, TX 75235
(214) 351-6600
www.pridedallas.com

The Rosomoff Comprehensive Pain Center
Un equipo multidisciplinario de especialistas se esfuerza en "devolver a los pacientes a sus niveles óptimos de funcionamiento, reducir o eliminar el dolor, reducir o eliminar los medicamentos adictivos para el dolor, permitir a los pacientes a hagan independientes respecto al sistema de salud, [y] mejorar la calidad de vida".
The Rosmoff Comprehensive Pain Center
at the Miami Jewish Home & Hospital at Douglas Gardens
5200 NE Second Avenue
Miami, FL 33137
(305) 532-PAIN (7246)
www.rosomoffpaincenter.com/

Southern California Pain and Wellness Center
Un centro de tratamiento integral del dolor que sigue el modelo de Bay Area Pain and Wellness Center.
3444 Kearny Villa Road, Suite 302
San Diego, CA 92123
(858) 874-0033
www.scpwc.com

Asociaciones para el Dolor
American Chronic Pain Association
La misión de la asociación es "facilitar el apoyo mutuo y la educación a las personas con dolor crónico y a sus familias, para que estas personas puedan vivir más plenamente a pesar de su dolor."
PO Box 850, Rocklin, CA 95677
(800) 533-3231
www.theacpa.org

American Pain Society
La sociedad "es una comunidad multidisciplinaria que reúne a un diverso grupo de científicos, médicos y otros profesionales para incrementar el conocimiento del dolor y transformar la política pública y la práctica clínica para reducir el dolor relacionado con el sufrimiento."

4700 W. Lake Avenue
Glenview, IL 60025
(847) 375-4715
www.ampainsoc.org/

International Association for the Study of Pain
Esta organización mundial "reúne a científicos, médicos, profesionales de la salud y políticos para estimular y apoyar el estudio del dolor y traducir ese conocimiento en un mejorado alivio del dolor a nivel mundial."
www.iasp-pain.org//AM/Template.cfm?Section=Home

Asociaciones de Terapia del Arte
American Art Therapy Association
La AATA "es una organización de profesionales dedicados a la creencia de que el proceso creativo involucrado en la creación artística facilita la curación y mejora la vida."
11160-C1 South Lakes Drive, Suite 813
Reston, VA 20191
(888) 290-0878
www.arttherapy.org

National Coalition of Creative Arts Therapies Associations
Se trata de "una alianza de asociaciones de profesionales dedicada a la promoción de las artes como modalidades terapéuticas."
www.nccata.org

Información sobre el Tratamiento con Buprenorfina de la Adicción
CRC Health Group
20400 Stevens Creek Boulevard, Sixth Floor
Cupertino, CA 95014
(866) 549-5034
www.crchealth.com/index.asp

Urschel Recovery Science Institute
5939 Harry Hines Blvd, Dallas, TX 75235
(214) 905-5090
www.recovery-science.com/

Agradecimientos

Me gustaría dar mi más sincero agradecimiento y reconocimiento a mi increíble equipo en el Bay Area Pain and Wellness Center; en particular, me gustaría reconocer a mi compañero de consulta, John Massey, MD, por sus contribuciones trascendentales a las vidas que ha tocado. Un agradecimiento especial a Rachel Feinberg, Mai Huong Ho-Tran, Greg Garavanian, Christine Hirabayashi, Karlee Holden-Bianco, Shaylin Ebert y Scott Abke, por sus importantes contribuciones, ideas y energía positiva aportadas a este libro.

También me gustaría dar las gracias a Sean Mackey, MD, y David Clark, MD, de la Escuela de Medicina de Stanford, por compartir sus puntos de vista valiosos acerca de su importante investigación; a Bill George y Kimberly LeTourneau, por su apoyo empresarial y ayuda a la comercialización; a Randal Flores y Michael Sullivan, por estar dispuestos a compartir por el bien de los demás; a Barry Fox, por su asistencia en la edición; y a James Hummel por sus maravillosas ilustraciones.

Índice

C

Acerca del Autor

Peter Abaci, MD, es licenciado en Anestesia y Gestión del Dolor por la Junta Americana de Anestesiología. Ha permanecido en la práctica privada desde 1996 y es el director médico y cofundador del Bay Area Pain and Wellness Center, reconocido centro a nivel nacional con sede en Los Gatos, California, donde Peter reside con su esposa y sus dos hijos. Abaci ha ayudado a crear programas integrales para ayudar a los pacientes a superar sus luchas contra el dolor crónico y mejorar su bienestar, incluyendo el aclamado Programa de Restauración Funcional; y diseñó y construyó un centro de salud de última generación en 2005. También desempeña como instructor voluntario clínico en la Stanford Pain Clinic.